규제하는 나라도 있다. 아보카도와 같은 변색이 쉬운 냉동 과일의 방부제로도 쓰이며 주로 'L-아스코르브산나트륨'이라는 이름으로 표기되어 있다. 통조림 같은 가공식품의 성분표에서도 흔히 찾아볼 수 있다. 특유의 오각형 고리 구조 때문에 약 70도 이상의 열을 가하면 구조가 깨진다. 햇빛에 말려도 파괴되며(그렇기 때문에 과일주스와 같이 비타민 C를 함유한 식품을 햇빛에 노출시키면 안 된다), 갈아서 먹더라도 채소 내의 비타민 C 분해 효소인 아스코르비나아제(ascorbinase)가 비타민 C를 파괴한다. 오이의 경우가 대표적이다. 이 때문에 채소를 통해 비타민 C를 챙기려면 가능한 세척만 하고 날것 그대로 먹는 게 좋다. 물론 70도가 넘게 조리한다고 비타민 C가 전부 파괴되는 것은 아니고 상황에 따라 다르다. 감자의 경우 비타민 C가 전분에 싸여있기 때문에 쪄서 먹어도 쉽게 파괴되지 않는다. 비타민 C의 중요한 작용은 콜라겐을 합성하여 혈관과 피부, 힘줄, 뼈 등 결합조직을 탄력 있게 유지하여 노화를 방지하는 작용이다. 나아가 세포의 유해산소인 활성산소를 제거하고, 간에서 생성되는 글루타티온(glutathione)을 환원형으로 유지하여 관상동맥 질환이나 백내장을 억제하고, 기관지를 보호하는 항산화 작용이 있다. 또한 발암물질을 해독하여 암 발생을 예방하는 데 도움이 된다. 비타민 C는 철분 흡수를 증가시키고, 적혈구를 생성하여 빈혈을 개선한다. 비타민 C는 멜라닌 색소로 인한 눈 밑의 다크 서클(dark circle, 공식적인 의학용어는 아니다)과 기미를 방지해 준다.

비타민 C의 역할은 크게 3가지로 알려져 있다. 항산화, 세포노화 방지, 면역력 증가이다. 콜라겐 합성, 기미, 색소 침착 등 피부에 대한 효과도 있다. 이와 더불어 식약처에서 인정된 비타민 C의 역할로 비타민 C 섭취 시 "결합조직(콜라겐)의 합성을 도와줌"이 다시 한 번 주목되어 이너뷰티 시장의 No.1 콜라겐과 함께 먹으면 좋은 영양제로 알려져 많이 찾고 있다. 콜라겐은 단백질의 일종으로 섭취 시 소화효소에 의해 콜라겐 구성 아미노산[글리신(glycine), 프롤린(proline), 하이드록시프롤린(hydroxyproline)]으로 분해되어 흡수되는데, 흡수된 후 혈액을 타고 콜라겐이 필요한 온몸 구석구석으로 이동하여 다시 콜라겐으로 재합성 될 수 있다.

피부의 콜라겐 재합성 과정에 비타민 C는 꼭 필요한 영양소이다. 콜라겐을 구성하는 하이드록시프롤린은 콜라겐 단백질 합성 시 직접 들어가지 않는다. 프롤린으로 일단 들어가 수산화반응을 거쳐 하이드록시프롤린으로 된다. 프롤린이 하이드록시프롤린으로 전환되기 위해 비타민 C가 꼭 있어야만 한다. 물론 이때 환원형의 철분(Fe^{2+})도 동시에 필요하다. 환원형 철분이 수산화 반응을 거치며 산화형 철분(Fe^{3+})으로 바뀌게 되는데, 이 산화형 철분을 환원형으로 바꾸어 주는 것이 비타민 C이고, 이 반응의 결과로 비타민 C는 산화형이 된다. 생체 내에서 철분 풀(pool)은 일정해서 전부 산화형으로 바뀌게 되면 수산화반응을 더 이상 진행하지 못하나, 산화형을 환원형으로 전환시켜 반응을 계속하도록 한다. 비타민 C의 경우에도 환원형으로 존재하는 경우에만 기능을 하며, 기능 후에는 산화형으로 바뀐다. 이런 산화형 비타민 C는 독성을 나타내기 때문에 비타민 E와 동시에 복용하는 경우 산화형 비타민 C가 환원형으로 전환되어 비타민 C는 재사용이 가능해진다. 당연히 비타민 E도 산화형이 되겠지만 다행스러운 것은 비타민 E의 경우 산화형이 되어도 독성이 강하지 않다. 그러므로 비타민 C 복용 시 비타민 E를 같이 복용하는 것이 현명한 일이다. 참고로 비타민 C가 많이 들어 있는 오렌지 주스 등을 대용량 병으로 구매하여 마신 후 남아 있는 주스는 병 입구가 작은 병으로 옮겨 공기와의 접촉면을 줄여

줌으로써 환원 상태를 유지할 수 있다. 또한 유아나 소아에 산성이 강한 비타민 C를 마시게 하는 경우 가능하다면 빨대를 이용하여 마시게 함으로써 주스의 산이 치아와 접촉하는 시간을 줄여 아이의 충치(치아우식)를 예방하는 데 좋다. 콜라가 치아 건강에 좋지 않다는 사실은 많은 부모가 많이 알고 있다. 서울대학교 치의학대학원 예방치학교실 진보형 교수 지도하에 김은경 석사학위논문 연구에서 콜라를 포함한 7가지 음료를 이용하여 치아부식 정도를 실험한 결과 콜라가 가장 안 좋을 거라는 예상을 깨고 오렌지 주스가 치아부식 정도가 가장 심하였다. 치아부식이란 음료수 등의 식품으로부터 산에 의해 탈회가 일어나는 것을 말하며, 치아우식은 세균 대사 결과 생성된 산에 의해 일어난다. 오렌지나 레몬의 pH는 2.7로 식초 2.9보다 산성이 더 강하다. 더군다나 주스에는 10% 이상의 당분도 들어가 있어 치아를 부식시키는데 일조를 한다. 탄산음료인 사이다나 다른 음료에 비해 오렌지 주스에 담가놓은 실험용 치아가 가장 많이 부식되었다. 다음으로는 레모네이드 주스, 사과 탄산음료, 어린이 음료, 이온 음료 순이었다.

비타민 C는 체내에서 항산화제로서의 임무를 다하면 산화형 비타민 C(dehydroascorbic acid)로 변한다. 다시 산화형 비타민 C는 물을 만나 디케토굴론산(diketogulonic acid)으로 변한다. 디케토굴론산은 다시 라이소닉산 (lyxonic acid), 자일론산(xylonic acid), 자일로스(xylose), 트레온산(threonic acid), 옥살산(oxalic acid) 등으로 분해된다. 이러한 여러 비타민 C의 대사산물이 비타민 C와 함께 존재하면 비타민 C의 효과가 커진다는 보고도 있다. 수산이라고도 불리는 옥살산이 대사과정 중에 나타나는 것을 보고 이를 고용량의 비타민 C를 복용할 때 신장결석(Massey LK 등, 2005, Thomas LD 등, 2013), 요로결석(Traxer O 등, 2003)이 생길 가능성으로 연결시키는 사람들이 있는데, 이는 확실한 것은 아니다. 2013년 스웨덴 캐롤린스카연구소 로라 토마스(Laura D. K. Thomas) 박사가 발표한 연구결과에 따르면, 비타민 C 보충제 섭취 남성 907명과 비섭취 남성 22,000명을 대상으로 11년간 추적 조사한 결과, 비타민 C 보충제군은 3.4%에서 요로결석이 발병했으며, 비섭취군에서는 1.8%에서 요로결석이 발병했다고 보고하였다. 즉, 큰 차이가 없었다. 연구를 주도했던 토마스 박사는 "비타민 자체가 요로에 결석을 생성하는지는 입증하지 못했다. 하지만 비타민 C를 고용량 섭취해도 큰 이로움은 없기 때문에 적당량의 섭취가 필요하다"고 강조했다. 비타민 C 대사물 중에 옥살산이 차지하는 비중은 극히 적은 부분이고, 고용량의 비타민 C가 들어가도 옥살산이 증가하는 양은 비타민 C 투여량에 정비례하지 않는다. 또한 비타민 C로부터 요산(uric acid)이 만들어진다는 사람들이 있는데, 비타민 C 대사과정 중에 요산은 형성되지 않는다. 비타민 C의 부작용이라며 통풍 운운하는 사람들이 있고 신장결석 중에 요산 결석이 비타민 C에 의해 생길 수 있다는 사람들이 있는데, 이것도 비타민 C가 요산으로 바뀌어 배출된다고 오해하고 있기 때문이다.

비타민 C가 관여하는 에너지 대사 작용은 주로 낮에 일어난다는 것을 근거로 낮, 더 정확히는 점심직후에 섭취할 것을 권장한다. 이는 산이 위벽을 긁어내기 때문이기도 하고 수용성이라 몇 시간 후면 체외로 배출되기 때문이다. 고용량 비타민 C 용법에 따르면 아예 점심 도중에 먹을 것을 권장하기도 한다.

비타민 C 결핍과 괴혈병

18세기 영국의 대항해 시대에 가장 큰 골칫거리는 장기간의 항해로 선원들 사이에 정체불명의 고질이 발병하는 것이었다. 잇몸에서 피가 나고, 관절이 아프다가 죽기까지 하였다. 그 당시 오랫동안 항해하는 선원에게 공급되는 식량은 주로 곡류와 육류였다. 다시 말해 냉장 시설 등이 없던 시대로 보관 방법이 없어 쉽게 상하는 채소나 과일은 공급이 되지 않아서 비타민 C 결핍증이 발생하였기 때문이다.

비타민 C 결핍이 수개월 이상 계속되면 발생하는 병이 괴혈병(scurvy)이다. 1499년 바스코 다 가마(Vasco da Gama) 함대의 선원 170명 중 116명이, 1520년 마젤란(Magellan) 함대의 선원 230명 가운데 208명이 괴혈병으로 생을 달리하였다. 1747년이 되어서야 영국 군의관인 제임스 린드(James Lind)가 선원들에게 레몬을 공급하면서 더 이상 괴혈병으로 죽지 않게 되었다. 그 당시에는 레몬 성분에 비타민 C가 들어 있다는 사실도 알지 못하였으며, 비타민 C가 괴혈병 치료제라는 사실도 알지 못했을 때이다. 1937년이 되어서야 헝가리의 생화학자 알버트 기오르기(Albert Gyorgyi) 박사에 의해 비타민 C의 생리작용이 밝혀졌다. 비타민 C는 혈관벽에 많이 존재하는 콜라겐 합성에 절대로 필요한데, 비타민 C 결핍 경우 콜라겐을 제대로 합성하지 못하여 혈관벽이 약해져 괴혈병이 발생한다.

비타민 C의 영양권장량

오늘날 비타민 C는 전 세계적으로 가장 널리 알려진 영양제 중 하나이지만, 그 효과에 대하여는 의견이 분분하다. 학계에서 인정되는 하루 영양권장량인 100mg은 괴혈병 등 비타민 C 결핍증을 예방하기 위한 최소한의 용량이다. 적어도 60mg 정도는 섭취하여야 체내의 비타민 C 풀(pool)을 1.5g으로 유지할 수 있기 때문에 미국 국립연구위원회(National Research Council, NRC)나 세계보건기구(WHO)는 최소 복용 권장량을 60mg으로 정하였으나 비타민 C의 상한선은 정하지 않았다. 미국 국립의학회(National Academy of Medicine)에서 여성의 경우 하루 75mg, 남성은 90mg으로 증가시켰으며, 흡연자의 경우 35mg 추가를 권장하였다. 비타민 C는 개, 고양이, 쥐 등 대부분 동물이 체내에서 합성할 수 있지만, 사람과 같은 영장류는 비타민 C를 합성하는데 중요한 효소 중 한 가지가 없어서 비타민 C를 합성할 수가 없다. 그러므로 영장류는 음식물 섭취를 통해 비타민 C를 섭취하여야 한다. 학교 교육을 통해 필수 아미노산이나, 필수 지방산에 대해 배웠어도 필수 탄수화물에 대하여서는 들은 적이 없을 것이다. 바로 비타민 C가 필수 탄수화물이다. 비타민 C 예찬론자들은 보통 하루 6~10g을 먹어야 한다고 주장하는데, 그 이유는 동물과 사람을 체중으로 환산하여 나온 수치로 체중 70kg의 동물이면 하루 6~10g을 체내에서 합성하므로 사람도 그 정도는 먹어야 한다는 것이다.

2002년 자콥(Jacob RA)과 소토우데(Sotoudeh G)는 비타민 C를 30~180mg/일로 적당하게 경구로 섭취할 경우 대략 70~90%가 흡수되나, 1g/일 이상 경구로 섭취하는 경우 50% 이하로 흡수되며, 대사가 되지 않은 아스코르브산은 소변으로 배설된다고 하였다. 이처럼 비판론자들은 하루 1g 이상의 비타민 C는 소장에서 흡수율이 반 이하로 떨어지며, 그 이상은 소변으로 배설되기 때문에 과량으로 섭취하는 경우 아무 소용이 없다는 것이다. 또한 환자 대조군 연구에서 비타민 C의 항암효과 등 건강에 미치는 영향에 대해 명확하게 입증할 수 있는 무작위 임상 연구에서 많은 경우 효과가 입증되지 않았기 때문이다. 즉 비타민 C에 대한 무작위 임상 연구는 안타깝게 효과를 증명하지 못하였다. 종합 비타민제나 비타민 D 제제의 경우 중요한 무작위 임상시험에서 긍정적인 결과가 나온 것과는 대조적이다. 2004년 파다야띠(Sebastian Padayatty) 연구팀은 하루 1.25g 복용 경우 혈중 농도가 135마이크로몰(mmol)/L로 하루 200~300mg 복용 경우보다 2배 정도였다고 하였다. 그렇지만 매4 시간마다 3g 복용 경우 최대치는 220mmol/L로 예상되어 복용량에 비례하여 증가하지 않았다.

메가도스 비타민 C

그럼에도 왜 메가도스 비타민 C를 먹어야 할까? 비타민 C의 몇몇 단점과 비판에도 불구하고 비타민 C는 영양제 보충제로 충분한 가치가 있다. 항산화 작용을 나타내는 비타민 가운데 비타민 C는 유일하게 수용성으로, 부작용이 없어 대량 투여가 가능하다. 항산화제인 비타민 A와 비타민 D는 지용성으로 과량 섭취하는 경우 체내에 축적이 되며, 부작용을 나타낼 수 있다. 비타민 C 섭취 시 가장 흔하게 언급되는 설사나 복통 등의 위장 장애는 비타민 C 자체의 독성이라기보다 흡수되지 않고 장 속에 남아 있는 비타민 C가 삼투압 효과를 나타내 수분을 끌어당김으로써 나타나는 일시적인 증상이다. 속설로 비타민 C를 대량 복용할 경우 신장 결석을 만든다는 이야기가 있지만 하루 10g까지 다량 섭취하여도 소변 속의 결석을 만들게 하는 옥살산(oxalic acid)의 농도는 거의 일정하다. 아마도 고옥살산뇨증(hyperoxaluria, 유전성의 대사 이상으로 유발되며, 소변에 다량의 옥살산이 포함되어 있다, 이로 인해 콩팥 석회증을 일으키고, 심한 경우 신부전으로 진행되기도 한다)이라는 희귀 질환이 있는 경우 문제가 될 수 있다.

영양제나 건강기능식품에 대해 가장 엄격한 기준을 적용하는 미국 국립의학회는 성인에서 비타민 C 섭취상한선을 하루 2,000mg으로 정하였다. 이 이하로 섭취하는 경우 부작용을 걱정하지 않아도 된다는 의미이다. 항산화 작용을 가지는 토마토의 라이코펜(lycopene)이나 양파, 사과껍질의 퀘르세틴(quercetin) 등 다른 식물에서 추출한 항산화제도 있다. 그런데도 비타민 C와 달리 라이코펜이나 퀘르세틴은 대량으로 값싸게 얻을 수 없으며, 색소 성분이기 때문에 대량으로 투여하는 경우 간에 부담을 줄 수 있어 제한이 많다. 그러므로 비타민 C는 가장 값싸고 효율적이며, 안전한 항산화제로 사용할 수가 있다.

우리나라의 경우엔 90년대 말부터 고용량 비타민 C 요법이 유행하기 시작했는데, 특히 이 붐을 주도한 사람은 서울대학교 의과대학 해부학, 면역학 교수 이왕재 박사였다. 그는 당시 주부들을 대상으로 하는 아침 방송들 중 선풍적인 인기를 끌고 있던 프로 아침마당에 출연해 부모님과 장인, 장모의 암 치유부터 시작해서 뇌졸중에 대한 얘기를 털어놓으며 이를 고용량 비타민 C 요법으로 치유했다는 식으로 말했고, 이는 서울대 의대 교수라는 그의 권위에 힘입어 주목을 받게 되었다. 당시 그는 표준 권장량이 아닌 2g 정도의 고용량 요법을 주장하였는데 이러한 용량을 파는 곳은 당시 고려은단 비타민 C 밖에 없었기에 다음 날 전국 약국에서 이 상품은 동이 났다고 할 정도로 이때부터 시작된 열풍이 이어지고 있다. 지금도 서울대학교 해부학교실 이왕재 교수를 비롯한 몇몇 학자들이 항암물질로의 기능이 있다고 주장하며, 미국이나 한국의 몇몇 대학병원에서는 입원 환자, 중환자, 말기 암 환자를 대상으로 고농도의 비타민 C를 투여하기도 한다. 이쪽에서 주장하는 실험 결과상으로는 어느 정도 효과가 있어 보이지만, 주류 의학계 주장으로는 표본이 불충분하고 장기간 연구 결과가 없으며, 적정량이 어느 정도인지도 모르고, 무엇보다 기존 치료법에 비해 치유를 확신하기 어려운 점 등을 들어 대체의학 정도로 취급하거나 아니면 주된 치료법까진 아니더라도 고통 때문에 항암치료를 포기하는 일부 암 환자들을 위한 보조요법 정도로 여기고 있다. 말기 암 치료 효과는 여전히 의문이지만, 초기 암, 백혈병 등 일부 질병 치료 효과는 있다는 논문들도 나오고 있다.

메가도스 비탄 C에 대한 반론

메가도스 비타민 C 요법은 가설에 지나지 않으며 미국에서도 아직도 임상시험 단계에 있다. 오히려 비타민 C를 하루 1000㎎ 이상 먹으면 설사, 결석, 용혈 등의 부작용이 생길 수 있기 때문에 세계보건기구에서도 권장하지 않는다. 또한 질병예방서비스위원회에서는 비타민 A, C, E, 종합비타민제 또는 항산화보충제를 먹어도 암이나 심장 및 혈관질환을 예방한다는 근거가 불충분하다고 분류하고 있다. 너무 과량을 복용할 경우 오히려 암의 발생 가능성이 높아질 가능성도 있다는 연구가 나왔으며, 2008년도에는 비타민 C가 항암제의 작용을 저해한다는 논문까지 나왔다. 해당 논문에 의하면 암을 발생시킨 쥐에 비타민 C를 단독으로 투여할 경우 어느 정도 항암 효과가 있으나, 항암제와 함께 들어갈 경우 오히려 항암제의 작용으로 손상된 암세포를 회복시키는 작용을 한다고 한다. 그렇기 때문에 항암제를 암 환자에게 사용했을 때 항암제의 역할을 교란시키는 경우들도 있어 암 환자에게 이러한 영양제들이 권장되지 않는다. 그래서 과일과 야채 같은 유기농 자연식을 통한 섭취는 대부분 의사가 권장하는 반면, 제약사에서 판매하는 합성 비타민 C는 의사들 간에도 유효 여부에 찬반이 엇갈린다. 반대쪽의 주된 논거 중 하나는 비타민 C는 그 자체가 아닌 과일 내 다양한 다른 성분들과 섞이면서 제대로 된 효과가 나온다고 보기 때문이다. 비타민 C만 단독으로 들어있는 합성비타민은 막상 체내흡수율이 매우 낮다. 루틴(rutin)이나 헤스페리딘(hesperidin) 같은 플라보노이드 성분과 같이 섭취해야 흡수율이 올라가는데, 이런 플라보노이드(flavonoid) 성분들은 과일과 채소에 많이 들어 있다. 문제는 이게 거의 1:1 비율에 가까울수록 좋은데 시중의 천연비타민은 대부분 플라보노이드와 비타민 C의 비율이 1:10 정도도 안 되는 경우가 많다. 일단 주류 의학계도 어느 정도 동의하는 것은 그냥 비타민 C만 먹어선 효과를 장담할 수 없다는 것이다. 일단 확실한 것은 비타민 C만 먹기보다는 가급적 과일 및 채소가 들어 있는 식사와 겸해서 먹는 것이 훨씬 유효하다는 사실이다. 합성 비타민 옹호론자들도 여러 사회적 여건으로 자연식 섭취가 어려우니 합성으로라도 대체하자는 거지 자연식 자체가 좋다는 점은 동의하고 있다. 여기서 더 나아가 입으로 섭취하는 것엔 한계가 있으니 비타민 C를 주사로 맞아야 한다는 경우도 있는데 이것도 의사들 간에 논쟁이 있다. 반대론자는 비타민 C 주사를 투약한 사람과 위약을 투약한 사람을 분석한 결과 별 차이가 없었다는 실험결과를 내세우고, 찬성론자는 그에 대한 반대 자료를 들어 반박한다. 의사들 간에도 아직 결론이 나지 않았다. 국립암센터의 명승권 교수는 비타민 C에 대한 맹신으로 오히려 다른 올바른 생활습관들을 경시할 수 있으므로 충분한 임상결과가 나오고 권장량이 정해진 다음에 복용해도 늦지 않다는 것이다.

비타민 C 복용량 결정 기준

비타민 C는 얼마나 섭취하는 게 우리 몸에 좋을지 복용량을 결정하기 위해 몇 가지 기준을 고려해 보자. 앞에서 언급하였듯이 비타민 C 생합성이 가능한 동물에서 하루 생합성량을 고려해 보면 현재 권장량보다는 훨씬 높아야 할 것이다. 2번째는 단순히 혈중 농도만을 유지할 것인지 아니면 다양한 음식물이 섞이는 위에서 농도를 최대한으로 하여 발암물질인 니트로사민(nitrosamine, 김치로부터도 많이 만들어진다)과 같은 발암물질의 생성을 억제하고, 그 이후 혈중 농도를 유지할 것인지 고려가 필요하다. 3째로 많은 양을 복용 시 배가 아프거나 하는 등의 부작용이 체내에서 유발되느냐의 문제점도 같이 고려되어야 한다. 이런 여러 고려되는 기준을 통해 노벨상을 탄 라이너스 폴링(Linus Pauling) 박사는 체중 70kg 사람의 경우 하루 10g 복용을 권장하였다.

서울대 이왕재 교수는 비디민 C 메가도스 요법을 통해 얻을 수 있는 이점으로 장 건강 개선, 면역력 향상, 항노화, 항암, 혈관 건강 개선, 치매 예방 등을 꼽는다. 물론 비타민 A나 비타민 E도 있지만, 이들은 지용성 비타민이기 때문에 비타민 C보다 빠르게 작용할 수 없다. 그러므로 활성산소 등을 최전방에서 방어할 수 있는 물질이 비타민 C이다. 그러니 비타민 E와 비타민 A까지 같이 복용한다면 더할 나위 없이 동맥경화에 대한 예방책이라 하였다. 여기에 더해 하루 6g 이상의 비타민 C를 복용하는 사람의 경우 90% 가까운 유익 세균으로 대치되는 결과도 보고하였다. 이렇게 메가도스 비타민 C를 주장하는 이유는 비타민 C가 열에 약하고 산화되기 쉬워서 삶고, 굽고, 익히는 한국 음식을 통해서는 하루 비타민 C를 1g도 섭취하기 어렵기 때문이라 하였다. 또한 체내에서 비타민 C를 생성하는 동물의 경우 비타민 C를 소변으로 배출하는데도 불구하고 계속 생합성을 하는데, 그 이유는 방광에 각종 노폐물과 활성산소가 집합되는 장소이기 때문에 배출되는 비타민 C가 방광에 있는 활성산소를 중화시키는 역할을 하리라 기대하기 때문이다. 그러므로 메가도스 요법은 소변 내 비타민 C 농도를 높게 유지하여 활성산소를 제거한다고 생각한다. 나이가 들어갈수록 방광의 기능이 떨어지는 데 일부 원인이 활성산소로 인해 일어나기 때문에 비타민 C를 꾸준히 복용함으로써 예방할 수 있다.

하지만 고용량 비타민 C 요법은 가설에 지나지 않으며 미국에서도 임상시험 단계에 있다는 주장들도 있다. 오히려 비타민 C를 하루 1000㎎ 이상 먹으면 설사와 같은 위장장애, 결석, 용혈 등의 부작용이 생길 수 있기 때문에 세계보건기구에서도 권장하지 않는다. 이뿐만이 아니다. 미국암연구협회와 미국 질병예방서비스위원회(USPSTF)에서는 흡연자가 베타카로틴제제를 먹으면 폐암의 발생을 높이기 때문에 먹지 말라고 권고하고 있다. 또 질병예방서비스위원회에서는 비타민 A, C, E, 종합비타민제 또는 항산화보충제를 먹어도 암이나 심장 및 혈관질환을 예방한다는 근거가 불충분하다고 분류하고 있다. 결론적으로 비타민을 과일과 채소가 아닌 약으로 먹는 것은 오히려 조기 사망 가능성을 높일 수 있고, 암 예방의 효과도 없다. 일부 의사나 연구자의 주장에 휩쓸리지 말고, 비타민은 하루 권장량을 섭취하되 약이 아닌 음식을 통해서 섭취하도록 하자고 주장한다.

우리나라 비타민 C 섭취기준

비타민 C는 실생활에서 쉽게 접할 수 있어 결핍될 가능성이 없다고 생각하기 쉬운 영양소이다. 현재 성인 하루 비타민 C 권장섭취량은 영국의 경우 40㎎, 세계보건기구는 45㎎, 미국은 90㎎이다. 2020년 한국인 영양소 섭취기준은 남녀 모두 영양권장량이 100mg이며, 상한 섭취량은 1,600mg이다. 식사와 보충제로부터의 비타민 C 섭취량을 분석한 2015~2017년 국민건강영양조사 자료 분석 결과, 19-29세의 평균 섭취량이 남성은 101.4mg/일, 여성은 118.9mg/일이고, 30-49세, 50-64세 성인의 경우 젊은 성인보다도 섭취량이 높다. 그러나 50-64세 여성을 제외하고는 모든 성인 연령그룹에서 비타민 C 평균필요량 75mg/일 미만으로 섭취하는 인구 비율이 50%가 넘는 것으로 나타났다. 조직이 비타민 C로 포화된 상태에서 성인의 비타민 C 저장량은 최대 약 1,500~2,000mg(20mg/kg)이다. 신체 총 비타민 C 저장량이 300-400mg 이하이면 괴혈병 증세가 나타나고, 1,000mg에 이르면 괴혈병 증세가 사라진다. 100mg/일을 섭취하면 흡연하지 않는 건강한 성인의 경우 비타민 C의 신체 풀(pool)이 포화된다. 비타민 C는 뇌하수체, 부신, 수정체, 백혈구에 많이(mmol/L 농도) 함유되어 있고, 혈장과 적혈구는 1,000 배나 적은 양(μmol/L 농도)이 포함되어 있다. 혈장보다 백혈구에 함유된 비타민 농도가 간과 신체 풀의 비타민 C 농도를 더 잘 반영하는데, 능동수송에 의해 백혈구로 이동된 비타민 C는 호중구와 임파구에 각각 혈장의 25배, 80배 농축된다. 면역을 담당하는 기능은 크게 세포성 면역과 체액성 면역이 있는데, 호중구와 임파구는 세포성 면역 관련 세포이다.

메가도스 비타민 C 임상 적용

기존의 비타민 C와 감기에 대한 연구를 종합한 2013년 코크란 리뷰(Cochrane review)에 의하면 핀란드 헬싱키대학의 헤밀라(Harri Hemila)와 찰커(Elizabeth Chalker)는 29개의 관련 연구 결과에 따르면 마라톤 선수, 스키 선수, 군인 등 일반인보다 격한 운동을 하는 사람이나, 과로한 사람, 노인 혹은 심한 흡연자를 대상으로 한 감기 예방 효과에서 하루 200mg 이상 비타민 C를 다량 복용한 11,306명을 분석한 메타 분석 결과 격렬한 신체활동을 하는 사람의 경우 감기에 걸릴 확률이 50%나 감소되었다. 그렇지만 보통 사람의 경우 별 효과가 없었다. 2000년에 미국 국립의학회는 흡연자에게 비타민 C를 매일 35mg씩 추가로 필요하다는 지침을 발표하였다. 과로나 스트레스로 몸이 망가진 경우 비타민 고용량 요법은 좋은 대안이 된다. 입으로 먹어도 되지만 정맥주사를 맞는 것이 신속한 효과를 나타낼 수 있다. 10g의 비타민 C를 필요로 하는 경우 귤 적은 것 200개를 먹어야 하고, 1,000mg 알약의 경우 무려 10알을 먹어야 하니 여간 번거로운 일이 아니다.

1996년 미국 필라델피아 펜실바니아 대학의 라일리(Reilly M)는 흡연자에게 하루 2,000mg씩 5일간 비타민 C를 복용시킨 경우 지질 산화가 현저히 감소하여 지질 산화로 인한 손상을 감소시켰다고 보고하였다. 또한 10일간 복용하게 한 경우 죽상동맥경화가 크게 억제되었다. 그러므로 흡연자에서 비타민 C가 얼마나 중요한지 알게 해준 논문이다. 심장병 환자에게 매일 1,000~2,000mg씩 복용시키는 경우 관상동맥이 눈에 띄게 확장되었으며, 흡연자와 당뇨 환자 그룹에서도 같은 효과를 보여 주었다. 1995년 게일(Gale CR) 연구팀의 보고에서 영국에서 노인들을 대상으로 20년에 걸쳐 조사한 결과 혈중 비타민 C의 농도가 낮은 사람이 중풍에 걸릴 확률이 가장 높았다. 2002년 컬(Kurl S) 연구팀이 핀란드에서 5년간 실시한 조사에서 혈중 비타민 C 농도가 낮은 사람이 높은 사람에 비해 3배나 심장 마비에 더 걸리는 것으로 나타났다. 1997년 장(Zhang HM) 등이 발표한 실험실 실험에서 고농도 비타민 C가 헬리코박터균의 성장을 90% 억제하였으며, 1998년 쇼머(Nirah Shomer) 연구팀이 발표한 내용에 따르면 기니픽 동물실험에서도 크게 억제되었다. 2018년 메이(Haixin Mei)와 투(Homngbin Tu)에 의해 실제 환자에게 하루 비타민 C를 5,000mg씩 4주간 복용시켰더니 헬리코박터균이 현저히 감소되었다. 1989년 로버트슨(Robertson JM) 연구팀이 보고한 연구에서 비타민 C를 하루 300mg 씩 복용한 그룹이 125mg 이하로 복용한 그룹보다 백내장에 걸릴 확률이 70% 감소되었다. 또한 490mg씩 복용한 그룹은 75%나 더 낮았다. 1971년 응용 영양 저널(J Applied Nutrition)에서 클레너(Frederic Klenner) 박사에 대한 연구업적 특집에서 몸무게 1kg 당 500~700mg의 비타민 C를 8~12시간마다 정맥 주사하여(하루 최소 10,000mg씩 복용) 여러 명의 급성 간염 환자를 완치시켰으며, 또한 정맥주사 없이 5,000mg씩 비타민 C를 복용하게 하여 하루 30,000mg씩 4일간 복용시켜 간염 증상을 사라지게 하였다는 내용을 다루었다. 최근 코로나-19 감염 예방 및 증상 개선 보조제로 비타민 C의 가능성이 대두되었다. 2020년 SCIE급 영양 학회지인 '뉴트리언츠(Nutrients)'에 코로나-19 감염 예방 및 증상 개선을 위한 보조 요법으로 비타민 C의 가능성을 조명하는 논문이 게재되었다. 지금까지의 증거는 경구용 비타민 C(2-8g/일)가 호흡기 감염의 발병률과 기간을 감소시킬 수 있으며, 정맥용 비타민 C(6-24g/일)는 사망률, 중환자실(ICU) 및 병원 입원 기간을 단축시키고 심각한 호흡기 감염에 대한 기계적 환기에 걸리는 시간을 감소시키는 것으로 나타났다.

천연 vs 합성 비타민 C

비타민 C는 천연형과 합성형이 있다. 합성형을 강조하는 그룹은 비타민 C가 합성이든, 천연이든 생체이용률 효능에서 차이가 없다는 것을 강조한다. 오늘날 비타민 C는 대부분 옥수수나 감자의 포도당을 발효해 합성한다. 그렇기 때문에 합성 비타민 C 일지라도 식물을 원료로 해서 만든다는 점을 강조한다. 천연형을 강조하는 그룹은 비타민 C가 아스코르브산(ascorbic acid)이란 주장을 비판한다. 식품을 통해 섭취하는 아스코르브산은 플라보노이드와 같은 다양한 형태의 식물유래 성분과 조효소 등이 함께 어우러져야 효능을 제대로 발휘할 수 있다는 점을 강조한다. 비타민 연구의 선구자인 로얄 리(Royal Lee) 박사는 "비타민은 영양소, 효소, 보조효소, 산화방지제 및 미네랄 활성제로 구성된 작업과정이다"라고 정의하였으며, 영양소, 효소, 조효소, 항산화제, 미량원소가 공동 작업을 수행해야 진짜 비타민이다. 비타민이 유용한 역할을 수행하려면 모든 보조인자가 포함된 비타민 복합체로 존재하고 활동하면서 시너지 효과를 내는 것이 필수"라고 말했다. 페르(Milklos Feher)와 쉬미트(Jonathan Schmidt)는 "약물과 자연산물, 그 결합화학의 분자 간 차이"라는 제목의 논문에서 "자연 분자는 합성 물질과는 실질적으로 다르다"고 하였다. 자연 분자에 키랄 중심[chiral center, 화학에서는 어떤 분자 또는 물체가 이것의 거울상과 겹쳐지지 않으면 '키랄(chiral)하다'라고 한다]이 4배 많아서, 분자가 인체에 흡수되도록 하는 결합 사이트가 많다는 것을 의미한다. 천연형은 아세로라(acerola, 미대륙, 서인도 제도에 분포하는 소관목의 과실로, 아스코르브산 함량이 매우 높다, 레몬의 30~40 배 수준), 레몬(비타민 함량이 100g당 53mg으로 높다) 등 실제로 과일에서 추출하여 알약으로 담는 형태로 제조된다. 로즈힙(rose hip)은 장미꽃이 지고 나면 생기는 빨간 씨방으로, 지금까지 알려진 것 중에서 비타민 C 함량이 가장 높다. 100g에 2g의 비타민 C를 함유하고 있으니, 아세로라가 오렌지(중간 크기 오렌지 하나에 비타민 C는 70mg이 들어 있다) 보다 30배나 더 많은 비타민 C를 가지고 있으며, 로즈힙은 오렌지보다 무려 40배나 높다. 우리가 흔히 먹는 과일이나 채소 중에 딸기는 한 컵당 85mg, 파인애플은 한 컵당 79mg, 망고는 122mg, 양배추는 75mg, 키위는 2개당 12mg, 파프리카는 녹색 파프리카 경우 95mg, 크기가 큰 노란색 파프리카는 341mg, 브로콜리는 한 컵당 81mg의 비타민 C가 들어 있다. 그렇기 때문에 비타민 C만을 순수 추출하지 않기 때문에 아세로라로부터의 비타민 C는 비싸고, 알약의 크기도 커서 삼키기가 어렵다. 더군다나 아세로라 비타민 C 한 알에 들어 있는 비타민 C 함량은 다른 성분들을 많이 포함하고 있어서 너무 낮다. 즉 순도가 낮다는 것이 단점 중 하나이다. 로즈힙 비타민 C는 해당화(*Rosa canina*,

Rosa mosquete, Rosa rugosa)에서 추출한다. 로즈힙에는 비타민 C 외에도 비타민 A, 라이코펜, 루테인, 지아잔틴 등 수많은 항산화제들이 풍부하다. 또한 α-리놀렌산이 45~50%, 리놀레산이 40%나 들어 있어 화장품에도 많이 사용된다.

고용량 비타민 C 흡수율

비타민 C의 성인 하루 권장량은 100mg으로 되어 있으나, 이는 괴혈병에 걸리지 않을 정도의 최소량에 지나지 않는다. 사람이 끊임없이 스트레스를 받거나 질병에 걸리면 많은 양의 비타민 C를 소모하게 되므로 이 정도 소량은 크게 도움이 되지 않는다. 동물 가운데 염소는 평상시 하루 13,000mg의 비타민 C를 생산하고, 질병이 있을 경우 100,000mg의 비타민 C를 생산한다. 사람도 최상의 건강을 유지하기 위해 하루 6,000~12,000mg 정도의 비타민 C가 필요하다. 10,000mg 가량은 보통 성인들의 신진대사에 필요한 양으로 충분하다. 질병에 걸렸을 때는 고용량이 필요하다. 입으로 복용하기보다 정맥주사가 효과적으로, 고용량으로 치료할 경우 변이 묽어지거나 설사하게 되므로 탈수가 되지 않도록 물을 많이 마셔야 한다. 비타민 C가 포도당처럼 삼투압에 영향을 주기 때문이다.

비타민 C는 30~180mg을 복용하는 경우 70~90%가 흡수되지만 1,000~1,500mg을 한 번에 복용하면 50%, 12,000mg을 한 번에 복용하면 16%밖에 흡수되지 않는다. 그러므로 고용량의 비타민 C 섭취를 원하면 적은 양을 여러 번 나누어 복용하는 것이 효과적이다. 용량은 하루 6,000mg에서 시작하여 서서히 용량을 늘려가다, 변이 묽어지거나 설사를 하면 변이 묽어지지 않을 정도로 줄이면 된다.

산에 민감한 사람을 위한 비타민 C 제품

비타민 C는 산도가 높아 신맛이 나며, 속이 아프거나 예민한 사람의 경우 위장 장애를 유발한다. 이 경우 칼슘과 결합해 산도를 떨어뜨린 이른 바 중화 비타민 C(산성이 강한 비타민 C에 알칼리성 칼슘을 더해 산성도를 중화시킨 비타민 C)가 도움이 된다. 이 경우 위장을 자극하지 않으므로 식전이나 공복에도 복용할 수 있는 장점이 있다. 단점은 비싸다는 것이다. 비타민 C는 인간에게 알려진 가장 강력한 영양소이다. 그렇지만 혈류 속에 들어가지 못하는 비타민 C는 효능을 발휘하지 못한다. 분말 형태의 비타민 C는 위산으로 대부분 소실되고 겨우 5~20% 정도만이 소장에서 흡수된다. 정맥주사의 경우 80%가 흡수되는 것과는 대조적이다. 이러한 단점을 해결하기 나온 것이 리포소말(liposomal) 형태의 영양제 이다. 인지질(phospholipids)로 구성된 리포솜(liposome, 일종의 인공 생체막)으로 비타민 C를 둘러싸서 소화 기관 속 흡수 장벽을 통과하여 혈류와 세포 속으로 들어가 효능을 발휘하여 소장까지 보낸다. 이 경우 소실률이 줄고, 특히 소장에서 천천히 흡수되어 일반적인 비타민 C의 체내 유지 시간인 6시간보다 2배가 긴 12시간 동안 비타민 C를 꾸준히 흡수할 수 있다. 이 경우 흡수율이 90%나 된다.

비타민 C를 복용하면 위장이 쓰리다고 하는 사람이 종종 있는데, 이런 경우 비타민 C의 산도를 감소시킨 소듐 아스코르브산(sodium ascorbate)을 복용하면 위장 자극이 감소하여 대용량도 복용할 수 있다. 에스테르화한 비타민 C(Ester C)도 산성을 완전히 없앤 중성 비타민 C로 pH를 중화시키기 위해 완충을 하고 환원형으로 하여 산도를 낮추어(buffered, reduced acidity) 위장 쓰림이 덜하다.

메가도스 비타민 C 복용 시 주의할 점

칼슘 아스코르브산(calcium ascorbate)은 칼슘을 함유하고 있어서 신석(kidney stone)을 유발할 가능성이 있으므로 소듐이 붙은 소듐 아스코르브산을 복용하는 것이 좋다. 특히 신부전증 환자는 칼슘 아스코르브산을 복용하지 말아야 한다. 항암제 치료를 받는 암 환자 경우에도 고용량 비타민 C를 복용하지 말아야 한다. 이 경우 종합비타민에 함유된 비타민 C로 충분하다. 2008년 10월 뉴욕 암센터에서 비타민 C가 항암제의 효과를 감소시키므로, 항암제 치료 환자는 고용량 비타민 C를 복용하지 말기를 권장하는 것이 좋다는 연구 결과가 나왔다. 항암제는 활성산소를 만들어 암세포의 미토콘드리아를 공격하여 암세포를 죽이는데, 비타민 C의 항산화 작용이 이 활성산소를 제거해 버리기 때문이다. 그러나 시스플라틴(cisplatin, 백금을 함유하고 있는 항암제), 이레사(Iressa, 성분명 Geftinib, 영국의 아스트라제네카사가 폐암 치료용으로 개발한 먹는 항암제), 타세바(Tarceva, 성분명 Erlotinib, 로슈의 폐암 표적치료제)와 같은 항암제들은 표적치료제로 비타민 C를 복용해도 좋으니 의사와 상의하는 것이 좋겠다. 비타민 C는 대사되어 칼슘 신석을 만드는 옥살산염(oxalate)이 만들어 지지만 그 양은 그리 많지는 않다. 신장 결석이 있거나 신장 질환이 있는 환자는 하루 1,000mg 이상 비타민 C를 복용할 경우 물을 충분히 마셔야 하며, 콩팥 결석이 생기는지 또는 결석이 커지는지를 관찰할 필요가 있다. 비타민 C는 철분의 흡수를 증가시키므로 간 질환이 있는 환자의 경우 식후 2시간이 지나 비타민 C를 복용하여야 한다.

참고문헌

1. Grzybowski A, Pietrzak K : Albert Szent-Györgyi (1893-1986): the scientist who discovered vitamin C. Clin Dermatol. May-Jun 2013;31(3):327-31. doi: 10.1016/j.clindermatol.2012.08.001.
2. Carpenter KJ : The discovery of vitamin C. Ann Nutr Metab. 2012;61(3):259-64. doi: 10.1159/000343121. Epub 2012 Nov 26.
3. Robert A Jacob 1, Gity Sotoudeh : Vitamin C function and status in chronic disease. Nutr Clin Care. Mar-Apr 2002;5(2):66-74. doi: 10.1046/j.1523-5408.2002.00005.x.
4. Padayatty SJ, Sun H, Wang Y, Riordan HD, Hewitt SM, Katz A, Wesley RA, Levine M : Vitamin C pharmacokinetics: implications for oral and intravenous use. Ann Intern Med. 2004 Apr 6;140(7):533-7. doi: 10.7326/0003-4819-140-7-200404060-00010.
5. Harri Hemilä, Elizabeth Chalker : Vitamin C for preventing and treating the common cold. Cochrane Database Syst Rev. 2013 Jan 31;2013(1):CD000980. doi: 10.1002/14651858.CD000980.pub4.
6. Reilly M, Delanty N , Lawson JA , FitzGerald GA : Modulation of oxidant stress in vivo in chronic cigarette smokers. Circulation. 1996 Jul 1;94(1):19-25. doi: 10.1161/01.cir.94.1.19.
7. Gale CR, Martyn CN, Winter PD, Cooper C : Vitamin C and risk of death from stroke and coronary heart disease in cohort of elderly people. BMJ. 1995 Jun 17;310(6994):1563-6. doi: 10.1136/bmj.310.6994.1563.
8. Kurl S, Tuomainen TP, Laukkanen JA, Nyyssönen K, Lakka T, Sivenius J, Salonen JT : Plasma vitamin C modifies the association between hypertension and risk of stroke. Stroke. 2002 Jun;33(6):1568-73. doi: 10.1161/01.str.0000017220.78722.d7.
9. Zhang HM, Wakisaka N, Maeda O, Yamamoto T : Vitamin C inhibits the growth of a bacterial risk factor for gastric carcinoma: Helicobacter pylori. Cancer. 1997 Nov 15;80(10):1897-903.
10. Shomer NH, Dangler CA, Whary MT, Fox JG : Experimental Helicobacter pylori infection induces antral gastritis and gastric mucosa-associated lymphoid tissue in guinea pigs. Infect Immun. 1998 Jun;66(6):2614-8. doi: 10.1128/IAI.66.6.2614-2618.1998.
11. Haixin Mei, Hongbin Tu : Vitamin C and Helicobacter pylori Infection: Current Knowledge and Future Prospects. Front Physiol. 2018 Aug 14;9:1103. doi: 10.3389/fphys.2018.01103. eCollection 2018.
12. Robertson JM, Donner AP, Trevithick JR : Vitamin E intake and risk of cataracts in humans. Ann NY Acad Sci. 1989;570:372-82. doi: 10.1111/j.1749-6632.1989.tb14936.x.
13. Klenner FR : Observations on the dose and administration of ascorbic acid when employed beyond the range of a vitamin in human pathology. J Applied Nutrition 1971, 23:3&4. http://www.doctoryourself.com/klennerpaper.html
14. Klenner FR : Observations on the dose and administrationof ascorbic acid when employed beyond the range of a vitamin in humanpathology. J. App. Nutr., 1971;23:61-88.
15. Miklos Feher, Jonathan M Schmidt : Property distributions: differences between drugs, natural products, and molecules from combinatorial chemistry. J Chem Inf Comput Sci. Jan-Feb 2003;43(1):218-27. doi: 10.1021/ci0200467.
16. Holford P, Carr AC, Jovic TH, Ali SR, Whitaker IS, Marik PE, Smith AD : Vitamin C-An Adjunctive Therapy for Respiratory Infection, Sepsis and COVID-19.Nutrients. 2020 Dec 7;12(12):3760. doi: 10.3390/nu12123760.
17. Nishikimi M, Koshizaka T, Ozawa T, Yagi K. Occurrence in humans and guinea pigs of the gene related to their missing enzyme L-gulono-γ-lactone oxidase. Arch Biochem Biophys. 1988;267:842-6.
18. Chambial S, Dwivedi S, Shukla KK, John PJ, Sharma P. Vitamin C in disease prevention and cure: an overview. Indian J Clin Biochem 2013;28:314-28.
19. Frei B, England L, Ames BN. Ascorbate is an outstanding antioxidant in human blood plasma. PNAS 1989;86:6377-81.
20. Carr AC, Frei B. Toward a new recommended dietary allowance for vitamin C based on antioxidant and health effects in humans. Am J Clin Nutr 1999;69:1086-107.
21. Levine M, Wang Y, Padayatty SJ, Morrow J. A new recommended dietary allowance of vitamin C for healthy young women. Proc Natl Acad Sci U S A 2001;98:9842-6.
22. Blanchard J, Tozer TN, Rowland M. Pharmacokinetic perspectives on megadoses of ascorbic acid. Am J Clin Nutr 1997;66:1165-71.

23. Levine M, Conry-Cantilena C, Wang Y, Welch RW, Washko PW, Dhariwal KR, Park JB, Lazarev A, Graumlich JF, King J, et al. Vitamin C pharmacokinetics in healthy volunteers: evidence for a recommended dietary allowance. Proc Natl Acad Sci USA 1996;93:3704-9.
24. Baker EM, Hodges RE, Hood J, Sauberlich H, March S, Canham J. Metabolism of 14C-and 3H-labeled L-ascorbic acid in human scurvy. Am J Clin Nutr 1971;24(4):444-54.
25. Kallner AB, Hartmann D, Hornig DH. Steady state turnonver and body pool of ascorbic acid in human. Am J Clin Nutr 1979;32(3):530-9.
26. Maeda N, Hagihara H, Nakata Y, Hiller S, Wilder J, Reddick R : Aortic wall damage in mice unable to synthesize ascorbic acid. Proc Natl Acad Sci U S A. 2000 Jan 18;97(2):841-6. doi: 10.1073/pnas.97.2.841.
27. Massey LK, Liebman M, Kynast-Gales SA : Ascorbate increases human oxaluria and kidney stone risk. The Journal of Nutrition 2005 July, 135(7):1673-7.
28. Thomas LD, Elinder CG, Tiselius HG, Wolk A, Akesson A : Ascorbic Acid Supplements and Kidney Stone Incidence Among Men: A Prospective Study. JAMA Intern Med 2013, 173(5):1-2
29. Traxer O, Huet B, Poindexter J, Pak CY, Pearle MS : Effect of ascorbic acid consumption on urinary stone risk factors. J Urol. 2003 Aug;170(2 Pt 1):397-401. doi: 10.1097/01.ju.0000076001.21606.53.
30. https://namu.wiki/w/%EB%B9%84%ED%83%80%EB%AF%BCC 나무위키 비타민 C, 2022,08.31
31. 김은경 석사학위논문 : Effects of titratable acidity and organic acids on enamel erosion in vitro(과즙 내 적정산도와 유기산 종류에 따른 치아부식도). 서울대학교 대학원 : 치의과학과, 2013. 8. 지도교수 진보형.
32. https://www.drroyallee.com/what-is-a-vitamin/
33. https://health.chosun.com/site/data/html_dir/2021/01/07/2021010702714.html
34. https://www.mk.co.kr/economy/view/2019/598502/
35. https://www.yna.co.kr/view/AKR20130119032800017
36. 보건복지부, 질병관리청 : 국민건강관리통계, 국민건강영양조사 제8기 1차년도, 2019
37. 보건복지부, 한국영양학회 : 2020 한국인 영양소섭취기준. 2020.

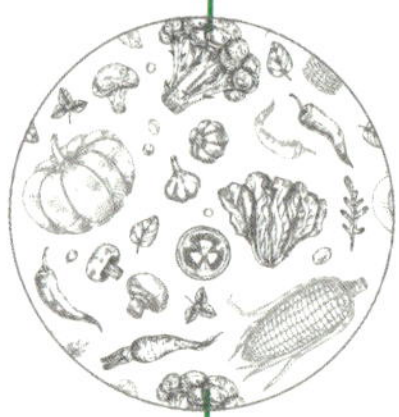

02
비타민 D는 비타민이 아니라 호르몬이다

지금도 몸이 건강하게 느껴지는 것은 어렸을 때 시골에 살며, 집안에서 키우던 개가 나가면 우리 집을 나가는 것으로 생각하여 개를 잡아오기 위해 그 넓은 들판을 쏘다니며 햇빛을 듬뿍 받은 것 때문이라 생각한다. 비타민 D는 실제로는 호르몬이다. 호르몬이란 내분비선에서 합성되고 분비되어 특정 조직이나 기관의 생리작용을 조절하는 화학물질을 의미한다. 체내의 스테롤이 피부에서 자외선에 의해 생성되는 스테로이드이다. 햇빛에 노출됨으로써 사람은 스스로 비타민 D를 생성할 수 있지만 많은 사람과 동물들이 햇빛에 충분히 노출되지 않는 환경에 살기 때문에 음식으로부터 섭취하여야 한다는 의미에서 비타민이라 부른다.

비타민 D는 뼈의 성장과 유지, 미네랄 항상성을 유지하는데 중요한 호르몬이다. 인체 내 다양한 조직과 세포에서 비타민 D 수용체(vitamin D receptor, VDR)

뿐만 아니라, 비타민 D를 활성형으로 바꾸어 주는데 필요한 1α-수산화효소(1α-hydroxylase)가 발현되는 것이 알려지면서 비타민 D 작용에 대한 새로운 조명이 이루어 졌다. 이러한 발견은 비타민 D가 뼈나 콩팥, 작은창자 외에 다른 조직이나 기관에 작용하거나 뼈나 미네랄 항상성과 무관한 생물학적 과정에 관여하고 있음을 시사해 주며 많은 연구나 역학 연구에서의 결과들이 이를 뒷받침하고 있다.

비타민 D는 어떻게 발견되었나?

19세기 중엽에 프랑스 의사인 트루소(Armand Trousseau)는 유아의 구루병과 성인의 골연화증은 같은 질병으로 춥거나 태양이 없는 기후 혹은 질이 좋지 않은 음식 섭취 때문에 발생한다고 하였으며, 치유는 대구 간유(혹은 다른 생선기름), 혹은 모유 공급을 연장하거나 햇빛에 피부를 노출함으로써 가능하다 하였다. 1822년 폴란드 의사 스니아데키(Jedrzej Sniadecki)는 햇빛 노출이 적은 바르샤바 공장 지역의 아동이 바르샤바 바깥 시골 아동에서는 자주 볼 수 없는 구루병이 발병한다는 사실을 알고, 도시 구루병 아동을 태양빛이 풍부한 시골로 데리고 가서 치유하였다. 이후 1890년 팜(Theobald Palm)은 위도가 높을수록 구루병의 발생이 증가함을 알아내고 구루병의 예방과 치료에 햇빛의 이점을 인정하고, 구루병의 예방과 치료 수단으로 일광욕을 추천하였다. 1918년 영국의 멜란비(Edward Mallanby)가 구루병(rickets)에 걸린 강아지에 생선 간유 형태의 지용성 먹이를 먹이자 완치되는 것을 보면서 그 존재가 세상에 알려지기 시작했다. 1919년 수은증기램프로부터 나온 빛을 이용하여 구루병 아이를 치료함으로써 자외선을 구루병에 이용하는 계기가 되었다.

1922년 맥컬럼(Elmer McCollum) 연구팀은 대구 간유에 산소를 통과시켜 비타민 A를 제거한 뒤에도 이 간유가 여전히 구루병을 치유하는 능력이 있음을 알고, 정상적인 성장을 위해 꼭 필요한 물질들이 특정 지방에 섞여 있다는 것을 밝혀내면서 이를 지용성 A(fat-soluble A)라 불렀다. 지용성 A에는 구루병을 막아주는 성분과 정상적인 성장을 위해 필요한 성분이 함께 들어 있고, 이 둘 사이에 차이가 있다는 사실을 밝혀냈는데, 구루병을 막아주는 성분을 비타민 D라 칭하고, 정상적인 성장에 필수요소 성분을 비타민 A라 이름 붙였다. 1927년 독일의 빈다우스(Adolf Windaus)는 비타민 D에 3개의 형태가 있음을 발견하고 각각 D_1, D_2, D_3라 불렀다. 그 후의 연구에서 여러 과학자들에 의해 D_4, D_5, D_6, D_7 등이 발견되었으며, 비타민 D_1은 단일 물질이 아닌 혼합물이어서 현재는 비타민 D_1이라는 용어는 사용되지 않으며, D_2~D_7까지 6 종이 있으며, 그 중 생물학적 활성이 높은 것은 D_2와 D_3뿐이며, 특히 D_3가 활성이 높아 일반적으로 비타민 D라고 부르는 것은 비타민 D_3를 말한다. 동식물 기름에 자외선을 조사하면 항구루병인자가 생성된다는 사실이 1920년을 전후하여 여러 과학자에 의해 보고되었다.

1927년 빈다우스는 자외선에 의해 비타민 D로 변하는 물질이 에르고스테롤(ergosterol)이라는 것을 발견하여 1928년 노벨 화학상을 받았다. 에르고스테롤은 효모나 버섯류에 많이 들어 있으며, 체내에서 비타민 D_2로 전환될 수 있으므로 프로비타민 D(provitamin D)라고도 부른다. 1932년에 애스큐(Frederic Askew) 연구팀이 에르고스테롤에 자외선을 쪼여 비타민 D_2를 처음으로 분리하였으며, 에르고스테롤로부터 합성되므로 에르고칼시페롤(ergocalciferol)이라 부른다. 이것이 최초의 비타민 D의 분리와 구조 확인이다. 에르고스텔롤과 함께 프로비타민 D로 불리는 7-데하이드로콜레스테롤(7-dehydrocholesterol)은 피부에 많이 저장되어 있으며, 햇빛의 도움을 받아 비타민 D_3로 전환될 수 있다. 비타민 D_2는 식물에, D_3는 동물에 많이 포함되어 있으며, 비타민 D_3가 사람에 중요한 역할을 한다. 1935년에 독일의 빈다우스 등에 의하여 7-데하이드로 비타민 D_3(7-dehydro)가 분리되어 구조 확인이 되었고, 1937년에 빈다우스와 복(Bock K)에 의해 7-데하이드로비타민 D_3가 자외선에 노출되면 천연의 비타민 D_3로 변환됨을 분리하여 확인하였다. 비타민 D_3는 콜레스테롤로부터 합성되므로 콜레칼시페롤(cholecalciferol)이라고도 부른다. 이를 확실히 하기 위해 실제로 비타민 D가 정상적으로 피부에서 생성될 수 있으며, 음식물로부터 섭취할 수도 있다는 것을 증명하여야 하는 문제가 대두되었다. 이러한 의문점은 1978년에 와서야 위스콘신 대학교의 델루카(Hector DeLuca) 연구팀이 실제로 피부로부터 비타민 D_3를 분리하여 질량분석법으로 확인하여 해소되었다.

자외선과 비타민 D

동물에서 비타민 D는 피부에 존재하는 7-데하이드로콜레스테롤(프로비타민 D_3)이 자외선[290~310nm의 Ultraviolet B(UVB), 최적 파장은 295~300nm] 조사에 의해 광학 반응이 일어나 우드워드-호프만 법칙[Woodward-Hoffman rule, 미국의 유기화학자인 로버트 번스 우드워드(Robert Burns Woodword)는 1941년 천연물의 구조를 규명하는데 있어 자외선분광학의적용을 서술하는 일련의 논문을 발표하였으며, 실험 자료를 수집하여 후일 우드워드의 규칙(Woodward'w rule)이라는 일련의 규칙을 고안했다. 이 규칙은 새로운 천연물뿐만 아니라 합성분자의 구조를 규명하는데 적용되었으며, 1965년에 전자궤도의 대칭성 보존의 법칙(Woodward-Hoffamn rules)으로 발전하였다. 1965년 우드워드는 항생제 세팔로스포린(cephalosporin)의 전합성을 비롯한 복잡한 유기분자의 합성에 관한 업적으로 노벨화학상을 수상하였다. 이후 비타민 B_{12}의 합성도 하여 그가 생존했더라면 2번째 노벨상도 수상했을 것이라 하였다]에 따라 동일 회전 방향으로 스테로이드 B 고리가 열려 프리비타민 D_3를 형성한다. UVB는 오존층에 의하여 흡수되기 때문에 태양의 천정각이 작은 이른 아침과 늦은 오후와 겨울에는 태양 빛 노출에 의한 비타민 D 형성 효과가 약해진다. 일반적으로 피부의 물리적 특성, 환경에 따라서 변환율은 5~15% 정도이다. 프로비타민 D_3는 피부의 피지선에서 합성되어 피부 표면으로 분비되었다가 다시 상피의 여러 층으로 재흡수 된다. 사람의 경우 이러한 흡수가 피부 깊은 곳(말피기층, Malpighian layer)에서 일어나기에 광학반응의 효율이 낮다. 비타민 D의 생합성은 자외선 노출 때문에 이루어지지만 한편 강한 자외선 노출은 피부암 혹은 화상에 걸릴 위험성을 내포한다.

언제 햇볕을 쬐어야 될까?

비타민 D는 유일하게 식품으로 섭취하지 않아도 햇빛을 통해 피부에서 합성이 되므로 일조량이 많은 우리나라에서는 중요하게 여겨지지 않았다. 우리나라 사람은 햇볕을 쬐는 양도 부족하고, 그나마도 하얀 피부와 고운 피부 결에 대한 강한 선호도로 거의 대부분의 여자들과 남자들의 상당수는 자외선차단제를 상용한다. 거기에 한식뿐만 아니라 한국인이 선호하는 외식 식단들도 탕수육 정도를 제외하면 거의 대부분 비타민 D 농도가 낮다. 또한 새벽에 출근하고 별을 보며 퇴근하는 바쁜 직장인, 공부로 실외 활동이 부족한 수험생, 과도한 자외선 차단제 사용, 비만 등이 현대인을 비타민 D 부족으로 내몰고 있다. 원자력 잠수함 승무원의 경우 현대에는 햇빛 대신 인공 자외선 기구를 이용하여 승무원들의 비타민 D 결핍증상을 예방하고 있다. 원자력 잠수함의 특성상 전기는 무한정으로 쓸 수 있으므로 충분히 가능하다. 많은 사람들이 실내에서 생활하지만 창문을 통해 햇볕을 쬐고 있으니 비타민 D는 문제될 일이 없을 거라고 생각한다. 하지만 창문은 피부암을 유발하는 자외선 UVA는 통과시키고, 피부를 빨갛게 달아오르게 하지만, 비타민 D 합성을 돕는 자외선 UVB는 차단하는 역할 때문이다. 그렇다고 지나치게 자외선에 노출되면 피부암이나 피부 노화의 원인이 되므로 비타민 D 합성을 위해서는 햇볕도 제대로 알고 쬐는 것이 필요하다. 비타민 D 결핍을 예방하기 위해 전문가들은 일주일에 적어도 2번 이상, 오전 10시부터 오후 3시 사이에 팔, 다리에 5~30분 정도 자외선 차단제를 바르지 않고 실외에서 햇볕을 쬐는 것이 필요하다고 권장하고 있다. 우리나라 위도가 35~38℃ 사이인 것을 감안하면 비타민 D를 바깥에서 충분히 합성할 수 있는 기간은 4월부터 11월까지다. 실제로 일조량이 줄어드는 9월부터 서서히 감소하기 시작해 보통 2~3월에는 최저 수치를 기록한다. 일일 비타민 D 권장량 생성 적정 노출 시간은 하루 중 현재 시각 이전에 비타민 D 섭취 혹은 자외선에 노출이 없고 얼굴과 손만 노출되는 것을 가정하여 계산한 결과이다. 하루 중 09-14시에 제공되는 것으로, 일일 비타민 D 권장량은 보건복지부(2015년)에서 제시한 400IU를 기준으로 하였으며, 인체 피부 유형은 동양인과 가까운 지중해형(Mediterranean)을 적용하여 제시하고 있다. 그러므로 우리나라의 경우, 지역 및 계절에 따른 자외선 량을 분석한 자료에 의하면 비타민 D 합성을 위한 시간으로 계절에 따라 청정지역의 경우, 봄은 15분, 여름은 12분, 가을은 18분, 겨울은 37분, 오염지역의 경우는 각각 16분, 16분, 24분, 37분으로 기상청(KMA)에서 지정한 홍반 생성시간 이내의 값들로 하루 동안 20-40분의 일광욕은 피부에 홍반을 발생시키지 않으면서도 비타민 D 합성이 가능한 시간으로 제시하고 있다. 그러나 실제로는 자외선 차단제 등의 이유로 실제 햇빛으로부터 비타민 D 공급을 기대하기는 어려운 상태일 가능성이 비교적 높다고 할 수 있다. 창문이나 자외선 차단제는 비타민 D 합성에 필요한 자외선 B를 차단하므로 비타민 D 합성에는 도움이 되지 않는다.

비타민 D 부족일 일어나는 경우

비타민 D는 지용성 비타민으로 간질환으로 인해 담즙 분비가 부족한 사람, 소화흡수불량인 사람, 크론병(Crohn's disease, 염증성 질환으로 소화기관에 염증을 일으켜 복통, 설사, 체중감소, 구토, 영양실조 등의 크론병 증상들을 발생시킨다)이 있는 사람은 비타민 D가 부족하기 쉽다. 또한 햇볕을 쬐지 않는 사람, 일조량이 적은 지역에 사는 사람, 알코올 중독자도 비타민 D가 부족할 수 있다. 비타민 D는 칼슘 농도와 골밀도를 유지시켜 골연화증이나 골다공증 위험을 예방하며, 면역력을 높이는 역할을 한다. 비타민 D를 충분히 섭취하면 행복 호르몬이라 불리는 세로토닌 합성에 관여해 우울증을 감소시켜주고, 세포 성장을 조절하여 암을 예방하는 데 도움이 된다. 반대로 비타민 D가 부족하면 골다공증은 물론 우울증, 근육통, 이석증, 불면증, 면역력 저하로 인한 독감 감염 등 각종 질병의 발생 위험이 커진다.

자외선 차단제

우리가 흔히 자외선 차단제 등에서 볼 수 있는 자외선 차단지수, 즉 SPF(sun protection factor)는 UVB의 파장만 차단하는 제품의 기능을 말한다. SPF 지수는 자외선 차단제를 발랐을 때 피부가 붉게 달아오르는 시간과 자외선 차단제를 바르지 않았을 때 피부가 붉게 달아오르는 시간을 비교하여 계산한다. 예를 들면 자외선 차단제를 바르지 않고 햇볕에 피부를 노출시켰을 때 피부가 붉게 되는데 10분이 걸리는 사람의 경우, SPF-1당 10분의 차단효과가 있다고 볼 수 있다. 따라서 SPF-15 제품을 바르면 약 150분(2.5시간)은 UVB의 노출에 안전하다는 것이다. 쉽게 말해 맨 피부로 15분간 자외선을 쬐면 벌겋게 되는 사람이 어떤 자외선 차단제를 바르니 300분, 즉 5시간 동안 쬐어서 벌겋게 되었다면 그 제품의 자외선 차단지수는 SPF 20이다. 원래보다 증상이 나타나는 시간을 20배 늦춰준다는 얘기다. UVA 대한 차단지수는 PA(protection grade of UVA)로 표시한다. 즉 PA+, PA++, PA+++로 표시한다. SPF15는 PA++, SPF30 역시 PA++, SPF 50은 PA+++이다. 태양광선 노출 시에는 장시간 노출에도 혈중 비타민 D가 독성 수준에 도달하지 않는 것으로 알려져 있는데, 이는 피부에서 합성된 비타민 D_3가 다시 비활성 형태로 전환되거나, 피부 내의 프로비타민 D_3(provitamin D_3)가 비타민 D 이외의 루미스테롤(lumisterol), 타키스테롤(tachysterol) 등 다양한 이성체로 전환되면서 비타민 D_3의 생성을 억제하는 별도의 대사경로가 존재하기 때문이다. 이 밖에도 나이가 들수록, 비만할수록 같은 양의 햇빛에 노출되어도 비타민 D 합성 능력은 떨어지며, 여름보다 겨울, 시골보다는 대기오염이 심한 도시 지역일수록 피부에 닿는 자외선의 양이 감소되므로 비타민 D 합성량이 부족해진다.

비타민 D 활성화

자외선 B(ultraviolet B, UVB)는 진피를 뚫고 들어가 프로비타민인 7-데하이드로콜레스테롤(7-dehydrocholesterol)을 광분해하여 프리비타민 D로 전환시키고, 이 프리비타민이 보다 열역학적으로 안정한 분자인 비타민 D_3로 된다(Holick MF, 1997). 이후 비타민 D_3는 각질세포에 존재하였다가 피부의 모세혈관상(capillary bed)으로 들어가 비타민 D 결합단백질(vitamin D binding protein, DBP)과 결합하게 된다. 일단 DBP와 결합하면 순환되어 간으로 이송된다. 간에서 사이토크롬 P450(cytochrome P450) 효소인 비타민 D_3 25-수산화효소(25-hydroxylase, CYP27)에 의하여 25번 탄소에 수산화기를 첨가하여 25-하이드록시 비타민 D_3(25-hydroxyvitamin D, 25(OH)D_3)가 된다. 간에서 25-하이드록시 비타민 D_3

의 양은 비타민 D_3 섭취량에 의존된다. 비타민 D 섭취량이 생리적인 양의 범위 내에 있을 경우 간에서 25(OH)D_3의 합성량도 거의 일정하게 유지되어 혈중 25(OH)D_3의 수준은 20~40ng/mL로 유지된다. 그러나 다량의 비타민 D_3를 섭취하면 간에서 25(OH)D_3의 합성량도 증가한다. 이것은 간에 존재하는 25 수산화 반응을 촉매하는 2 종류의 사이토크롬 P-450 효소인 CYP27A1과 CYP2R1의 성질 차이에 의한 것이라 생각할 수 있다. 즉, 생리적 범위 네에서 비타민 D_3 양은 친화력은 높으나 낮은 수용 능력을 갖는 마이크로솜 효소인 CYP2R1이 작용하고, 다량으로 비타민 D_3가 존재할 경우에는 낮은 친화력과 높은 수용능력을 갖는 미토콘드리아 효소인 CYP27A1이 각각 25-수산화 효소로 작용하기 때문이다. 간에서 혈중으로 분비되는 25(OH)D_3는 알파 글로불린(α-globulin) 분획의 단백질과 결합해 혈중으로 운반된다. 이 단백질을 비타민 D 결합단백질이라 한다. DBP와 결합해 혈액 속을 순환하는 25(OH)D_3가 주로콩팥의 근위세뇨관세포로 들어가는 것은, 이 세포에 메갈린(megalin)이라 불리는 DBP 수용체가 존재하기 때문이다. 메갈린은 25(OH)D_3와 결합한 DBP를 세포 내로 끌어들여 용해소체(lysosome)에서 DBP를 분해함으로써 생성되어 25(OH)D를 미토콘드리아에 축적한다. 미토콘드리아에서 1α-수산화효소(CYP27B1)에 의해 1α,25-디하이드록시비타민 D_3로 대사된다. 혹은 24R-수산화효소(CYP24A1)에 의해 24R,25-디하이드록시비타민 D_3로 되기도 한다. 또는 23S,25-디하이드록시비타민 D_3로 대사되기도 한다. 이들 중 표적기관(작은 창자, 뼈 조직 등)에서 작용을 발현하는 비타민 D_3의 최종 활성형은 콩팥에서 1α 위치가 수산화된 1α,25-dihydroxycholecalciferol[1α,25(OH)$_2$$D_3$]이다.

25-하이드록시비타민(25-hydroxyvitamin)

비타민 D의 체내 수준을 반영하는 혈중 25-하이드록시비타민 D_3[25-hydroxyvitamin D_3, 25(OH)D_3]는 반감기가 긴 반면 항상성 유지를 위해 혈중 농도가 엄격히 조절되지 않기 때문에 비타민 D의 섭취 수준(피부 합성 및 경구 섭취)을 반영하는 좋은 지표이다. 소아와 성인 대상 연구 결과 혈중 25-하이드록시비타민 D_3 농도가 30nmol/L(비타민 D 단위 환산을 위해 ㎍ = mcg, 비타민 D 경우 1IU = 0.025 ㎍, 25mcg = 1,000IU, 1mcg = 40IU로 알고 있으면 편할 것이다) 미만에서는 소장 내 칼슘 흡수가 저하되고, 50nmol/L에 도달하면 흡수율이 최대화되며, 50nmol/L 이상에서는 더 이상 칼슘 흡수율이 증가하지 않는다. 사람을 대상으로 한 대부분의 연구에서 혈중 25-하이드록시비타민 D 농도가 350nmol/L 이상인 경우 고칼슘혈증이 보고되었다. 또한 2002년 바거럭스(Barger-Lux MJ) 등과 2007년 뱅클리(Binkley N) 등의 연구 결과 햇빛으로 합성되는 혈중 25-하이드록시비타민 D의 최고 농도는 125-150nmol/L(50-60ng/mL) 이하로 보고되었다. 따라서 성인의 상한섭취량은 혈중 25-하이드록시비타민 D 농도를 125-150nmol/L(1ng/mL = 2.5nmol/L) 이하로 설정할 것이 권고되고 있다. 많은 선행 연구에서 성인의 경우 10,000IU/일(250µg/일)이 성인의 최대무해용량으로 나타난 것에 근거하여 250µg/일을 비타민 D의 최대무해용량으로 설정하였다. 비타민 D 정상 수치는 30ng/mL인데 이 수치보다 낮으면 결핍상태라 할 수 있는데, 전 세계의 70%, 한국인의 90% 이상이 비타민 D 결핍을 가지고 있다. 혈중 비타민 D 농도가 20ng/mL이하이면 비타민 D '결핍(deficiency)' 상태, 혈중 비타민 D 농도가 21-29ng/mL 사이이면 비타민 D '부족(insufficiency)' 상태, 혈중 비타민 D 농도가 30-100ng/mL 사이면 비타민 D '충분(sufficiency)' 상태이다. 우리나라에서 심각한 결핍 수준인 10ng/mL 이하인 경우가 2014년 15.8%, 결핍 기준인 20ng/mL 이하의 비율은 77.7%에 이르고 현재까지 상승 추이가 계속되고 있다. 2017년에는 성인 남성의 87%, 여성의 경우 93%가 부족한 상태이다.

2009년 진데(Ginde AA) 연구팀이 발표한 미국 국민건강영양조사(National Health and Nutrition Examination Survey) 자료를 분석한 결과에 따르면 1988~1994년도에 비해 2001~2004년도 미국 성인의 평균 25-hydroxycholecalciferol 농도는 6ng/mL가 떨어진 24ng/mL로, 23%만이 적정 수준인 30ng/mL 이상을 유지하는 것으로 나타났다. 우리나라의 경우에도 골다공증을 동반한 폐경 여성을 대상으로 조사한 임(Lim SK) 등의 2008년도 논문 결과에 따르면 92%가 30ng/mL 미만에 해당하였고, 12ng/mL 미만이 경우도 57%나 되어 비타민 D 부족이 심각한 건강문제임을 알 수 있다.

비타민 D 강화

북유럽에서는 아예 국가 차원에서 비타민 D 결핍에 대응한다. 스웨덴 식약청은 우유와 마가린 등 유제품에 비타민 D 강화를 의무화하고 있으며, 다른 유럽 나라들로 확대될 예정이다. 사실 비타민에 대한 과학적 이해가 부족했던 근대~현대 초반에도 북유럽 사람들은 경험적으로 비타민 D가 많이 함유된 특정 식품을 충분히 섭취하는 것이 건강에 좋다는 것을 알고 있었다. 대표적인 예로 바로 북해에서 많이 잡히는 대구에서 추출한 간유이다. 19세기 무렵에도 간유는 특히 성장기의 어린이 청소년들에게 아주 좋은 영양식품으로 여겨져 대부분 가정에서 아이들에게 매일 간유를 한 스푼 정도씩 먹이는 경우가 많았다. 다만 냉장보관기술이 부족했던 당시의 한계로 산패가 진행된 간유에서는 지독하게 역한 비린내가 나기 때문에 간유를 지독하게 싫어하는 어린아이에게 어떻게든 매일 한 스푼씩 먹이려고 노력하였다. 이러한 정책으로 인해 스웨덴인의 비타민 D 결핍은 다른 고위도 국가나 중위도 국가에 비해 현저하게 낮다. 북유럽 사람들은 비타민 D 결핍을 예방하기 위해 실내에서 햇빛과 같은 효과를 내는 기계를 이용하거나 선탠을 즐긴다.

비타민 D 공급원

비타민 D는 풍부한 연어, 고등어, 참치, 정어리, 청어와 같은 기름진 생선에 가장 많이 함유되어 있으며, 우유, 계란 노른자, 버섯, 비타민 D 강화유제품 등에 주로 함유되어 있어 이들 식품을 통해 적정량의 비타민 D를 섭취해야 한다. 비타민 D가 풍부한 식품을 통해 비타민 D를 적정량 채우려면 예를 들어 매일 계란 노른자 40개, 우유 10잔을 마셔야 하므로 식품을 통해 보충하기에는 한계가 있다. 미국의 온라인 미디어 인사이더(Insider)는 비타민 D가 풍부한 6가지 건강식품과 이들을 식단에 넣는 쉬운 방법이란 제목의 2021년 2월 기사에서 비타민 D 섭취 필요성을 강조했다. 면역력 증강에 필수적인 비타민 D 풍부식품 6가지에 계란, 연어, 송어, 버섯, 대구 간유 및 비타민 D 강화식품(2% 우유, 120IU; 오렌지 주스 컵 당, 100IU; Kellog's Special K, 32IU/cup)을 선정하였다. 엄밀한 의미에서 강화식품(fortified food)이란 식품 가공 등에 의해 손실된 영양성분을 원래의 함량 이상으로 증가시킨 경우를 말하며, 보통 비타민 B군을 강화시킨다. 보강식품(enriched food)은 원래 함유되어 있지 않았던 성분을 하나 이상의 영양소를 첨가하거나, 본래 식품 속에 자연적으로 함유된 비타민이나 미네랄과 같은 영양분의 기본량에 추가적으로 10% 정도 양을 추가해 영양가를 강화한 식품이다. 우리나라에서 이 두 가지 모두를 강화식품이라 부르기도 한다.

우리나라 비타민 D 충분섭취량

한국영양학회에서 기준으로 제시한 비타민 D 하루 충분섭취량은 성인에서 남녀 모두 400IU이며 임산부나 수유부의 경우에도 400IU 이하를 권장하고 있다. 전에는 600IU를 권장하였지만 너무 고량으로 복용 시 동물실험에서 기형 유발이 증명되었기 때문이다. 혈중 비타민 D 수치를 40~60ng/mL 정도로 유지하는 것이 좋다. 아이들의 경우(11세 이하는 200IU, 12~18세는 400IU) 멀티비타민을 건강보조제로 복용하고 있다면 적정량을 복용하고 있다고 생각할 수 있지만, 일반적으로 멀티비타민 보충제는 비타민 C 함유량이 가장 높고 상대적으로 비타민 D 함량은 적다. 그렇다고 해서 많이 섭취하면 지용성 비타민인 비타민 D는 일정 농도 이상일 때 체외로 배출되는 수용성 비타민인 B나 C와 달리 체내에 저장되므로 체내 농도 상승에 따른 부작용이 나타날 수 있어 주의가 필요하다.

비타민 D에 대한 임상연구

체내 비타민 D 수치가 부족하면 성장장애 또는 뼈에 변형이 오기 쉽다. 때문에 많은 전문가들이 적당한 야외활동을 통해 비타민 D 합성을 권한다. 또한 계란, 버터, 우유 등 비타민 D가 많이 함유된 음식물 섭취도 권장하고 있다 만약 음식으로 섭취가 어렵다면 비타민 D 보충제를 권하기도 한다. 문제는 비타민 D 보충제의 적정 공급을 어떻게 할 것인가가 문제다. 오히려 보충했음에도 불구하고 권장 수준보다 낮거나, 높으면 해가 될 수 있다는 연구가 많아 주의가 필요하다. 때문에 무작정 복용을 권장하기 보다는 검사를 통해 어느 정도 필요한지 알고 이에 맞는 용량을 보충하는 게 중요하다. 이러한 근거를 뒷받침하는 연구가 2016년 미국의사협회가 발간하는 저널인 JAMA Internal

Medicine(1월 4일자 온라인 판)에 실렸고, 비쇼프-페라리(Heike Bischoff-Ferrari) 연구팀이 보고한 논문과 관련 사설도 나오면서 고찰이 이어지고 있다. 비타민 D 연구는 스위스에서 진행된 단일기관이기는 하지만 이중맹검, 무작위 방식으로 진행됐다는 점에서 눈여겨 볼만하다. 200여 개 지역사회에서 모집된 70세 이상의 남여 환자들로 1년 이내 가벼운 낙상경험이 있는 군이었다. 선별과정을 거쳐 최종 200명을 비타민 D 용량에 따라 3군으로 나눴다. 첫 번째는 매달 24,000IU(800IU/일)의 비타민 D를 복용토록 했고(A군, 67명)은, 다음 군은 섭취용량을 60,000IU(2000IU/일)로 크게 늘렸다(B군, 67명). 마지막으로 남은 한 군은 24,000IU와 칼시페디올(calcifediol, 비타민 D의 중간대사산물인 25-hydroxycholecalciferol)을 같이 복용토록 했다(C군, 66명). 결론적으로 적정 비타민 D 도달(30ng/mL) 효과는 고용량군이 저용량군에 비해 월등히 뛰어난 것으로 나타났지만 운동능력 개선 효과는 차이가 없었다. 지난 2010년 케리(Kerrie M) 등에 의해 미국의사협회지(JAMA)에 지역사회 여성을 대상으로 고용량 비타민 D(연간 50만IU)의 복용이 골절과 낙상을 낮출 수 있는지를 연구한 이중 맹검, 위약대조 연구가 실렸는데, 오히려 고용량 비타민 D군에서 낙상횟수가 더 15%가 증가하는 것으로 나왔고, 골절 발생률 또한 26% 더 높았다. 이 보다 앞서 2010년 비쇼프-페라리 연구팀에 의해 고용량 비타민 D 복용(2000IU/일)군은 저용량(800IU/일)군에 비해 경도의 운동능력을 개선시키지 못하고, 낙상도 줄이지 못한다는 연구가 나왔다. 이보다 앞서 2003년에는 카우(Kay Tee Khaw) 연구팀에 의해 2,686명(남자 2037명, 여자 649명)에 대한 실험결과로 고용량 비타민 D(100,000IU) 복용이 새로운 골절 발생은 22% 줄이지만 낙상위험은 줄이지 못했다는 연구가 실리며 고용량 비타민 D와 낙상예방의 상관성은 관련 없음으로 정리되고 있다. 다만 논란은 남아 있다. 낙상률이 우연히 발생할 수 있다는 점을 배제할 수 없을 뿐만 아니라 비타민 D 보충에 따른 골개선이 아닌 다른 기능의 부족으로 나타날 수 있다는 점을 평가하지 못하고 있다는 점이다. 운동기능 개선이 개인적인 설문조사에 이뤄지는 것도 한계로 지적되고 있다. 때문에 현재 두 건의 고용량 비타민 D 연구에 관심이 커지고 있다. VITAL과 DO-HEALTH 연구가 그것이다. VITAL은 하루 2000IU의 고용량 비타민 D와 오메가 3 지방산 1g을 복용했을 때의 유용성을 입증하는 것으로 미국에서 멘슨(JoAnn Manson) 연구팀이 진행하여 보고하였다. 50세 이상 남자와 55세 이상 여자 25,871명(5,106명은 아프리칸 미국인을 포함)을 대상으로 평균 5.3년에 걸쳐 진행되었다. 비타민 D는 1차 종말점으로 침투성 암 발생률에 있어 평균 추적기간 5.3년 동안 1,617명 참가자(비타민 D 그룹에서 793명, 위약 그룹 824명)가 암이 진단되었다. 805명의 참가자(비타민 D 그룹에서 396명, 위약 그룹에서 409명)는 주요 심혈관 질환이 발생하였다. 전체 빈도는 비타민 D를 섭취한 군이 암이나 심혈관 질환이 적었으나, 통계학적으로는 유의미한 결과가 없었다. 이차 종말점으로 사망률을 보았는데 암으로 인한 사망 341명, 모든 원인으로 사망한 978의 분석에서 역시 심혈관 질환이나 뇌졸중 걸린 환자의 수는 비타민 D 군에서 적었으나 통계학적 의미는 없었고, 심혈관질환으로 인한 사망은 비타민 D 군이 더 높은 소견을 보였으나 역시 통계학적 의의가 없었다. 비타민 D 농도에 따라 비타민 D가 암발생과 심혈관계 빈도를 나눠 분석한 결과 체질량지수(BMI)가 25 미만에서 통계학적 의미가 있어 암발생 위험도를 낮추었다. 결론적으로 건강한 성인에서 고용량 비타민 D 섭취는 암이나 심혈관계 위험을 줄이지는 못하였다. 2020년 DO-HEALTH 연구는 유럽 지역사회에서 모집된 70세 이상의 고령자 2,157명을 대상으로 비타민 D, 오메가 3, 가정 운동 프로그램을 통한 다양한 운동능력 및 골 건강 예방효과를 비교해보는 연구로 미국의사협회지(JAMA)에 보고되었다. 전문가들은 이 결과를 통해 고용량 비타민 D와 운동능력 개선 및 예방효과 프로그램을 이용한 치료는 수축기 또는 확장기 혈압, 미추골절, 신체적 성능, 감염률 또는 인지기능의 개선에 있어 통계적으로 유의미한 결과를 내지 못하였다.

비타민 D는 온몸의 세포를 활성화시켜 건강을 지키지만, 많다고 꼭 좋은 것만은 아니다. 비타민 D도 과도하게 복용하면 부작용이 발생한다. 구토, 메스꺼움, 복통, 피로, 쇠약과 같은 증상과 함께 고칼슘혈증(혈중 칼슘 증가), 고인산혈증(혈중 인산 증가) 등이 나타날 수 있다. 다행히도 현실에서 이러한 비타민 D 독성은 매우 드물다. 미국 의학연구소(현 국립아카데미 보건 의학부)는 비타민 D 일일 권장 용량을 600IU로, 상위 섭취량은 4,000IU로, 부작용 없음(NOAEL)은 10,000IU로 설정했다. 2015년과 2020년에 발표된 한국인의 영양섭취기준(보건복지부)에서도 같은 용량을 적용하고 있다. 쉽게 말해서 하루 10,000IU까지 비타민 D을 복용하면 부작용이 없고 독성도 안 나타난다는 것이다. 2007년 미국 임상영양저널(American Journal of Clinical Nutrition)에 발표된 '비타민 D 위험 평가'에 따르면 비타민 D 수치 200ng/mL 미만인 개인에서는 독성이 관찰되지 않았으며, 일일 비타민 D 섭취량이 30,000IU 미만인 다른 연구에서도 독성이 관찰되지 않았다. 자외선 B가 강한 정오 무렵 햇빛에 몸의 반 정도를 피부가 발개질 정도로 노출하면 하루 약 10,000 ~ 25,000IU의 비타민 D를 생성할 수 있는데, 현실적으로 불가능하다. 이 정도 용량을 보충제로 섭취하면 피부에 대한 부작용뿐 아니라 비타민 D 독성도 염려하지 않아도 된다.

2019년 패트릭 맥컬루(Patrick J McCulloug) 연구팀에 의해 미국 오하이오 주 신시내티의 주립 병원에 입원한 모든 환자의 비타민 D 보충 및 검사 결과에 대한 연구가 발표됐다. 환자들은 12개월 이상 하루 5,000IU(그룹 1) 또는 하루

10,000IU(그룹 2)의 비타민 D 보충제를 복용하였다. 시작 시점의 환자의 평균 비타민 D 수치는 24-25ng/ml 이었으며, 건선, 천식 및 피부암 환자 등은 각 개인의 상황에 따라 더 많은 일일 용량(20,000~ 60,000IU)을 복용하였다. 하루에 5,000IU를 복용한 그룹 1은 16 개월 뒤 비타민 D 수치가 60ng/mL에 도달했고, 하루에 10,000IU를 복용한 그룹 2는 97ng/mL에 도달했다. 또한 두 그룹의 평균 혈중 칼슘 수치는 9.6mg/dL(8.7~10.7mg/dL)으로 정상범위였다. 비타민 D 수치가 200ng/mL 이상에 도달한 환자는 1일 10,000IU(2명), 45,000IU(1명), 50,000IU(2명)를 복용한 5명이었으며, 이들에서 비타민 D 과량 복용과 관련된 어떤 부작용도 나타나지 않았고 고칼슘혈증의 사례 또한 관찰되지 않았다. 물론 이렇게 과량의 비타민 D를 복용할 필요는 없다. 일일 복용량보다 더 중요한 것이 혈중 비타민 D 수치이다. 왜냐하면 개인마다 같은 용량을 복용하더라도 도달하는 수치가 개인마다 모두 다르기 때문이다. 이를 확인할 수 있는 방법은 비타민 D 수치 검사를 받아보는 것이다. 대한민국 국민의 평균 비타민 D 수치는 16.1ng/mL으로 결핍 수준이다. 비타민 D 전문가 그룹이 권장하는 40~60ng/mL은 물론, 정상 수치(30~100ng/mL)의 시작인 30ng/mL에도 훨씬 못 미치는 수치이다. 하지만 대다수의 국민이 자신이 비타민 D가 부족하거나 결핍 상태라는 것을 모르고 있다. 비타민 D 수치 40~60ng/mL를 도달하기 위해서는 일일 최소 4,000IU 이상을 복용해야 한다. 하루에 4,000IU, 5,000IU, 10,000IU까지의 복용은 이미 7년 전(2015) 국가에서도 독성이 없음으로 발표하였다.

2021년 줄리 엘백 페데르센(Julie Elbaek Pederson) 연구팀은 실내에서 일하는 여성보다 야외에서 일하는 여성이 유방암 발병 위험이 낮다는 연구 결과를 보고하였다. 덴마크 암학회연구센터 연구팀은 "비타민 D가 유방암 발병 위험을 낮추는 원동력이 될 수 있다"고 설명했다. 연구팀은 비타민 D와 유방암 발병률 사이의 상관관계 분석을 위해 덴마크 암 등록부에 기록된 유방암에 걸린 70세 이하 여성과 유방암에 걸린 적 없는 같은 나이 여성의 근무 이력을 비교했다. 비교 결과, 연구팀은 야외에서 일한 여성은 50세 이후 유방암 발병위험이 상대적으로 낮다는 사실을 밝혀냈다. 연구팀에 따르면 20년 이상 야외에서 근무한 여성은 50세 이후 유방암에 걸릴 확률이 17%, 햇볕에 노출되는 정도가 가장 많은 여성은 11% 낮은 것으로 나타났다. 페데르센은 "비타민 D 결핍은 유방암을 포함한 많은 질병과 관련이 있다"고 말하며 "충분한 양의 비타민 D를 생성하기 위해서는 잠깐이라도 햇볕을 쬐는 것이 도움이 된다"고 조언했다.

비타민 D 과다복용에 의한 독성 노출

우리 몸, 특히 간과 지방세포에서는 1~1.5년 치의 비타민 D를 저장한다. 비타민 D는 1년 내내 필요한 물질이므로 몇 달의 여름 기간 동안 자외선 B에 노출돼 생산된 비타민 D를 지방에 저장해두었다가 햇빛이 부족한 겨울철에 사용할 수 있도록 우리 몸은 과학적으로 디자인되어 있다. 수용성 비타민은 하루 복용량 이상을 섭취하면 나머지는 몸에 저장이 안 되고 소변 등으로 체외로 배출된다. 그렇기 때문에 매일 같이 복용해야한다. 이에 비해 지용성인 비타민 D는 일주일치 복용량을 일주일에 한 번, 한 달 치를 한 달에 한 번씩 복용해도 몸에 저장돼 있다가 매일 몸에서 필요로 하는 만큼만 사용된다. 이렇게 비타민 D가 몸에 저장되는 지용성이다 보니 권장량보다 더 많이, 오래 복용하는 것에 대해 우려하기 쉽다. 일반적으로 비타민 D 수치가 30ng/mL~100ng/mL이면 정상, 100ng/mL 이상이면 주의를 기울여야할 수준, 150 ng/mL 이상이면 독성이 나타날 수 있다고 알려져 있다.

비타민 D를 장기간 고함량으로 복용하여 수치가 200ng/mL 이상이 되면 고칼슘혈증과 부갑상선호르몬저하증이 나타날 수도 있다. 구역질, 구토, 식욕상실, 가려움증, 갈증, 설사, 변비, 허약, 체중 감소, 입술 주위 저림 등의 증상이 나타날 수 있는데 햇빛을 피하고, 별도의 비타민 D 보충제나 칼슘 보충제를 끊고, 하루 물 8잔 정도를 마시며 기다리면 곧 정상화된다. 그런데 지금껏 알려진 바에 따르면 설령 장기간 고함량을 복용했다 하더라도 위에 나타난 증상이 전부이다. 2016년 4월 미국 연방독극물관리시스템(National Poisoning Data System, NPDS)은 비타민 D 독성 노출에 대한 자료를 발표했다. 수치를 보았을 때 지난 15년간 비타민 D에 대한 부작용 보고가 1,600% 증가했다는 충격적인 발표였다. 그러나 내용을 꼼꼼히 살펴보면 비타민 D와 관련된 특정 병이 증가했다거나 비타민 D 과다 복용으로 사망했다는 내용은 전혀 없다. 보고된 대부분의 부작용 증상들은 가벼운 고칼슘혈증의 증상들로, 이는 보통 감기 및 일반 질환에서도 나타나는 공통적인 가벼운 증상들이다. 단지 제법 심각한 5건의 보고가 있었지만, 2건은 비타민 D 정제를 삼키다 목에 걸려 질식 사고가 난 것이다. 그러나 이는 모든 종류의 정제 섭취에서 나타날 수 있는 문제로, 오히려 비타민 D의 경우 정제의 크기가 상대적으로 작기 때문에 비타민 C에 비하면 훨씬 낮은 빈도로 나타난다. 나머지 3건은 비타민 D 장기 복용에 따라 콩팥 기능이 떨어진 것이다. 그러나 안타깝게도 이들이 어느 정도의 비타민 D를 얼마나 오래 복용했는지, 그리고 부작용이 나타났을 때 비타민 D 수치가 얼마였는지, 당시 어떤 병을 앓고 있었는지 등에 대한 정보가 없어 비타민 D 장기 복용과 신부전과의 연계성을 정확히 파악하기 어렵다.

비타민 D의 과잉섭취로 인한 중독증상의 발생에 영향을 미치는 요인은 다양하며, 독성 증상을 유발하는 비타민 D의 섭취량 또한 아직까지 불분명하다.

2001년 데루카(DeLuca HF) 연구팀은 고칼슘혈증 등의 독성은 하루 25,000IU 이상의 비타민 D 섭취 시, 즉 상응하는 혈중 25-하이드록시비타민 D 농도가 500nmol/L인 경우에 발생한다고 보고하였다. 2007년 해스콕(Hathcock JN) 등은 20여 편의 연구결과를 종합한 결과 하루 10,000IU 이하의 비타민 D의 섭취는 부작용의 발생과 관련성이 없다고 보고하였다. 대부분의 연구에서 비타민 D의 독성이 나타나는 역치를 하루 10,000-40,000IU 사이로 보고하고 있다. 또한 혈중 25-하이드록시비타민 D 농도 500-600nmol/L 이하에서는 독성 작용의 보고가 없으며, 존스(Gleveille Jones)는 실제 독성 작용과의 관련성은 혈중 25-하이드록시비타민 D 농도는 750nmol/L(300ng/mL) 이상이라 하였다.

지금까지 연구결과에서 밝혀진 사실 중 주목할 점은 비타민 D 독성이나 부작용으로 사망한 사람은 세계적으로 단 한 사람도 없을 뿐만 아니라 독성 증상이 나타난 사람들도 극히 드물다는 사실이다. 106명의 사람들이 자살 시도를 위해 엄청난 양의 비타민 D를 복용했지만 한사람도 성공하지 못했다는 웃지 못 할 얘기도 있다. 오히려 그들의 건강은 좋아졌을 거라 추측할 뿐이다.

비타민 D와 칼슘 영양보충제

1997년 도슨 휴즈(Dawson-Hughes B) 연구팀은 비타민 D와 칼슘은 노인들의 골밀도 감소와 골절 위험을 감소시키는 것으로 보고하였다. 65세 이상 남녀 389명(남자 176명, 여자 213명)에게 하루 700IU의 비타민 D와 칼슘 500mg을 3년간 복용한 결과 골밀도 감소를 지연시켰으며, 골절 발생률도 현저히 감소되었다. 2007년 라페(Joan M Lappe) 연구팀의 보고에 의하면 칼슘제 1400~1500mg와 비타민 D_3를 하루 1,100IU씩 4년간 복용한 그룹의 암 발생률은 3%, 칼슘제만 복용한 그룹은 4%, 위약을 복용한 그룹은 7%로 나타나, 비타민 D와 칼슘제를 복용하면 암에 걸릴 확률이 60%나 감소시킴을 보고하였다.

호르몬으로 비타민 D

이제까지 비타민 D는 비타민류에 속하는 영양소로 알려져 왔지만, 첫째 체내에서 합성된다는 점, 2째 식품을 통해 섭취한 비타민 D 형태가 체내에서 다시 신체가 필요로 하는 형태로 변환되어야 한다는 점, 3째 비타민 D가 기능을 나타내고자 하는 조직으로 혈류를 타고 운반되어 세포에 신호전달을 해줌으로써 비로소 조직세포가 비타민 D의 기능을 나타낸다는 점 등 기존의 영양소 비타민 D로서만 알고 있던 것과는 다른 여러 특징을 보이고 있다. 이러한 점이 근래에 여러 방면에서 활발히 연구하여 보고되고 있으며, 비타민 D에 대한 새롭고 흥미로운 기능들이 많이 알려지고 있다. 따라서 뼈를 튼튼하게 한다는 기존의 기능 외에 항암기능, 항염증성 기능, 당뇨병 및 심혈관계 질병 예방기능 등이 보고되고 있다. 원래 비타민(vitamin)의 어원은 '우리 몸에 꼭 필요한 물질이지만 체내에서 만들어지지 않기 때문에 외부 식품으로부터 섭취해야만 한다는 정의에 따르면 비타민 D는 비타민에 속하지만, 한편으로는 이러한 정의에서 약간 벗어나서 비타민의 속성에 어긋나는 여러 특성을 가지고 있다. 다른 비타민은 체내에서 합성이 되지 않아 주로 외부 식품으로부터 공급을 받아야 하지만, 비타민 D는 체내 합성만으로도 충분할 수 있다는 점이다.

비타민 D는 태양 빛이 있으면 체내에서 콜레스테롤의 일종인 7-데하이드로콜레스테롤로부터 피하조직에서 합성할 수 있다. 비타민 D 공급 식품을 살펴보면 다양한 식품에 널리 함유되어 있지 않아서 주로 생선, 난황 등으로 매우 제한적이다. 이렇게 비타민 D 함유식품이 제한적인 것은 체내에서 합성을 할 수 있기 때문에 외부로부터의 섭취에 크게 신경을 쓰지 않아도 되어 자연 환경적인 설정이라고도 볼 수 있다. 우리 몸이 꼭 필요로 하면서도 체내 합성이 되지 않아 식품으로부터 섭취해야 하는 영양소들은 오히려 다양한 식품들에 골고루 들어 있어서(무기질인 인의 경우가 이에 해당됨) 일상적인 식품 섭취만으로도 쉽게 결핍되지 않도록 해 놓은 것이 현명한 자연의 섭리이다. 또한 식품으로부터 섭취를 한 비타민 D도 다른 비타민들과 같이 우리 몸에서 흡수된 형태 그대로 기능을 하는 것이 아니고, 체내에서 조직세포들이 신체가 원하는 비타민 D의 형태로 바꾸어서 쓰는 점도 다른 비타민들과는 다른 점이다. 즉, 활성형 비타민은 수산화 반응을 2번 받아 총 3개의 수산화기(-OH)를 가진다. 하나는 처음부터 있던 것이고, 간에서의 수산화반응과 콩팥에서의 수산화 반응에 의해 총 3개의 수산화기를 가지게 되기 때문에 활성형 비타민 D는 칼시트리올(calcitriol)이라고도 한다. 칼슘 레벨을 조절하는 호르몬으로 3개(트리)의 수산화기(-OH, ol)를 가져서 그 이름이 만들어 졌다.

호르몬은 우리 몸에서 세포에 신호를 전달해서 세포가 이에 반응을 보이도록 하는 일종의 세포신호 전달물질이다. 일반적으로 호르몬은 세포가 만들어서 분비하므로 유전 정보를 가지는 DNA의 염기서열로부터 RNA, 그리고 단백질로 합성되는 과정을 거쳐 만들어지는 경우가 대부분 이에 속한다. 호르몬은 일단 신체의 어느 특정 조직세포에서 만들어지면 그 조직세포들이 분비해서 혈관을 통해 이동해서 멀리 떨어진 표적조세포로 옮겨 가 작동하게 된다. 예를 들어 인슐린의 경우를 생각해 보자. 인슐린은 췌장의 베타세포에서 만들어져서 분비되어 혈관을 타고 원하는 조직 세포로 이동한다. 이때 근육 세포가 운동을 위해 에너지가 필요하다면, 인슐린이 근육세포에게 세포 신호를 줌으로써 혈액 중의 포도당이 근육세포 안으로 들어가서 에너지를 만들 수 있도록 한다. 이러한 과정을 통해서 인슐린은 혈액중의 혈당을 조절하는 작용을 하게 된다. 이러한 설명에 근거하면 비타민 D가 비록 단백질은 아니지만 체내의 피부조직, 간 조직을 거쳐 최종적으로 콩팥세포에서 활성형 비타민 D가 만들어져 혈관을 통해 몸의 각 필요 조직에 가서 세포에 신호를 주고, 이에 대한 세포 기능이 나타나는 과정이 호르몬과 유사하다고 볼 수 있다. 따라서 근래에는 비타민 D를 비타민이라 국한하지 않고 호르몬으로도 보는 것이다.

비타민 D 내분비계

비타민 D 내분비계가 존재한다는 개념은 확실하게 정착되었다(Reichel H 등, 1989; Bouillon R 등, 1995). 이 내분비계에서 가장 중요한 기관은 콩팥으로 근위세뇨관이 엄격히 생리적인 신호에 맞춰 혈중을 순환하는 1α,25-dihydroxycholecalciferol 농도를 책임진다(Henry HI, 2000). 콩팥과 내분비선에서 1α,25(OH)2D$_3$와 24R,25(OH)2D$_3$로 전환되는데, 이때 적어도 34 종류의 다른 대사산물이 생성된다(Bouillon R 등, 1995). 세코스테로이드인 1α,25(OH)2D$_3$는 신속한 반응을 개시하는 세포막 수용체를 통한 생물학적 반응뿐만 아니라 유전자 전사의 조절을 통해 생물학적 반응을 조절한다. 비타민 D 핵 수용체는 핵에 존재해서 존사조절을 책임진다. 이 수용체는 신속한 반응을 개시할 수 있는 세포막 카베올라(caveola, 세포의 표면에 돌출하거나 내부로 움푹 들어간 소포 강 등을 말한다)에 국재하는 것으로 알려져 있다(Norman AW 등, 2002; Huhtakanges JA 등, 2004). 신속한 반응으로는 전압작동 칼슘채널(voltage-gated calcium channel)의 개구나 작은창자 상피세포의 신속한 칼슘 흡수로 알려진 장을 통한 칼슘 흡수의 신속한 자극 등에 관여한다.

스테로이드호르몬으로써 비타민 D

비타민 D는 스테로이드 호르몬과 유사한 프로호르몬으로 작용하는 것으로 알려지면서 그 중요성이 부각되었다. 1971년에 내분비학자인 홀릭(Michael F Holick)과 노먼(Anthony W Norman)이 비타민 D_3의 활성 형태인 1-α,25-디하이드록시비타민(dihydroxyvitamin, 또는 calcitriol)을 최초로 발견하였다. 비타민 D 호르몬의 구조가 명확히 밝혀지고 난 뒤, 1974년에 브럼바우(Brumbaugh PF)와 하우슬러(Mark R Haussler)가 비타민 D와 결합하는 비타민 D 수용체를 발견하였다. 비타민 D 호르몬은 칼슘 항상성에 있어서 부갑상선 호르몬과 함께 기능을 하는데, 혈액의 칼슘 이온(Ca^{2+}) 농도를 감지하여 뼈와 혈액 간의 칼슘 이온 균형을 조절한다. 비타민 D 호르몬은 혈액의 칼슘 이온 농도를 높이는 역할을 하는데, 장에서 음식으로부터 칼슘 이온을 흡수하는 작용을 촉진하고, 소변으로 배출되는 칼슘 이온의 재흡수를 도와 배출하는 양을 최소화한다. 또한 뼈에서는 칼슘 이온 유리를 촉진한다. 이러한 조절 기전은 비타민 D 호르몬이 세포의 핵에 있는 수용체에 결합하여 칼슘 이온을 흡수하는 데 필수적인 칼슘 이온 결합 단백질(Ca^{2+}-binding protein)의 생성을 활성화시켜 이루어진다. 비타민 D는 혈관 건강에도 큰 영향을 미친다. 특히 혈관 건강의 핵심인 혈당 조절에 중요한 역할을 한다. 비타민 D 호르몬은 췌장의 인슐린 분비 세포를 자극해서 인슐린이 원활하게 나오도록 도울 뿐만 아니라 인슐린을 분비하는 베타세포의 기능을 재생시키는 작용도 한다.

건강다이제스트 2019년 12월 특집, '면역력 지키는 5대 호르몬 100% 활성법'에서 인용해 보면 미국의 한 연구진이 130명의 당뇨병 환자를 대상으로 실험을 해보니, 비타민 D가 낮을수록 혈당 조절이 잘 되지 않는 것을 확인했다. 실제로 당뇨병 환자들 중 비타민 D가 부족한 경우 이를 치료적 요법으로 보충했을 때 혈당 조절에 훨씬 도움이 된다는 사실이 보고됐다. 비타민 D 호르몬은 혈압, 콜레스테롤을 낮추는 데도 효과를 보인다. 우리 몸에는 혈압을 높이는 효소인 레닌(renin, 신장에서 분비되어 단백질을 분해하고 혈압을 높이는 효소)이 있는데 비타민 D는 레닌이 필요 이상으로 분비되는 것을 억제하여 과도하게 혈압이 올라가는 것을 막아준다. 비타민 D가 정상 수치로 분비되면 간에서 콜레스테롤을 분해하는 역할을 원활하게 수행하여 고지혈증을 예방하는 효과도 있다. 비타민 D는 복부비만과도 직결되는데 미국의 연구 결과, 비타민 D가 부족한 사람들의 뱃살이 훨씬 더 심각했다. 비타민 D 호르몬이 지방을 분해하는 역할 때문이다. 비타민 D가 부족하면 겨울 효과로 인해 살이 찐다. 겨울 효과는 비타민 D가 부족하면 우리 몸이 계절 상황을 겨울로 착각한다는 것이다. 이러한 작용들이 모여 비타민 D 호르몬이 부족할 경우 당뇨 발병 위험은 약 1.5배, 심혈관 질환의 발병 위험은 2배가량 높아진다.

칼슘 항상성 호르몬 : 비타민 D, 부갑상선호르몬 및 칼시토닌

칼슘 섭취가 부족하거나 다른 원인으로 인해 혈중의 칼슘 농도가 부족하면 부갑상선에서 부갑상선 호르몬(parathyroid hormone, PTH)이 분비된다. 부갑상선 호르몬은 뼈를 파괴시켜 칼슘을 유리시켜 칼슘의 혈중 농도를 상승시킨다. 뿐만 아니라 부갑상선 호르몬은 비타민 D를 활성화시켜준다. 활성화된 비타민 D는 소장에서 칼슘 흡수를 증가시킨다. 갑상선 호르몬인 칼시토닌(calcitonin)은 혈중에 있는 칼슘을 뼈 속으로 집어넣어 뼈를 재생시켜 주는 호르몬이다.

칼슘의 혈중 농도가 높으면 갑상선에서 갑상선 호르몬인 칼시토닌이 분비되어 혈중 칼슘을 뼈로 유입시켜 뼈가 재생되게 한다. 칼슘의 혈중 농도가 낮아지면 부갑상선에서 호르몬(PTH)이 분비되어 뼈를 파괴시켜 혈중 칼슘 농도를 증가시켜 준다. 비타민 D를 많이 섭취하는 사람은 비타민 D의 혈중 농도가 올라간다. 이와 역 비례하여 혈중 부갑상선 호르몬의 농도는 감소한다. 부갑상선 호르몬 농도가 감소하면 뼈의 파괴보다는 뼈의 재생이 촉진된다. 비타민 D를 적게 섭취하는 사람은 비타민 D의 혈중 농도가 감소한다. 이와 역 비례하여 혈중 부갑상선 호르몬의 농도는 증가한다. 부갑상선 호르몬이 증가하면 뼈의 재생보다는 뼈의 파괴가 촉진된다. 비타민 D를 충분량 섭취한 상태에서는 칼슘 하루 복용량을 800mg 이하로 제한해야 한다. 하루 칼슘 800mg 이상에서는 칼슘을 증량할수록 부갑상선 호르몬의 혈중 농도가 증가하여 뼈가 계속 파괴되기 때문이다. 그러나 비타민 D를 충분량 섭취 못 한 사람은 칼슘 복용량을 하루 1,000mg 이상 복용해도 부갑상선 호르몬의 혈중 농도는 항상 정상 수치 이상이 된다. 따라서 뼈는 재생보다는 파괴되는 방향이다. 어떤 경우라도 비타민 D만은 충분량 섭취해야 한다.

칼슘은 다양한 세포 과정에서 중요한 역할을 하여 칼슘 이온은 세포막에서 세포 내로 들어가 세포외정보를 전달하는 세포내 2차 전령으로 작용한다. 그러므로 혈중 이온화 칼슘 농도를 아주 엄격하게 조절하고 있다. 뼈는 칼슘과 인산을 주로 하는 하이드록시아파타이트라는 광물질로 만들어 진다. 그러므로 인산 역시 중요해서, 에너지인 ATP의 한 부분으로 존재하지만, 칼슘 이온과 달리 혈중 인산 이온 농도는 아주 엄격하게 조절되지는 않으며, 혈중 인산 농도는 하루 중에도 오르내리며, 특히 식후에 심하다. 칼슘 항상성과 인산 농도는 2가지 이유로 본질적으로 묶여 있다. 즉, 첫째로 칼슘 이온과 인산 이온은 하이드록시아파타이트 결정[$Ca_{10}(PO_4)_6OH_2$]의 주요 구성요소로 뼈의 미네랄의 주성분이다. 2번째는 칼슘과 인산 이온은 같은 호르몬에 의해 조절되는데, 부갑상선호르몬, 활성형 비타민 D_3에 의해 주로 조절되며, 이보다 약하지만 칼시토닌도 관여한다. 이들 3가지 호르몬은 3가지 기관인 뼈, 콩팥 및 위장관에 작용하여 혈중의 칼슘과 인산 이온 농도를 조절한다. 그럼에도 불구하고 이들 호르몬의 작용은 전형적으로 반대작용을 나타내, 한 이온의 수준을 상승시키면, 다른 이온은 낮추는 작용을 한다. 많이들 알고 있듯이 우리 몸에서 혈중에서 일정 수준으로 유지되어야 하는 것이 혈당(포도당 농도)과 칼슘 농도이다. 공복 혈당의 경우 70~99mg/dL이면 정상, 100~125mg/dL이 당뇨병 전단계, 8시간 이상 공복 후 측정한 혈당이 126mg/dL 이상이면 당뇨병으로 본다. 정상적인 혈중 칼슘 농도는 8.5~10.5mg/dL이다. 공복혈당은 식후 2시간 뒤 재는 혈당이며, 공복혈당이 정상이지만 식후 2시간 혈당이 200mg/dL가 되는 사람도 있다. 이렇듯 혈당의 경우 정상 허용 범위가 넓은 반면에 혈중 칼슘 농도는 각 개인의 혈중 농도에서 ± 5% 정도로 좁아 이 수치를 유지하지 못할 경우 심각한 문제가 발생할 수 있다.

비타민 D 주사

비타민 D 주사의 효능으로는 골다공증 예방, 면역력 증강, 우울증 예방 등이 있다. 비타민 D가 부족할 경우 고용량(10,000IU) 경구용 영양제를 꾸준히 2달 정도 복용해도 혈중 농도는 10ng/mL 정도 상승하는데 그치는 경우 가 많다. 이에 비해 비타민 D 주사는 한 번 맞으면 평균 20ng/mL이 상승하며 몇 달간 이 농도가 유지되기 때문에 빠른 효과를 원할 경우 주사가 적당할 수 있다. 비타민 D 주사 성분은 비타민 D_3 즉, 콜레칼시페롤(cholecalciferol)이다. 비타민 D

주사는 1회 맞을 경우 혈중에서 25-하이드록시 비타민 D의 양이 평균 20ng/mL 정도까지 상승하여 3달 정도 유지되므로 3개월 간격으로 맞는 것을 권장한다. 30ng/mL 이상이 되면 각 종 질환의 발병 위험을 낮추는데 도움이 된다. 체내 비타민 D 적정 농도는 40~60ng/mL을 유지하는 것이 좋으며, 100ng/mL을 초과하면 신장결석이나 신부전증 등 부작용을 유발할 수 있다.

폐결핵이나 건선으로 인한 관절염, 다발성경화증, 류마티스성 관절염 같은 자가면역 질환에는 비타민 D_3를 하루 2,000~3,000IU씩 복용한다. 오메가-3 지방산에 비타민 D가 1,000IU 함유된 것을 복용하면 도움이 되기도 한다. 일반인은 하루 2,400IU씩 복용해도 부작용이 거의 나타나지 않지만 3,800IU 이상을 장기복용하면 칼슘과다증이 될 가능성도 있다. 하루 50,000~100,000IU를 장기간 복용하면 칼슘과다증이 된다. 이 경우 콩팥, 혈관, 심장, 폐 등의 조직에 칼슘이 침착되어 조직 경화가 된다. 임산부나 수유모는 의사의 별도지시 없이 하루 권장량 400IU 이상은 복용하지 말아야 한다. 보통 임산부와 수유모용 종합비타민에 400IU가 들어 있고, 일반 종합 비타민에 200IU, 칼슘제에 400~600IU의 비타민 D가 들어 있으므로 라벨을 잘 살펴 용량을 조절하는 것이 좋다. 디곡신 같은 심장약을 복용하는 환자는 비타민 D를 하루 2,000IU 이상 복용하지 않아야 하는데, 부정맥이 생길 수 있기 때문이다.

참고문헌

1. Pablo Young, Marcelo A Bravo, María G González, Bárbara C Finn, Mariano A Quezel, Julio E Bruetman : [Armand Trousseau (1801-1867), his history and the signs of hypocalcemia] Rev Med Chil. 2014 Oct;142(10):1341-7. doi: 10.4067/S0034-98872014001000017 [Article in Spanish]
2. MOZOÅOWSKI, W : Jäccaron;drzej Sniadecki (1768-1838) on the Cure of Rickets. Nature 143, 121 (1939). https://doi.org/10.1038/143121a0
3. Russell W Chesney : Theobald Palm and His Remarkable Observation: How the Sunshine Vitamin Came to Be Recognized. Nutrients. 2012 Jan; 4(1): 42-51. 2012 Jan 17. doi: 10.3390/nu4010042

4. Barbara J Hawgood : Sir Edward Mellanby (1884-1955) GBE KCB FRCP FRS: nutrition scientist and medical research mandarin. J Med Biogr. 2010 Aug;18(3):150-7. doi: 10.1258/jmb.2010.010020.
5. Mellanby E : An experimental investigation on rickets. Lancet 1919;1:407-412.
6. Richard D Semba : On the 'discovery' of vitamin A. Ann Nutr Metab. 2012;61(3):192-8. doi: 10.1159/000343124.
7. Kyle, Robert A.; Shampo, Marc A : "Adolf Windaus—Nobel Prize for Research on Sterols". Mayo Clinic Proceedings. 2002, 76 (2): 119. doi:10.1016/S0025-6196(11)63115-7
8. Haas, Jochen : "Vigantol-Adolf Windaus und die Geschichte des Vitamin D" [Vigantol-Adolf Windaus and the history of vitamin D]. Wurzbg Medizinhist Mitt. 2007, 26: 144-81.
9. Frederic Anderton Askew, Robert Benedict Bourdillon, Thomas Arthur Webster : The production of vitamin D in a glow discharge. Biochem J. 1932; 26(3): 814. doi: 10.1042/bj0260814
10. Windaus A, Linsert O. Vitamin D1. Ann Chem 1928;465:148
11. Windaus A, Lettre H, Schenck F. 7-dehydrocholesterol. Ann Chem 1935;520:98-107.
12. Windaus A, Bock F : (1937) Über das provitamin aus dem Sterin der Schweineschwarte. Z. Physiol. Chem. 1937, 245:168-170.
13. McCollum EV, Davis M : The necessity of certain lipins in the diet during growth. J Biol Chem 1913;25:167-175.
14. McCollum EV, Simmons N, Pitz W. The relation of the unidentified dietary factors, the fat-soluble A and water-soluble B of the diet to the growth promoting properties of milk. J Biol Chem 1916;27:33-38.
15. Hess AF, Unger LL. The cure of infantile rickets by sunlight. JAMA 1921;77:39-41.
16. Esvelt RF, Schnoes HK, DeLuca HF : Vitamin D3 from rat skins irradiated in vitro with ultraviolet light. Arch Biochem Biophys 1978, 188(2):282-286.
17. Barger-Lux MJ, Heaney RP : Effects of above average summer sun exposure on serum 25-hydroxyvitamin D and calcium absorption. J Clin Endocrinol Metab. 2002 Nov;87(11):4952-6. doi: 10.1210/jc.2002-020636.
18. Binkley ㅜ, Novotny R, Krueger D, Kawahara T, Daida YG, Lensmeyer G, Hollis BW, Drezner MK : Low vitamin D status despite abundant sun exposure. J Clin Endocrinol Metab. 2007 Jun;92(6):2130-5. doi: 10.1210/jc.2006-2250.
19. Cummings SR, Kiel DP, Black DM : Vitamin D Supplementation and Increased Risk of Falling: A Cautionary Tale of Vitamin Supplements Retold. JAMA Intern Med. 2016 Feb;176(2):171-2. doi: 10.1001/jamainternmed.2015.7568.
20. Bischoff-Ferrari HA, Dawson-Hughes B, Orav EJ, Staehelin HB, Meyer OW, Theiler R, Dick W, Willett WC, Egli A : Monthly High-Dose Vitamin D Treatment for the Prevention of Functional Decline: A Randomized Clinical Trial. JAMA Intern Med. 2016 Feb;176(2):175-83. doi: 10.1001/jamainternmed.2015.7148.
21. Ferrari R, Prosser C : Testing Vitamin D Levels and Choosing Wisely. JAMA Intern Med. 2016 Jul 1;176(7):1019-20. doi: 10.1001/jamainternmed.2016.1929.
22. Kerrie M. Sanders, Amanda L. Stuart, Elizabeth J. Williamson, et al : Annual High-Dose Oral Vitamin D and Falls and Fractures in Older Women. A Randomized Controlled Trial. JAMA. 2010;303(18):1815-1822. doi:10.1001/jama.2010.594
23. Heike A Bischoff-Ferrari , Bess Dawson-Hughes, Andreas Platz, Endel J Orav, Hannes B Stähelin, Walter C Willett, Uenal Can, Andreas Egli, Nicolas J Mueller, Silvan Looser, Beat Bretscher, Elisabeth Minder, Athanasios Vergopoulos, Robert Theiler : Effect of high-dosage cholecalciferol and extended physiotherapy on complications after hip fracture: a randomized controlled trial. Arch Intern Med. 2010 May 10;170(9):813-20. doi: 10.1001/archinternmed.2010.67
24. Daksha P Trivedi, Richard Doll, Kay Tee Khaw : Effect of four monthly oral vitamin D3 (cholecalciferol) supplementation on fractures and mortality in men and women living in the community: randomised double blind controlled trial. BMJ. 2003 Mar 1;326(7387):469. doi: 10.1136/bmj.326.7387.469.
25. Manson JE, Cook NR, Lee IM, Christen W, Bassuk SS, Mora S, Gibson H, Gordon D, Copeland T, D'Agostino D, Friedenberg G, Ridge C, Bubes V, Giovannucci EL, Willett WC, Buring JE; VITAL Research Group : Vitamin D Supplements and Prevention of Cancer and Cardiovascular Disease. N Engl J Med. 2019 Jan 3;380(1):33-44. doi: 10.1056/NEJMoa1809944. Epub 2018 Nov 10.
26. Heike A Bischoff-Ferrari, Bruno Vellas, René Rizzoli, Reto W Kressig, José A P da Silva, Michael Blauth, David T Felson, Eugene V McCloskey, Bernhard Watzl, Lorenz C Hofbauer, Dieter Felsenberg, Walter C Willett,

Bess Dawson-Hughes, JoAnn E Manson, Uwe Siebert, Robert Theiler, Hannes B Staehelin, Caroline de Godoi Rezende Costa Molino, Patricia O Chocano-Bedoya, Lauren A Abderhalden, Andreas Egli, John A Kanis, Endel J Orav, DO-HEALTH Research Group : Effect of Vitamin D Supplementation, Omega-3 Fatty Acid Supplementation, or a Strength-Training Exercise Program on Clinical Outcomes in Older Adults: The DO-HEALTH Randomized Clinical Trial. JAMA. 2020 Nov 10;324(18):1855-1868. doi: 10.1001/jama.2020.16909

27. McCullough PJ, Lehrer DS, Amend J : Daily oral dosing of vitamin D3 using 5000 TO 50,000 international units a day in long-term hospitalized patients: Insights from a seven year experience. J Steroid Biochem Mol Biol. 2019 May;189:228-239. doi: 10.1016/j.jsbmb.2018.12.010. Epub 2019 Jan 4.
28. Julie Elbaek Pedersen, Katrine Strandberg-Larsen, Michael Andersson, Johnni Hansen : Occupational exposure to solar ultraviolet B radiation and risk of subtypes of breast cancer in Danish women. Occup Environ Med. 2021 Apr;78(4):286-292. doi: 10.1136/oemed-2020-107125. Epub 2021 Feb 2.
29. Dawson-Hughes B, Harris SS, Krall EA, Dallal GE : Effect of calcium and vitamin D supplementation on bone density in men and women 65 years of age or older. N Engl J Med. 1997 Sep 4;337(10):670-6. doi: 10.1056/NEJM199709043371003.
30. Joan M Lappe, Dianne Travers-Gustafson, K Michael Davies, Robert R Recker, Robert P Heaney : Vitamin D and calcium supplementation reduces cancer risk: results of a randomized trial. Am J Clin Nutr. 2007 Jun;85(6):1586-91. doi: 10.1093/ajcn/85.6.1586
31. Anthony W. Norman : Evidence for a new kidney-produced hormone, 1,25-dihydroxycholecalciferol, the proposed biologically active form of vitamin D. Am J Clin Nutr November 1971, 24(11):1346-1351 https://doi.org/10.1093/ajcn/24.11.1346
32. Holick MF, Semmler EJ, Schnoes HK, Deluca HF : 1α-Hydroxy Derivative of Vitamin D3: A Highly Potent Analog of 1α,25-Dihydroxyvitamin D3. Science Apr 1973, 180(4082):190-191. DOI: 10.1126/science.180.4082.190
33. Brumbaugh PF, Haussier MR : 1Alpha,25-dihydroxyvitamin D3 receptor: competitive binding of vitamin D analogs. Life Sci. 1973 Dec 16;13(12):1737-46. doi: 10.1016/0024-3205(73)90120-3.
34. Deluca HF, Cantorna MT : Vitamin D: its role and uses in immunology. FASEB J. 2001 Dec;15(14):2579-85. doi: 10.1096/fj.01-0433rev.
35. John N Hathcock, Andrew Shao, Reinhold Vieth, Robert Heaney : Risk assessment for vitamin D. Am J Clin Nutr. 2007 Jan;85(1):6-18. doi: 10.1093/ajcn/85.1.6.
36. Glenville Jones : Pharmacokinetics of vitamin D toxicity. Am J Clin Nutr. 2008 Aug;88(2):582S-586S. doi: 10.1093/ajcn/88.2.582S.
37. Ginde AA, Liu MC, Camargo CA Jr. Demographic dierences and trends of vitamin D insufficiency in the US population, 1988-2004. Arch Intern Med 2009;169:626-32.
38. Lim SK, Kung AW, Sompongse S, Soontrapa S, Tsai KS. Vitamin D inadequacy in postmenopausal women in Eastern Asia. Curr Med Res Opin 2008;24:99-106.
39. Norman AW, OliveraCJ , Silva FRNB, Bishop JE : A specific binding protein/receptor for 1alpha,25-dihydroxyvitamin D(3) is present in an intestinal caveolae membrane fraction. Biochem Biophys Res Commun. 2002 Nov 1;298(3):414-9. doi: 10.1016/s0006-291x(02)02482-8.
40. Huhtakangas JA, Olivera CJ, Bishop JE, Zanello LP, Norman AW : The vitamin D receptor is present in caveolae-enriched plasma membranes and binds 1 alpha,25(OH)2-vitamin D3 in vivo and in vitro. Mol Endocrinol. 2004 Nov;18(11):2660-71. doi: 10.1210/me.2004-0116.
41. Reichel H, Koeffler HP, Norman AW : The role of the vitamin D endocrine system in health and disease. N Engl J Med. 1989 Apr 13;320(15):980-91. doi: 10.1056/NEJM198904133201506.
42. Bouillon R, Okamura WH, Norman AW : Structure-function relationships in the vitamin D endocrine system. Endocr Rev. 1995 Apr;16(2):200-57. doi: 10.1210/edrv-16-2-200.
43. Holick MF : Photobiology of vitamin D. In Vitamin D, Feldman D, Glorieux FH, Pike JW eds. Academic Press. San Diego. 1997. pp33-39.
44. http://www.ikunkang.com/news/articleView.html?idxno=30398 [건강다이제스트 : 12월 특집, 면역력 지키는 5대 호르몬 100% 활성법. 2019년 12월 7일]

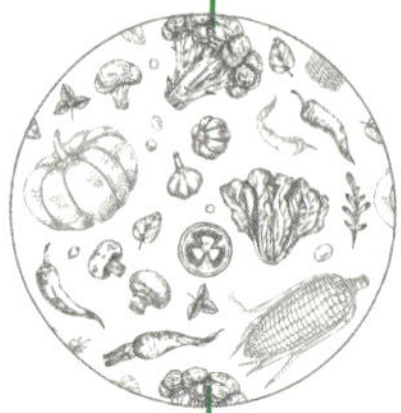

03
미량 영양소와 면역

에너지 영양소인 탄수화물, 지방 단백질과 함께 필수 영양소인 비타민과 미네랄을 5대 영양소라 한다. 탄수화물, 지방, 단백질의 하루 섭취 권장량은 100g 이상인 대량 영양소이며, 비타민과 미네랄은 필요한 양이 g, mg 등 적기 때문에 이를 미량 영양소라 한다. 미량 영양소는 필요량이 적다고 해도 없으면 정상적인 대사가 불가능하고, 5% 정도이지만 몸의 구성성분이라 간과해서는 안 된다. 우리 몸을 구성하고 있는 원소 가운데 탄소, 산소, 수소, 질소 등을 제외한 나머지 원소를 미네랄이라 한다. 사람의 몸속에 존재하는 원소는 대략 60 종류로 알려졌지만, 이 중 가장 많은 것이 산소 65%, 탄소 18%, 수소 10%, 질소 3%이다. 나머지 40%가 미네랄이다. 이 중에서도 우리 몸에 부족하면 안 되는 미네랄이 현재 16종 존재한다. 학교에서 배웠던 칼슘(Ca), 포타슘(K), 소듐(Na), 인(P), 마그네슘(Mg), 철(Fe), 셀레늄(SE), 아연(Zn) 등의 화학 원소이다. 그럼에도 체내에서 차지하는 비율은 5% 정도이다. 미네랄은 인체 내에 존재하는 양에 따라 크게 두 가지로 나눌 수 있다. 일반적으로 하루에 100mg 이상 필요로 하는 무기질을 '다량 미네랄'이라고 하며 칼슘(Ca), 인(P), 마그네슘(Mg), 소듐(Na), 포타슘(K) 등이 이에 속한다. 하루에 필요량이 100mg 이하인 미네랄은 '미량 미네랄'이라고 하며 인체의 생명 유지에 필수적인 미량 미네랄에는 철(Fe), 아연(Zn), 구리(Cu), 망간(Mn), 크롬(Cr) 등이 있다. 성인 남자 기준으로 하루 평균 20~30g의 미네랄을 배설하므로 매일의 식사를 통해 보충해야 한다. 다량이라고 해서 더 중요한 것은 아니고 미량이나 다량 미네랄 중 어느 하나라도 결핍되면 체내 대사에 불균형이 생겨서 만성, 급성 결핍증뿐만이 아니라 질병까지 초래될 수 있다. 비록 양은 많지 않지만 없거나 부족할 경우 나머지 4개 영양소가 충분하여도 제 기능을 하지 못할 수 있다. 미네랄은 유기미네랄 경우 음식으로 섭취할 수 있으며, 무기 미네랄은 의약품이나 영양소에 함유되어 섭취될 수 있다. 임신한 산모들은 철분이 결핍되기 쉽다. 그래서 사과를 권장한다. 사과에는 임신부들의 빈혈을 예방하는 철분이 많이 함유되어 있기 때문이다. 그런데 왜 철광석이나 철사 같은 것을 갈아서 먹으라고 하지 않을까? 철광석의 철분과 사과 속의 철분은 성질이 다르기 때문이다. 이것이 소화흡수가 되는 유기미네랄과, 소화흡수가 되지 않는 무기미네랄의 차이다. 식물은 땅이나 공기 중에서 유익한 미네랄을 흡수하여 인체에 적합한 유기미네랄로 바꾸어 저장하고 있다. 가령 부작용이 없는 수은이 필요하다면 쇠비름을 쓰고, 백금이 필요하다면 홍화씨를 쓰면 된다. 다양한 약초와 억새, 갈대, 볏짚, 홍화씨, 칡, 고산도라지, 고산산죽 등의 식물을 며칠 달이면 규소를 비롯한 유기미네랄이 나온다. 인체는 무기미네랄도 필요하다. 유기미네랄이 풍부한 식사를 해도 증류수나 역삼투압수를 마시면 미네랄 결핍증에 걸릴 수도 있다. 증류수가 인체의 미네랄까지 녹여 배설시키기 때문이다. 수돗물도 다양한 미네랄을 함유하고 있으므로 음용수로 이용해도 된다. 풍부한 유기미네랄을 섭취하려면 정제염을 피하고 천일염이나 함초를 먹으면 좋다.

우리는 태어나는 순간부터 우리 몸이 따뜻하고 습하며, 영양이 풍부한 환경이다. 이런 적합한 환경에 잘 살고 자신을 복제하는 것이 유일한 목적인 병원균은 이러한 좋은 곳에 침투하여 살고자 한다. 2013년 위스콘신대학교의 맥팔응아이(McFall Ngai) 등의 연구팀은 대부분 미생물이 우리의 위장관과 공생관계를 갖는 미생물처럼 해로운 것은 아니라고 하였다. 그러나 많은 병원균은 생존하고 번식하기 위하여 고도로 전문화된 기전을 이용하여 우리 몸의 여러 방어 시스템을 피해 증식한다. 이러한 과정들을 통해 질병이 임상 증상을 나타낸다. 우리 몸은 병원성 미생물과 싸우기 위해 정교한 면역 방어 시스템을 가지고 있는데 ① 물리적 및 생화학적 장벽, ② 특수화된 면역 세포 ③ 병원체를 표적으로 하는 항체로 구성된다. 면역 체계는 또한 환경오염 물질과 식품에 내재된 독소[예: 당근의 카로톡신(carotoxins), 아보카도의 페르신(percins), 감자의 글리코알칼로이드(glycoalkaloids), 콩의 렉틴(lectins)]와 같은 외부 요인에 의한 유해한 공격으로 인한 손상을 복구하는 데 도움을 준다. 간단히 말해서, 병원균에 의한 초기 공격이나 이물질에 의한 손상은 선천적인 면역 체계에 의해 극복할 수 있다. 피부, 체모, 점막과 같은 물리적 장벽은 몸 안으로 들어오는 병원균을 막는 데 도움이 된다. 만약 병원균이 이 과정을 회피하게 되면, 생화학적 기전은 빠르게 모든 비자기(non-self) 분자를 식별하여 무수한 면역 세포[호중구, 자연살해세포(Natural killer cell, NK cell)), 대식세포와 같은 백혈구와 세포 신호전달에 관여하는 사이토카인]를 통해 위협을 제거하고 모든 손상을 복구한다. 병원체나 외부 조직과 같은 특정 침입 물질은 T 세포와 B 세포를 이용하는 느린 적응 면역 기능을 활성화시킬 수 있다. 이들은 침입하는 미생물에 대한 특정 항원을 인식하고 그에 대한 항체를 형성하며, 이는 다른 면역 세포에 의한 공격을 식별하거나 병원체를 직접 중화시킨다.

이 면역 단계의 모든 단계는 특정 미량 영양소의 존재에 의존한다. 역사적으로, 면역 체계와 감염에 대한 미량 영양소의 중요성은 비타민 C 결핍과 괴혈병의 발생에 기초했다. 1753년에 출판된 최초의 통제된 임상시험에서 제임스 린드(James Lind)는 괴혈병으로 고통받는 남성들에게 다양한 식단을 먹였고 감귤류 과일을 먹은 사람들이 가장 놀라운 회복을 보였다고 언급했다. 이후 면역체계에 필수불가결한 미량영양소가 여럿 있으며, 상호보완적인 작용모드에 따라 시너지 역할을 한다는 것이 밝혀졌다.

물리적 및 생화학적 방어선

첫 번째 방어선은 몸의 외부(피부) 및 내부 표면(모든 점막)으로 구성되어 박테리아, 바이러스, 곰팡이, 기생충, 꽃가루, 먼지, 독성 화학물질에 대한 물리적 및 화학적 장벽을 형성한다. 물리적 장벽의 구조적 및 기능적 무결성은 최적의 기능을 위해 유지관리가 필요하다. 미량 영양소는 이러한 과정에서 중요한 역할을 한다. 예를 들어, 철은 상피 조직의 분화와 성장에 필수적이다(Haryanto B 등, 2015). 비타민 A와 아연은 피부와 점막 세포의 구조 및 기능 무결성에 중요하다. 장내 미생물(일반 미생물 및 병원성 미생물 간의 균형)의 구성은 비타민 D(Ooi JH 등, 2013; Cantorna MT 등, 2014), 비타민 A, B_6, B_{12} 및 엽산 (Biesalski HK, 2016; Yoshihi 등, 2019; Cantorna MT 등, 2019; Lee H와 Ko G, 2016)의 영향을 받는다. 비타민 C는 상피 조직에서 콜라겐 합성을 촉진하는 데 필요하다(Pullar JM 등, 2017).

섬유아세포의 증식 및 이동뿐만 아니라 각질세포 분화 및 지질 합성을 더욱 강화한다(Carr A와 Maggini S, 2017). 비타민 C, E와 같은 식이성 또는 외인성 항산화제는 내인성 항산화 방어와 함께 정상 대사 동안 생성된 활성산소에 의한 손상뿐만 아니라 독소와 오염 물질에 대한 노출을 통해 세포막을 보호하는 데 도움이 된다. 활성산소종(reactive oxygen species, ROS)은 세포 통신에 필수적이지만, 예를 들어 고농도에서는 지질과 단백질과 같은 구조 및 기능적 세포 성분을 변성시킬 수 있다(Rahman K, 2007; Delfino RJ 등, 2011). 따라서 항산화제는 증가된 농도를 더 많은 생리적 수준으로 감소시키기 위해 필요하며, 손상으로부터 세포를 보호하고 세포 신호 전달을 복구한다(Rahman K, 2007; Halliwell B, 1996).

물리적 장벽은 모발이나 머리카락과 같은 구조로 덮여 있고 땀, 침, 점액, 담즙, 위산과 같은 화학물질이 풍부한 액체를 생성할 수 있다. 이 모든 것은 외부 물질을 붙잡아서 기침이나 재채기를 통해 몸 밖으로 내보내는 역할도 하고, 항생물질 함유하기도 하고, 미생물의 성장을 억제하거나 파괴시킬 수 있는 산이나 효소를 함유하기도 한다. 비타민 D의 활성형인 칼시트리올(calcitriol, 비타민 D의 활성 형태)은 감염으로부터 폐를 보호하기 위해 기도를 덮고 있는 상피세포에서 미생물을 파괴하는 다양한 항균 펩티드의 발현을 촉진한다. 칼시트리올은 호흡기에 있는 것과 같은 상피세포에서 일부 항균 펩티드의 발현을 자극하여 감염으로부터 폐를 보호한다(Maggini S 등, 2008; Gombart AF, 2009). 또한 위장관에서 간극 연접(gap junction)의 구조적 전구체로 기능하고 세포질과 장 장벽의 세포 외 환경 사이의 신호 경로를 제공하는 촘촘한 접합 단백질인 E-카드헤린(E-cadherin) 및 코넥신 43(connexin 43)의 발현을 자극한다(Clairmont A

등, 1996; Gniadecki R 등, 1997; Palmer 등, 2001). 이들 단백질에 의해 신장 상피 장벽 기능을 유지하고(Mihajlovvic M 등, 2017), 각막 상피 장벽 기능을 강화한다(Yin Z 등, 2011). 위장관은 상피세포가 물리적, 생화학적 장벽을 제공하고 면역세포 및 장내 마이크로플로라(일부 박테리오신과 같은 화합물을 생성함)와 함께 작용하여 장 장벽을 강화하고 병원체를 퇴치하고 상피와의 직접적인 접촉을 제한하는 중요한 방어선이다(Takiishi T 등, 2017).

선천성 면역

예외 없이, 일부 이물질(foreign body)은 이러한 물리적, 생화학적 장벽을 뚫을 방법을 찾지만, 병원체 관련 분자 패턴으로 알려진 침입 입자에 "이물질" 항원 분자의 존재에 의해 활성화되는 두 번째 방어선을 만나게 된다. 이러한 방어에는 혈청 내 항균 물질[인터페론(interferon 및 보체(complement)], 식세포, NK 세포가 포함되며, 이들은 모두 염증 과정에서 역할을 한다.

미생물 성장을 저해하는 다양한 항균 물질이 있다. 인터페론(interferon, IFN)은 바이러스 복제를 방지함으로써 신체를 방어한다. 성인의 셀레늄 보충(15주 동안 매일 50 또는 100μg)은 인터페론의 생성을 증가시키는 반면, 비타민 A는 IFN의 생성을 억제한다. 비타민 C, 아연 및 철도 인터페론 생성에 역할을 할 수 있다. 보체 단백질은 병원체를 표시하고 식세포에 의한 옵소닌화[opsonization, 옵소닌(opsonin)이라고 불리는 물질들이 항원에 결합하여, 포식세포(phagocyte)의 포식작용(phagocytosis)을 강화시키는 작용이다]를 강화한다. 또한 혈액으로부터 다른 면역 세포들을 끌어당기고, 박테리아의 세포막을 파괴하고, 바이러스에 감염된 세포들을 파괴함으로써 바이러스와 싸운다. 보체(complement) 단백질의 혈청 수준은 비타민

C에 의해 증가하며, 아연은 보체 활동을 억제한다.

철 결합 단백질[iron-binding protein, 트랜스페린(transferrin), 락토페린(lactoferrin), 페리틴(ferritin), 헤모글로빈(hemoglobin)]은 미생물의 영양소인 철을 차단함으로써 특정 세균의 성장을 억제한다. 디펜신(defensins, 박테리아와 균류를 죽이는 항생 물질의 하나. 그람 양성균의 세포막에 전위 작동 통로를 형성하여 투과성을 바꾸어 세균막을 붕괴시켜 죽인다)과 카테리시딘[cathelicidins, 사람의 경우 cathelicidin antimicrobial peptide(CAMP)은 주로 대식세포와 다형핵 백혈구(polymorphonuclear leukocyte) 용해소체에 저장되며, 사람에서 이 유전자는 단백질분해효소-3 매개 세포외분해에 의해 처리되는 펩티드 전구체 CAP-18(18 kDa)를 만든다. 이 CAP-18은 절단되어 활성 형태인 LL-37로 된다. LL-37은 인체에서 발견되는 카테리시딘 계열의 유일한 펩티드이다]은 호중구, 단핵구, NK 세포에서 합성되는 항균 펩티드이다. 이들은 다양한 미생물, 특히 박테리아를 죽일 수 있으며, 항원 제시 수지상 세포(Dendritic cell, DC)와 비만 세포(mast cell)를 끌어들일 수 있다. 비타민 D의 활성 형태인 칼시트리올은 이러한 강력한 항균 펩티드의 발현을 조절하지만, 구리는 광범위한 미생물을 파괴하는 내재적인 항균 특성을 가지고 있다.

병원균이 항균 방어선을 우회하면, NK 세포는 비정상적이거나 특이한 혈장막 단백질을 보이는 숙주 세포를 표적으로 공격하고, 세포독소를 사용하여 세포를 죽인다. 비타민 A는 NK세포의 수와 기능을 조절하는 것을 돕는 반면, 비타민 B_6, B_{12}, C, E, 엽산과 아연은 세포독성 활동을 유지하거나 강화한다. NK 세포가 감염된 세포를 죽이면 내부의 미생물은 호중구, 대식세포에 의해 식세포화를 통해 방출되고 파괴되며, 식세포(phagocye)는 감염된 영역으로 이동한다. 호중구(neutrophils)는 감염 초기에 우세하지만 빠르게 사라진다. 단핵구(monocyte)는 호중구를 따라다니며, 일단 조직 내에 들어오면 확장되어 활동적인 식세포인 대식세포(macrophage)로 발전한다. 조직에 상주하는 대식세포는 면역 감시, 감염에 대한 반응, 염증의 해결, 세포 잔해의 제거 등 조직 고유의 기능을 수행한다. 대식세포는 상당한 양의 철을 함유하고 있는 것으로 알려져 있으며, 칼시트리올은 단핵구가 대식세포로 증식하고 분화하는 것을 비타민 D 수용체를 포함하고 있다. 활성화된 대식세포는 순환하는 칼시디올(calcidiol)로부터 칼시트리올을 합성할 수 있으며, 칼시트리올은 단핵구가 대식세포로 증식하고 분화하는 것을 증가시킨다. 칼시트리올은 또한 대식세포의 운동과 포식작용 능력을 촉진하고, 대식세포의 산화적 폭발[oxidative burst, 호흡 폭발, respiratory burst라고도 하며, 진핵세포의 세포 소기관에서 일어나는 현상으로, 이 과정에서 산소 요구도가 크게 상승하고, 그 산물로서 반응성이 높은 활성산소(reactive oxygen species; ROS) 생산이 증가한다. 호흡폭발은 진핵세포(eukaryotic cell)에서는 면역학적 방어기작으로 여겨지며, 동물에서는 수정 후에 난자에서도 관찰된다] 잠재력을 증가시킨다. 비타민 C는 백혈구의 생성과 기능, 특히 호중구와 단핵구의 움직임을 자극하며, 감염 시 쉽게 동원된다. 최근 연구에서, 건강한 개인으로부터 격리된 호중구는 세포 내 비타민 C 수치를 가시키기 위해 디하이드로아스코르브산(dehydroascorbic acid)을 선탑재했다. 이러한 상승된 수치는 과산화물 생산이나 화학작용에 영향을 미치지 않았지만 호중구 세포외 트랩[neutrophil extracellular trap, NET, 주로 병원체에 결합하는 호중구의 DNA로 구성된 세포외 섬유의 네트워크이다. 호중구는 감염에 대한 면역체계의 첫 번째 방어선이며, 전통적으로 두 가지 전략을 통해 침입한 병원체를 죽이는 것으로 생각되어 왔다. 즉 미생물 함입(engulfment of microbes)과 항균제의 분비이다. 2004년, 새로운 세 번째 기능인 NET의 형성이 확인되었다. NET는 호중구가 숙주 세포의 손상을 최소화하면서 세포 외 병원체를 죽일 수 있다. 포볼 미리스테이트 아세테이트(phorbol myristate acetate, PMA), 인터류킨 8(IL-8) 또는 리포 다당류(LPS)와 함께 시험관 내에서 활성화되면 호중구는 과립 단백질과 크로마틴을 방출하여 NET으로 알려진 세포외 피브릴 매트릭스를 형성한다] 형성을 약화시켰으며, 비타민 C의 경구 섭취가 NET 형성과 관련된 조직 손상을 줄일 수 있음을 시사했다. 마그네슘은 호산성 환자(호산구가 증가하는 질환을 가진 환자)로부터 말초혈 중 호중구 및 호산성 호중구(eosinophilic neutrophil)의 활성화를 조절하며, 고농도의 마그네슘은 초산화물 음이온 생산을 감소시킨다.

면역세포에 의한 포식작용은 고도로 잘 조화된 여러 단계로 구성된다. 처음에 포식세포는 감염된 영역으로 이동하여 보체 단백질에 의해 강화된 미생물 또는 이물질에 부착된다. 식세포는 미생물을 팽창시키고 소화시켜 산화적 폭발(oxidative burst)을 통해 활성산소종(ROS)를 생성한다. 마지막으로, 소화 효소, 항균 펩티드, 단백질, 그리고 산화제의 조합은 탐식액포(phagosome) 내의 미생물을 죽인다. 비타민 A는 대식세포의 식작용과 산화적 폭발 활성에 기여하는 반면, 칼시트리올은 식작용, 과산화물 합성, 세균 살해를 증가시킨다. 비타민 C와 E의 항산화 활성은 산화적 폭발 동안 활성산소 손상으로부터 보호하는데 필수적이며, 높은 수준의 산화적 스트레스에 대항하기 위해서는 호중구에서 비타민 C가 많이 필요하다. 비타민 C는 또한 비타민 E와 글루타티온을 포함한 산화 방지제를 활성상태인 환원형으로 재생하고, 감염 부위의 대식세포에 의한 자멸과 사용 후 호중구 제거에서 역할을 한다. T 세포 기능의 감소는 면역 노화의 특징이며, 대식세포로부터 T 세포를 억제하는 프로스타글란딘 E_2의 생성으로 인한 것으로 보인다(Wu D와 Meydani SN, 2008). 동물 모델에서 비타민 E의 개입은 대식세포에 의한 PGE_2 생성을 억제함으로써 이러한 변화를 역전시켜 T 세포 기능을 간접적으로 보호한다. 셀레늄은 산화 환원 조절제 및 세포 항산화제 역할을 하는 셀레노 단백질의 기능에 필수적이며, 따라서 백혈구와 자연살해(NK, Natural Killer) 세포의 기능에 중요하다(Saeed F 등, 2016).

또한 글루타티온 과산화효소(glutathione peroxidase)를 통해 과도한 활성산소를 제거하여 산화 스트레스로부터 보호하는 데 도움이 된다. 아연은 대장균과 황색포도상구균에 대한 복막 대식세포의 식세포 활성을 향상시키며(Gao H 등, 2018), 아연 결핍은 대장균으로 인한 설사를 겪는 어린이에서 단핵구의 식세포 능력을 감소시켰지만, 보충하는 경우 개선되었다(Wu D 등, 2019; Sheikh A 등, 2010). 산화적 폭발 활성을 조절하는 데 있어 아연의 역할은 명확하지 않다. 아연은 ROS와 반응성 질소 종으로부터 보호하는 항산화 효과가 있으며, 항산화 단백질의 활성에 영향을 미친다. 호중구는 병원균을 죽이기 위해 활성산소종(ROS)의 생성은 철을 필요로 한다. NADPH 산화효소 복합체의 활성화는 과산화수소(H_2O_2)로 분해되는 초산화물 음이온(O_2^-)을 생성한다. 펜톤 반응(Fenton reaction)을 통해 H_2O_2는 철을 산화시켜 반응성이 높은 하이드록시 음이온(OH^-)을 생성한다. 펜톤과 유사한 반응을 통해 구리는 ROS의 형성을 촉매할 수 있으므로 병원균을 죽이는 데 사용된다. 마그네슘은 산화적 손상으로부터 DNA를 보호하는 데 도움이 되며, 세포자살 조절에 관여한다(Petrovic J 등, 2016).

비타민 A는 IL-2와 대식세포의 미생물 작용을 활성화하는 염증성 종양괴사 인자-α(TNF-α)의 생성을 조절하는 데 도움을 준다. 비타민 D의 투여는 MAPK 포스파타아제-1(mitogen-activated protein kinase phosphatase-1)의 상향 조절과 p38 활성화 억제를 통해 대식세포에 의한 소염성 사이토카인의 발현을 감소시키고, 대식세포에 의한 소염성 사이토카인의 발현을 증가시킨다. 비타민 E는 프로스타글란딘 E_2의 생성을 감소시키고(면역 억제 활성을 가지고 있음) 비타민 C는 사이토카인 생성을 조절하고 히스타민 수치를 감소시킨다. 2012년 사카키니(Sakakeeny L) 연구팀의 연구에서 프레이밍햄 자손 연구(Framingham Offspring study)에 등록한 성인 2,229명의 경우 비타민 B_6의 활성 형태인 피리독살 5'-인산(pyridoxal 5'-phosphate, PLP)이 가장 낮은 수준의 만성 염증을 보인 반면, PLP가 가장 높은 수준의 성인은 가장 낮은 염증 점수를 받았다. PLP는 150개 이상의 효소 반응의 보조 인자이며, 면역 조절 효과가 있는 대사산물을 생성하는 경로에 작용하여 염증을 조절하는 데 도움이 될 수 있다(Ueland PM 등, 2017). 체외 및 체내 연구에 따르면 철분이 풍부한 상태는 M2와 유사한 대식세포 표현형(상처 치유 및 조직 복구와 관련)을 촉진하고 NF-κBp65 핵 전위를 감소시킴으로써 M1 전염증 반응(ROS 생산과 같은)을 부정적으로 조절한다(Agoro R 등, 2018). 아연은 항염증제인 반면, 구리는 적응성 면역 세포에 대한 IL-2의 생성과 반응에 중요하며 염증 부위에 축적된다.

후천성 면역

후천성 면역 반응은 T 세포와 B 세포에 의해 매개된다. 면역 반응이 완료된 후 결국 죽는 효과 세포[effector cells, 활성 Th 세포(active Th cell), 활성 세포독성 T 세포(active cytotoxic T cell), 형질 세포(plasma cell)]와 긴 수명을 가진 기억 세포[memory cell, 기억 Th 세포(memory Th cell), 기억 B 세포(memory B cell)]이다. 후천성 면역 반응은 명확한 병원체에 대한 항체 또는 세포 매개 반응을 포함한다. 항체 반응에서 활성화된 B 세포는 식세포에 의한 파괴를 위해 병원체를 표시하기 위해 혈액과 체액에서 순환하는 항체를 분비한다. 세포 매개 반응에서 활성화된 T 세포는 세포 표면에 외부 항원을 가지고 있는 숙주 세포를 죽이거나 다른 면역 세포를 자극하여 병원체를 죽인다. 항원이 체내에 다시 나타나면, 세포 매개 면역 반응과 항체 매개 면역 반응 모두 훨씬 빠르고 강력해진다. 수 시간 내에 기억 T 세포는 Th 세포나 세포독성 T 세포로, 그리고 B 세포는 형질세포로 증식하고 분화한다. 비타민 D는 T 헬퍼 세포와 세포독성 T 세포의 효과세포로서의 기능을 억제하지만, 면역 매개 염증을 억제하는 T 세포의 발달을 촉진한다.

후천성 면역 반응은 항원이 자기 또는 비자기로 인식하는 것으로 시작한다. 적혈구를 제외한 핵을 가지고 있는 모든 세포와 혈소판은 세포 표면에 자기 항원을 나타내는 MHC 클래스 I(MHC-I) 분자를 가지고 있으며, 클래스 II MHC(MHC-II) 항원은 주로 외인성 항원을 내부화하는 항원제시세포(antigen presenting cells, APCs, DCs, 대식세포, B세포)의 표면에 나타난다. 항원제시세포(APC)는 항원을 MHC-II 분자와 관련된 펩티드로 분할하고 항원 제시를 위해 세포의 형질막에 삽입한다. 칼시트리올은 항원 처리를 촉진하는 것으로 알려져 있으며, 비타민 D는 MHC-II의 하향 조절에서 역할을 한다. 칼시트리올은 DC의 분화와 성숙에 억제 효과가 있으며 수지상세포(dendritic cell, DC)가 내성을 갖도록 프로그램하는 데 도움이 된다. 마그네슘은 대식세포에 대한 항원 결합에 중요한 역할을 한다(Laires MJ와 Monteiro C, 2008). 각각의 독특한 T 세포 수용체(T cell receptor, TCR)는 특정 항원을 인식할 수 있다. MHC-TCR 복합체에 의한 의한 항원 인식은 T 세포의 활성화에서 첫 번째 신호이다. T 세포는 자가 항원으로부터 오는 복합체를 무시하지만, 항원 조각이 외부 단백질로부터 오는 경우 면역 반응을 유발한다. IL-2의 생성은 비타민 E에 의해 강화되며, 아연은 Treg(regulatory T) 세포의 발달을 유도하고 염증 유발성 Th17 및 Th9 세포의 발육을 감쇠시키기 때문에 면역 내성을 유지하는 데 중요하다.

세포 매개 면역(cell mediated immunity) 동안 활성화된 T 세포는 세포 표면에 외부 항원을 나타내는 숙주 세포를 죽이거나 다른 면역 세포를 자극하여 병원체를 죽인다. 처음에는 휴식 중인 Th 세포가 외인성 항원을 인식한다. 항원제시세포 표면에 있는 MHC-II 복합체는 CD4 단백질의 도움으로 항원제시세포(APC)와 상호작용하고, 두 번째 신호(IL-2)를 수신하고 활성화된다. 비타민 E는 항원제시세포와 Th 세포 사이에 효과적인 면역 시냅스를 형성하는데 도움을 준다. 활성화된 Th 세포는 활성 및 메모리 Th 세포의 집단을 형성하기 위해 클론 선택[clonal selection, 면역계가 어떤 항원에 대해 대처할 수 있는 능력은 그 항원과 접촉하기 전에 이미 존재한다. 면역계는 믿을 수 없을 만큼 다양한 T 세포와 B 세포들의 집단으로 구성되어 있고, 각각의 집단은 특정한 에피토프에 대한 수용체를 가지고 있다. 그런데 몸속에 한 번도 들어 온 적이 없는 에피토프(epitope)에 대한 수용체까지도 만들어진다. 몸이 한 번도 접촉하지 못했던 에피토프를 가진 항원이 체내로 들어오면, 아주 작은 수의 림프구들이 거기에 결합하고 이후에 그 림프구들은 세포분열의 과정을 반복하게 될 것이다. 이러한 방식으로 항원에 특이성을 보이는 림프구들(B 또는 T)의 클론들이 생겨서 면역반응이 기초수준에서부터 증대한다. 항원이 특정한 림프구들을 선택해서 클론으로 팽창시키는 양상을 띠기 때문에 이 현상을 클론선택(clonal selection)이라고 한다]을 거친다. 활성 Th 세포는 IL과 같은 다양한 사이토카인을 분비하기 시작한다. IL-2는 사실상 모든 면역 반응에 필요하며, T 세포 증식의 주요 원인이 된다. 사이토카인의 생산과 활성은 철에 의해 조절된다(Maggini S 등, 2007). 비타민 E는 IL-2 생성을 촉진하는 반면, 비타민 D는 IL-2 및 IFNγ의 생성을 억제한다. 구리는 세포 면역(T 세포 증식 및 NK 활성 포함)에 역할을 하며, 구리 결핍은 사람 T 세포에서 IL-2 발현을 감소시킨다. 아연은 IL-2, IL-6, TNF-α와 같은 사이토카인의 생성에 영향을 미친다. T 세포 활동은 비타민 E와 B_6 그리고 아연 항상성, 그리고 비타민 A와 아연 사이의 가능한 상승효과에 의해 영향을 받는다.

세포독성(CD8+) T 세포는 내인성 항원을 인식한다. MHC-I는 감염된 체세포의 표면에 복합체를 형성하며, IL-2, IFN 또는 활성 Th 세포에 의해 생성된 다른 사이토카인에 의해 활성화된다. 일단 활성화되면, 세포독성 T 세포는 클론 선택을 거쳐 활성 세포독성 T 세포와 기억 세포독성 T 세포로 확장된다. 세포독성 T 세포의 증식은 아연에 의해 유도되는 반면, 비타민 B_{12}는 면역조절제로 작용하여 세포독성 T 세포의 수를 증가시킬 수 있다. 활성 세포독성 T 세포는 항원을 나타내는 숙주 세포를 공격하는 반면, 기억 세포독성 T 세포는 빠르게 증식하여 추가적인 활성 세포독성 T 세포와 기억 세포독성 T 세포로 분화한다.

항체 매개 면역(antibody-mediated immunity, 혹은 humoral immunity)은 주로 혈액 및 림프와 같은 세포 외 체액의 세포 외 병원체에 대해 작용한다. 이 과정에서 B 세포는 항원을 분해하여 MHC-II 자가 항원과 결합하여 복합체를 B 세포 형질막으로 이동시킨다. T 세포는 항원-MHC-II 복합체를 인식하고 IL-2 및 기타 사이토카인을 생성하여 B 세포를 활성화한다. 일단 활성화되면, B 세포는 클론 선택과 형질세포와 메모리 B 세포로의 확장을 거친다. 혈장세포는 특정 항원에 결합하는 항체를 합성해 분비하는 반면 기억 B세포는 항체를 분비하지 않고 빠르게 증식해 앞으로 항원이 다시 나타나면 더 많은 혈장세포와 기억 B세포로 분화한다. 따라서 모든 단백질과 마찬가지로 항체는 비타민 B_6와 B_{12}를 필요로 하며, 내인성 합성 및 대사 과정에서 엽산을 필요로 한다. B_{12} 결핍 환자의 경우 CD4/CD8 비율이 높고 NK 세포 활성이 억제된 것과 마찬가지로 CD8+ 세포 수치의 감소가 관찰되었다(Tamura J 등, 1999). B_{12}는 세포 복제와 세포 분열을 위해 필요하며, 이것은 빠르게 증식하는 B세포에 미치는 영향을 설명할 수 있다. 비타민 C는 항체의 혈청 수준을 증가시키고, 구리와 셀레늄 모두 항체 생성에 역할을 한다. 마그네슘은 또한 항체의 합성을 위한 보조 인자로 작용한다. 칼시트리올은 억제 효과가 있으며, IL-2 유도 B 세포 항체의 생성을 억제한다.

항체는 항원을 중화시키고 박테리아를 고정시키며 병원체를 응집시켜 식세포에 의한 미생물 섭취를 증가시킨다. 항원에 대한 적절한 항체 반응을 생성하려면 적절한 양의 엽산과 비타민 A가 필요하다. 예를 들어, 내장 관련 림프조직 수지상세포에 의해 생성된 레티노산(retinoic acid, 비타민 A의 대사산물)으로 활성화된 B 세포는 장에서 면역과 내성 사이의 균형에 기여할 수 있는 요인인 높은 수준의 내장 귀소 수용체(homing receptor, 림프구 표면에 발현된 부착 분자로 림프구 재순환 및 조직 귀소의 서로 다른 경로를 책임지는 수용체)를 나타낸다. 또한, 비타민 A는 세균 항원에 대한 B 세포 매개 IgA 항체 반응에 필요하다. 아연은 항체 생성, 특히 IgG에 관여한다. 중간 정도의 아연 결핍에서 T-림프구 인구 변화에 대한 마이크로어레이 분석은 T 세포의 증식, 생존 및 반응과 관련된 1,200개의 유전자의 발현 변화를 보여주었다(Moore JB 등, 2001).

면역반응과 감염 위험성에 대한 미량 원소 상태의 중요성

인체는 효과적인 면역 기능을 위해 최적 수준의 미량 영양소를 필요로 하며, 삶의 모든 단계에 걸쳐 요구 사항이 다르다. 명백한 (임상) 미량 영양소 결핍이 면역 시스템에 악영향을 미치고 개인에게 감염을 유발한다는 것이 잘 입증되었다. 예를 들어, 미량 영양소 결핍은 홍역, 폐렴, 설사병과 관련된 질병과 사망 위험을 증가시키는 것으로 알려져 있다. 전 세계적으로 발생하는 모든 일반적인 감염과 주요 사망 원인 중 하나이다. 산업화된 국가에서도 다수의 미량 영양소 결핍이 널리 퍼져 있으며 감염 위험을 악화시킬 수 있다. 건강에 미치는 악영향의 심각성은 미량 영양소 결핍의 정도와 기간에 크게 좌우된다

(Wishart K, 2017).

미량 영양소 상태가(임상적으로 결핍된 것이 아니라) 최적이 아닌 경우 건강에 미치는 영향에 대한 정보가 그리 많지 않으며, 여기에는 "최적" 수준이 변할 수 있는 수준(특히 "최적" 수준이 달라질 수 있는 다른 모집단, 즉 건강 위험에 대한 최적화된 기능 또는 보호를 제공하는 수준)이 포함된다. 면역 기능 측면에서 최적의 미량 영양소의 수준을 어떻게 정의를 할까. 대부분의 사람들은 모든 영양소에 대한 일일 영양소 권장량(RDA)으로 알고 있지만, 이는 건강한 일반 인구의 대부분(97-98%)에서 임상적 또는 임상적 결핍을 피하기 위해 필요한 일일 평균 섭취 수준이다. 이러한 기준 값이 영양소 섭취를 계획하고 평가하는 데는 유용하지만, 데이터의 부족으로 현재 면역 보호와 감염에 대한 내성을 최적화하는 데 필요한 수준의 표시를 제공할 수 없다는 것을 의미한다. 이러한 값이 일일 영양소 권장량 보다 훨씬 높을 수 있다. 예를 들어, 비타민 C의 경우 일일 영양소 권장량은 전 세계적으로 40~110mg 범위이다. 그러나 감염 예방을 위해서는 충분한 혈장 수치를 제공하고, 따라서 세포와 조직 수준을 최적화하기 위해 하루에 100-200mg(즉, RDA보다 높은) 비타민 C 섭취가 필요하다(Carr A와 Maggini S, 2017). 확립된 감염의 치료의 경우 증가된 염증 반응과 대사 수요를 보상하기 위해 더 높은 용량[하루에 약 6g(Hume R과 Weyers E, 1973)]을 필요로 한다. 노인들의 경우, 현재 권장 수준 이상의 섭취가 T 세포 기능 회복에 도움이 될 수 있다는 연구 결과가 제시되면서 비타민 E를 대량으로 사용하고 있다(Wu D 등,2014; De La Fuente 등, 2008, Pallast EG 등, 1999). 노화에 따라 감소되는 백신 효능 회복에 도움이 될 수 있다. 한 연구는 합성 α-토코페롤 200IU를 1년 동안 매일 보충하면 상기도 감염의 위험을 상당히 낮춘다는 것을 보여주었다(Meydani SN 등, 1997). 비타민 B_6와 관련하여, 1주일 동안 최대 2.1mg/일 용량(즉, RDA 1.3mg/일 보다 높다)으로 젊은 여성의 보충은 용량 의존적인 방식으로 림프구 증식을 증가시켰다(Kwak H-K 등, 2002). 또한, 셀레늄의 역할을 바이러스 감염에 대해 조사하는 연구(IOM, 2011)는 바이러스 감염(HIV, A형 인플루엔자 바이러스)뿐만 아니라 바이러스 감염의 안전한 보조 요법으로 셀레늄을 최대 200μg/일(즉, 성인의 RDA 55μg/일 보다 높다)로 보충할 수 있다는 것을 의미한다. 항암화학요법을 지원하고 환자의 적합성 및 삶의 질을 향상시키기 위한 바이러스 유출. 상당한 연구 결과에 따르면 비타민 D에 대한 일일 영양소 권장량가 면역 시스템의 적절한 기능에 필요한 혈청 수준을 높일 가능성은 낮다(Hewison M, 2012; Wimalawansa SJ, 2022).

그러나 미량 영양소 섭취와 일일 영양소 권장량에 의해 설정된 최소, 아마도 보수적인 요구 사항 사이에는 이미 격차가 있다. 예를 들어 비타민 A, 철 및 요오드의 결핍은 특히 개발도상국에서 흔하며, 전 세계 질병 부담의 주요 원인 중 하나이다. 비타민 D와 칼슘 결핍 또한 널리 퍼져 구루병의 위험을 증가시킨다. 포타슘 섭취는 또한 대부분의 국가에서 부적절하다고 인정되고 있어 고혈압과 심혈관 질환의 위험을 증가시킬 수 있다. 산업화된 국가에서 인구의 상당 부분은 특정 미량 영양소의 섭취가 부적절하며, 여러 미량 영양소 결핍은 전 세계 어린이와 성인에서 동시에 자주 발생한다. 유럽 영양 및 건강 보고서(European Nutrition and Health Report)와 미국 농무부(USDA)의 최근 자료에 따르면, 미량 영양소에 따라 약 25-50%의 사람들이 충분한 섭취를 하거나 심지어 많은 미량 영양소를 과잉 섭취하고 있다고 한다. 그럼에도 불구하고, 미량 영양소에 따라 약 25-75%의 사람들이 일일 영양소 권장량보다 적은 양을 섭취 하고 있다. 유럽에서 보고된 섭취량은 모든 연령대에서 비타민 D와 E, 엽산, 셀레늄에 적합하지 않았으며 섭취 또한 부적절했다.

즉 10세 이상의 어린이와 성인의 비타민 A, 아연, 마그네슘, 10세 이상의 소년과 성인의 비타민 C, 철분, 어린이와 성인의 철분, 노인의 비타민 B_{12}, 노인의 비타민 B_6 등에서 그렇다. 미국에서 모든 미량 영양소의 식이 섭취량은 추정된 평균 요구량 또는 적절한 섭취량보다 적은 것으로 보이지만, 특히 모든 성인의 비타민 A, D, E, 칼슘, 마그네슘, 아연, 포타슘, 특히 성인 흡연자의 비타민 C, 노인의 비타민 B_6, 여성의 엽산, 여성의 구리 섭취량은 보다 적다(USDA, 2019). 미량 영양소의 생물학적 가용성에 강한 영향을 미칠 수 있기 때문에 미량 영양소의 영양 공급원을 평가하는 것도 중요하다. 예를 들어, 식물 기반 식단에서 철, 아연 또는 마그네슘과 같은 미량 원소의 생물학적 가용성이 낮다는 것은 잘 알려져 있는데, 주로 미네랄 생물학적 가용성을 억제하는 구성 요소가 존재하기 때문이다.

많은 요인들이 미량 영양소의 상태에 영향을 미칠 수 있다. 생물학적 이용도의 제한, 벌어들이는 수입 또는 라이프스타일 선택(채식주의 또는 비건주의)으로 인해 영양가 있는 음식 또는 특정 식품 그룹을 적게 섭취하는 것이 영향을 미친다. 종종 수면 부족과 신체 활동 감소를 동반하는 스트레스 생활 방식은 산화 스트레스를 증가시켜 DNA 회복을 돕는 마그네슘뿐만 아니라 비타민 C와 E와 같은 산화 방지제의 필요성을 증가시킬 수 있다. 당뇨병 및 비만과 같은 특정 건강 상태는 유전적 요인이나 다형성(polymorphism)과 마찬가지로 콜레칼시페롤과 같은 가용성 비타민, 미량 영양소 상태에 부정적인 영향을 미친다. 계절적 변화로 인해 비타민 D의 혈청 농도가 낮아질 수 있으며, 예를 들어 겨울과 같이 햇볕이 부족한 북부 기후, 반대로 비타민 D 흡수가 자외선 차단제나 팔 토시와 같은 것에 의해 차단되는 더운 나라에서는 비타민 D의 농도가 낮아질 수 있다. 여러 미량 영양소(마그네슘, 아연, 철)는 더운 나라에서 땀을 흘리는 동안 또는 운동 중에 손실될 수 있다. 이들은 체내에서 합성될 수 없으며 식단을 통해 대체되어야 한다. 실제로, 에너지 소비 증가는 더 많은 에너지를 생산하기 위해 신체의 미량 영양소를 이용하기 때문에 활동적인 개인에서 비타민 B, 비타민 C, 칼슘, 철, 아연, 마그네슘의 수치가 낮을 수 있다. 공기 오염은 오염으로 인해 태양에 대한 노출을 감소시켜 비타민 D의 피부 생성 또는 비타민 C, E와 같은 항산화 물질에 대한 신체의 농도를 감소시킬 수 있다(Haryanto B 등, 2015).

신체는 병원균에 노출되면 미량 영양소를 소실할 수 있으며, 이로 인해 면역체계가 점점 더 활성화된다. 이러한 소실은 활성 감염 동안 더 악화되며(비타민 A, C, E, 칼슘, 아연, 철분 포함), 증상이 개선되어야만 혈중 수치가 정상으로 회복된다. 적절한 미량 영양소 섭취는 감염으로부터의 회복을 돕는 데 필수적이며, 질병 중에 음식 섭취가 감소할 수 있으며, 항생제 사용은 특정 미량 영양소를 고갈시킬 수 있다는 사실 때문에 더욱 어려워진다. 예를 들어, 혈장 내 비타민 C의 수준은 감염 중 원래 농도의 절반으로 빠르게 떨어지며(Hume R과 Weyers E, 1973), 결핍의 위험이 있는 차선의 상태(즉, 50 μmol/L 이하)를 나타낸다. 그러나 감염 후 농도 저하를 상쇄하기 위해 필요한 비타민 C의 높은 섭취량(g 용량), 또는 단순히 감염 위험을 줄이기 위해 필요한 비타민 C의 높은 섭취량(하루 100-200mg)은 사람들이 나이에 따라 비타민 C에 대한 현재 일일 영양소 권장량에 도달하지 못하는 경우가 많다는 데이터를 볼 때 달성하기 쉽지 않을 수 있다. 비타민 C의 충분하지 못한 섭취는 이미 많은 사람들이 알고 있는 것보다 더 널리 퍼지고 있다.

감염 위험성에 대한 영양 보충제의 효과

미량 영양소로 식이 섭취를 보충할 수 있는 명확한 근거가 있다. 앞에서 언급한 것과 같이 비타민과 미네랄은 면역체계의 모든 단계에 걸쳐 다양한 역할을 하며 미량영양소가 부족하면 면역반응이 저하되기 쉽다. 데이터에 따르면 많은 사람들이 영양분이 풍부한 음식을 더 쉽게 구할 수 있을 때조차도 미량 영양소를 매일 충분히 섭취하지 못하고 있다. 부족한 미량영양소로 식단을 보충하면 다양한 특정 면역기능이 향상되는 것으로 나타난다. 또한 다중 미량영양소(multiple micronutrient, MMN)를 보충하면 면역세포와 반응에 상당한 이점이 있을 수 있다(Scrimgeour SG와 Condin ML, 2009; Girodon F 등, 1999; Penn ND 등, 1991; Kieliszek M, 2019). 특히 미네랄에 대해 미량 영양소 보충제의 공급원을 고려해야 한다. 유기 형태의 셀레늄은 무기 화합물보다 더 많은 생물학적 이용이 가능하지만, 철의 황산염, 글루콘산염 및 푸마르산염은 산화물 형태와는 달리 좋은 이용가능성을 갖는다. 생물학적 가용성은 잠재적으로 보충제의 효능에 영향을 미칠 수 있다.

비타민 및/또는 미네랄 보충제를 단독으로 또는 종합미량영양소 보충제의 형태로 보충하는 임상적 이점이 있는지에 대한 의문이 있다. 예를 들어, 미량 영양소 보충이 위험 감소나 급성 감염 관리에 어떤 영향을 미치는가? 개별 연구에서 미량 영양소가 특정 유형의 감염에 대한 내성을 회복할 수 있는 가능성을 시사하는 이점이 있다. 그러나 일반적으로 가장 강력한 연구를 구성하는 체계적인 검토와 메타 분석의 경우와 같이 모든 관련 연구의 결과를 종합하고 분석할 때 임상 효과를 더 잘 표현할 수 있는데, 아래에 설명된 바와 같이 위험 감소와 관리 모두에 대해 다양하고 때로는 모순되는 결과를 보여주기도 한다. 이러한 변화는 일관성 없는 연구 설계, 사용된 모집단(예를 들어 영양 부족 및 노인 모집단에서 보충 효과가 더 클 수 있음), 연구된 미량 영양소의 유형, 용량 및 공급원의 차이 때문에 발생한다.

어린이의 비타민 A 보충(매 4-6개월마다 50,000-200,000IU)이 설사와 홍역의 발생을 줄일 수 있다는 중간 정도의 증거가 있다(Imdad A 등, 2017). 그러나 어린이에 대한 다른 분석에서는 비타민 A가 폐렴이나 하부 기도관 감염(lower respiratoru tract infections, RTI)의 발병률을 유의하게 감소시킨다는 것을 발견하지 못했다(Mathew JL, 2010; Chem H 등, 2008). 비홍역 폐렴(non-measles pneumonia) 후 어린이에게 비타민 A를 보충하면 기관지 폐렴의 재발과 완화에 걸리는 시간을 줄일 수 있다(저-중간 품질 증거). 또한 중간 정도의 증거는 어린이에게 비타민 A를 투여한 후 홍역과 관련된 설사 및 호흡기 질환으로 인한 사망이 유의미하게 감소한다는 것을 시사한다. 그러나 소아 폐렴 후 비타민 A는 사망률, 질병 기간 또는 입원 기간을 크게 감소시킬 수 없었다.

비타민 D는 대부분 고품질 연구의 5가지 메타 분석 결과, 성인과 어린이의 비타민 D(하루 300-3653IU)가 기도관감염의 위험을 줄일 수 있다는 것이 입증되었다. 실험 시작 시 비타민 D 상태가 낮은 환자에서 더 나은 결과가 달성되었으며, 낮은(0.30) 내 높은(0.75) 비타민 D 상태에서 위험 감소 확률이 낮았다. 다른 분석 결과 기도관감염, 폐렴, 결핵 또는 설사에 대해 이러한 효과가 발견되지 않았지만, 낮은 품질 증거는 성인 및 어린이의 상부 기도관감염, 결핵 및 인플루엔자의 위험을 감소시키는 비타민 D 보충의 잠재적 이점을 뒷받침하였다. 낮은 수준에서 중간 정도의 증거는 결핵, 인플루엔자 또는 상위 기도관감염을 가진 성인과 어린이에게 비타민 D를 보충하는 잠재적인 이점이 있을 수 있음을 시사한다. 그러나 폐렴에 걸린 아동의 항생제에 대한 보조제로서 비타민 D를 보충한 후 결정적이지 않은 결과가 관찰되었다. 입원 기간에는 상당한 감소가 있었지만, 급성 질환과 사망률의 해결에 약간의 이익만 있을 뿐, 발열에는 이롭지 않았다.

일반적인 감기의 위험을 줄이는 비타민 C의 효과는 오랫동안 논의되어 왔다. 대부분 고품질 연구를 분석한 결과, 일반 인구에서 발병률 감소는 없었지만, 정기적으로 심한 신체 운동을 하는 사람들의 비타민 C 보충(0.2 g/일)은 일반적인 감기 발병률을 절반 이상 감소시켰다. 낮은 품질의 증거는 비타민 E 또는 아연 첨가로 인한 추가적인 이득 없이 비타민 C 보충 후 운동선수에서 상부 기도관감염의 위험을 감소시킨다. 특히 식이 섭취량이 낮은 경우(저-중간 품질 연구) 성인 및 어린이에서 비타민 C 보충 후 폐렴의 위험이 크게 감소했다고 보고되었다. 마지막으로, 임신 중 비타민 C(100mg/일) 보충이 요로 감염의 위험을 줄일 수 있다는 중간 정도의 증거가 있다(Ghouri F 등, 2018). 대부분 고품질의 증거는 일반적인 감기를 앓고 있는 성인과 어린이의 비타민 C 보충(1일당 0.2g 또는 4-8g/일 치료 용량)이 지속 기간과 중증도를 크게 줄이고 실내 감금 시간을 단축하며 가슴 통증, 발열, 오한을 포함한 감기 증상을 완화할 수 있음을 보여준다. 어린이에서 가장 큰 이점을 볼 수 있지만, 어린이에서 일반적인 감기를 치료하는 데 있어 비타민 C의 영향을 연구한 치료 실험은 없다. 폐렴을 앓고 있는 노인의 경우, 특히 혈장 수치가 초기에 낮은 경우 비타민 C는 질병의 심각성과 사망 위험을 상당히 줄일 수 있다. 폐렴의 지속 시간은 성인의 비타민 C

보충 후 감소될 수 있으며, 이는 용량 의존적인 효과이다. 비타민 C를 보충한 후 성인의 병원 후 폐렴 또는 성인의 비타민 E 또는 비타민 C만으로 헬리코박터균의 박멸률(eradication rate)에서 어떠한 이점도 관찰되지 않았다.

대부분 고품질의 증거는 아연(하루 5~50mg)을 보충하면 더 어리거나 영양실조 아동에서 중이염의 발생을 줄일 수 있다는 것을 나타낸다(Gulani A와 Sachdev HS, 2014). 아동의 아연 보충 후(20~140mg/주) 낮은 기도관감염 발생률 감소는 중간 정도의 증거에 의해 뒷받침되지만, 이 결과는 낮은 기도관감염을 정의하는 데 사용된 기준에 따라 다르다. 간병인 보고서(caregiver reports) 또는 세계보건기구(WHO)로부터의 "비중증 폐렴"에 기초한 것과 비교하여 특정 임상 기준을 사용하여 더 큰 감소가 관찰되었다. 대부분 고품질 연구의 분석은 아연 투여 후 어린이에서 기도관감염 또는 폐렴, 설사 또는 이질의 위험이 감소할 수 있다는 것을 입증했다. 그러나 중간 정도 품질 연구 분석 결과, 기도관감염, 설사, 말라리아와 관련된 사망률이 감소했음에도 불구하고 어린이의 기도관감염 또는 말라리아 위험에 대한 아연(5~20mg/일 이상)의 보호 효과가 발견되지 않았다. 아연에 철을 첨가하면 추가적인 이점이 없었다. 대부분 고품질 연구에서 일반적인 감기의 지속 시간은 아연을 75mg/일 투여 후 성인 및 어린이에서 감소할 수 있지만, 낮은 용량에서는 그렇지 않다. 사용되는 아연염(zinc salt)의 유형도 다른 아연염과 비교하여 아세트산 아연(zinc acetate)을 사용하면 더 큰 이점을 얻을 수 있다(Hemılä H, 2011). 그러나 아연(10-20mg/일)은 소아 폐렴에 유의미한 영향을 미치지 않았으며, 중증 폐렴, 입원 기간, 임상 회복 기간, 또는 다호흡(tachypnea) 및 흉곽함몰(chest indrawing) 포함한 중증 폐렴의 영향으로부터 회복하는 시간을 줄이지 못했다.

중간 정도의 높은 증거는 어린이 철분 보충이 기도관감염의 위험을 감소시키지만, 설사 또는 말라리아 기생충 혈증과 같은 다른 질병의 전반적인 위험은 감소시키지 않는다는 것을 나타낸다(DE Gier B 등, 2014).

어린이의 경우, 중간 정도 수준의 품질 연구는 종합미량영양소(multiple micro-nutrient) 보충이 기생충으로부터 감염 및 재감염의 위험을 줄일 수 있음을 보여준다. 종합미량영양소 보충은 젊은 성인에게서 감염 증상을 현저하게 감소시켰다. 노인의 경우 종합미량영양소 보충은 감염에 걸린 평균 일수를 감소시켰지만, 경험된 전체 증상 수에는 유익한 영향을 미치지 않았다(모두 중간 정도의 증거). 영양실조 상태이고 6개월 이상 보충하면 노인에게 보충이 더 유익할 수 있다고 언급되었다. 식이 기준 섭취량의 10배까지 종합미량영양소을 보충해도 결핵이 있는 성인과 어린이에게 유익한 효과가 없는 것으로 나타났으며, 종합미량영양소가 "치료"를 개선하는지, "치료 완료" 또는 "처음 8주 동안 가래 양성인 사람의 비율"을 나타내는 증거는 불충분하다.

미네랄의 역할

미네랄은 다양한 기능을 가지고 있다. 몸의 구성성분으로 중요한 역할을 하여서 칼슘이나 인 등이 뼈를 구성하는 중요 성분이다. 또한 미네랄은 체액을 중성으로 유지해주며, 혈액이나 각 종 체액 생성에도 관여하며, 혈압 조절에도 영향을 주며, 신경 전달에 있어서도 중요한 역할을 한다. 세포와 세포사이 정보 전달에 중요한 역할을 하며 호르몬 조절에서도 중요한 역할을 한다. 철은 헤모글로빈의 중요 구성성분으로 체내 유입된 산소를 필요로 하는 곳으로 운반하는 역할을 하며, 우리 몸에 쌓인 독소를 배출하는 역할, 혈액과 뼈를 구성하며 신경과 근육의 기능을 조절하며, 혈액의 적혈구나 뼈 등과 같은 몸을 구성하며, 우리 몸의 기능을 유지하고 조절한다. 셀레늄과 아연 등은 면역에 중요한 역할을 한다. 미네랄이 결핍되면 몸에 바로 이상이 생기거나 생명에 지장이 없지만 체내의 생리적 부분과 구성 성분에 이상을 초래하여 여러 합병증이나 장애를 유발할 수 있다. 노벨상 화학부분을 수상한 라이너스 폴링(Linus Pauling) 박사는 " 모든 질병은 1~2가지 미네랄 결핍만으로도 발생할 수있다"고 하였다. 미국 텍사스 주립대학의 슈파르 홀츠(Holz S) 교수는 "20세기 전반은 비타민 연구의 황금시대였으나 지금은 미네랄의 연구로 그 핵심이 옮겨졌다"고 하였다. 그만큼 미네랄의 중요성이 폭넓게 인식되고 있다.

다량 미네랄의 기능

다량 미네랄은 칼슘, 소듐, 마그네슘, 포타슘, 인, 염소가 있다. 칼슘(Ca)은 사람 몸속에서 가장 많은 양을 차지하는 미네랄로 체중의 1.5~2%를 차지한다. 체내 칼슘의 99%는 뼈와 치아처럼 단단한 조직에 들어 있으며, 나머지 1%는 혈액, 근육, 신경에 존재한다. 뼈와 치아의 구성 성분인 칼슘을 저장 칼슘이라 하고, 혈액 등에 존재하는 칼슘을 기능 칼슘이라 한다. 칼슘은 뼈와 치아를 구성하는 중요 성분이다. 혈액 응고를 돕고, 근육의 수축과 이완을 조절한다. 신경세포의 수상돌기와 축색돌기의 말단에 있는 시냅스(synaps) 간의 정보 전달을 원활히 한다. 시냅스에는 신경전달물질을 담고 있는 주머니가 있는데 이 주머니를 터뜨려 신경전달물질이 인접 세포의 신경돌기에 있는 시냅스까지 전달되는 일을 칼슘 이온이 돕는다. 또한 체액의 산-알칼리 평행의 유지를 돕는다. 내분비샘 세포에서 호르몬을 분비하는 기능을 도우며, 내분비샘 세포에서 호르몬을 분비하는 기능을 돕는다. 정신 신경을 안정시키는 작용이 있다. 칼슘은 마그네슘과 더불어 천연의 진정제, 천연의 신경안정제로 알려졌다. 혈액 속에 항상 일정량의 칼슘이 존재하는데. 혈액 속 칼슘 양이 부족해지면 뼈를 녹여 부족한 칼슘을 보충한다. 외식이 잦고 식사가 불규칙한 20대가 칼슘이 부족해지기 쉬우니 신경을 써야 한다. 칼슘이 부족할 경우 면역세포에서 면역세포로 정보전달에 혼란이 오게 되고, 잘못 전달된 정보에 의해 면역기능은 제대로 역할을 못하게 된다. 만성 염증 및 면역반응을 담당하고 있는 세포들 중 특히 T 림프구의 신호전달 과정 중에 중요하게 작용하는 것이 세포막을 통한 칼슘 이온의 유입과 이온통로이다. 또한 칼슘 이온은 거의 모든 유핵세포에서 중요한 2차 전령물질(2nd messenger)로 림프구를 비롯한 면역세포의 분화, 세포외유출(exocytosis), 사이토카인 생산, 면역 시냅스 생성 등에 중요한 역할을 담당한다. 림프구나 비만세포 등에서 높이 발현되어 있는 칼슘 이온 유리에 의해 활성화되는 칼슘이온 채널(calcium ion released activated calcium channel, CRAC channel)을 통한 칼슘 이온 유입은 면역반응 유발과 지속에 매우 중요하다(Feske S, 2002).

소듐(Na)은 미네랄 중에서 과다 섭취로 문제가 되는 것이 있는데 이것은 고혈압의 원인이 될 수 있는 소금 성분인 소듐이다. 소듐과 염소(Cl)는 우리가 가장 친근한 미네랄로 다양한 요리에 빠지지 않는 것이 소금이기 때문이다. 땀이나 눈물은 조금 짭조름한데, 몸에 염분이 함유되어 있기 때문이다. 성인의 몸속에는 약 100g의 소듐이 들어 있다. 체내에 흡수된 소금의 98%는 소변으로 배출되는데, 지속적으로 염분을 과잉 섭취하면 부종이나 혈압 상승을 초래할 수도 있다. 소듐과 염소가 체내의 수분을 조절하기 때문이다. 소듐은 수분 조절뿐만 아니라 pH조절도 한다. 인체의 기본은 약알칼리성으로 산성쪽으로 기울면 생명활동의 균형이 깨진다. 소듐은 이를 세심하게 조절하는 역할도 담당한다. 과다 섭취의 해를 막기 위해서는 포타슘이 풍부한 음식을 섭취해야 한다.

마그네슘(Mg)은 우리 몸속에서 2/3는 칼슘, 인과 함께 뼈의 구성성분으로 저장되어 있다. 성인의 경우 체내에 약 19g정도 있다. 나머지 1/3은 근육 등의 세포에서 활동하는 약 300여 종의 효소를 지원한다. 의학적으로 마그네슘은 위 제산제로 쓰이는 알루미늄-마그네슘 겔의 주원료이기도 하다. 알루미늄 단독으로도 수산화알루미늄 등의 형태로 제산제로 사용 가능하지만 마그네슘과 함께 쓰는 이유는 알루미늄이 변비를 일으킬 수 있고, 마그네슘이 설사를 일으킬 수 있기 때문에 둘을 같이 쓰면 부작용이 상쇄되기 때문이다. 체내에서 마그네슘은 골격에 대부분이 존재하며, 그 외에 에너지 대사와 근육수축에 관여한다. 따라서 유기 마그네슘은 체내 필수 미량영양소로 취급된다. 유기 마그네슘은 엽록소의 구성성분이므로 식물성 식품에 풍부하며 특히 코코아, 견과류, 대두, 곡류 등에 많이 함유되어 있다. 마그네슘이 결핍되면 뼈에 저장되어 있던 마그네슘이 빠져나와 혈액을 통해 공급된다. 그렇지만 칼슘과 달리 마그네슘은 뼈에서 빠져나오는 기전이 약하고 저장된 양도 그리 많지 않다보니 쉽게 결핍될 수 있다. 마그네슘이 결핍되면 근육에 문제가 생겨 근육통이나 경련이 일어나고, 심근경색 등의 심장병에 걸리기 쉽다 칼슘과 마그네슘의 최상의 균형은 2:1로 균형 있게 섭취해야 한다. 마그네슘은 천연 신경안정제다. 미국 등 서구권에서는 최고의 이슈 미네랄은 마그네슘이다. 알코올은 마그네슘을 파괴하므로 음주자는 이 미네랄이 결핍될 가능성이 크다. 마그네슘 결핍은 칼슘과 포타슘 결핍과도 관계가 있다. 심장병, 고혈압과의 관계가 열심히 연구되고 있다. 2008년 라이레스(Laires MJ)와 몬테이로(Monteiro C)는 심한 육체운동은 마그네슘을 고갈시킬 수 있다고 하였다. 이런 마그네슘 고갈은 식이 마그네슘 섭취의 한계와 함께 에너지대사, 근육기능, 산소호흡, 전해질균형을 손상시켜 육체노동 수행능력이 저하될 수 있다. 면역기능이 한 번의 매우 심한 운동이나 장기간의 과도한 훈련으로 인해 일시적으로 저하될 수 있으니 조심해야 한다. 이러한 면역저하는 일반적으로 매우 일시적이지만 상기도 감염의 임상적 문제를 일으키기에 충분하다. 2002년 볼(Vohl CH)과 볼프(Volpe SL)는 규칙적이고 적당한 운동은 마그네슘 항상성을 유지할 수 있고 감염으로부터 우리 몸을 보호하는 면역체계의 능력을 향상시키는 것으로 보고하였다. 마그네슘은 비특이적 면역반응과 특이적 면역반응 모두에서 면역체계와 강한 인과관계가 있다. 또한 마그네슘 결핍은 손상된 세포성면역과 체액성면역 작용과 관련이 있는 것으로 나타났다. 마그네슘 결핍은 순차적 염증반응의 시작과 관련된 면역병리학적 변화를 일으킨다. 운동선수의 마그네슘 결핍은 면역체계의 변화에 대해 조사되지 않았지만 마그네슘 결핍은 격렬한 운동 후 관찰되는 면역학적 변화에 영향을 줄 수 있다. 2002년 트라파니(Trapani V) 등은 코로나-19 대유행이 시작되었을 때 전 세계 마그네슘 연구그룹은 코로나-19 위험인자와 고혈압 당뇨 등 기저환자의 마그네슘결핍과 연관성이 있음을 추정했다. 또한 마그네슘 결핍이 코로나-19 감염 예방과 완화에 나쁜 영향을 미친다고 추론했다.

포타슘(K)은 체내의 남은 수분을 배출하는 역할을 한다. 수분을 증가시키는 소듐과 반대의 성질을 가지고 있으며, 인간의 세포에는 세포 속으로 들어 온 소듐을 방출하고 포타슘을 흡수함으로써 균형을 잡는 기능을 가지고 있다. 사람은 세포가 기능을 잘하는 데 필요한 충분한 양의 포타슘을 가지고 있지 못하다. 왜냐하면, 소금을 너무 많이 섭취하거나 과일과 채소를 충분히 취하고 있지 않기 때문이다. 포타슘 결핍 증상으로 신경계 이상, 불면증, 변비, 부정맥, 근육 손상, 등의 원인이 될 수 있다. 만약 포타슘이 충분하지 못하면 포도당을 에너지원으로 이용할 수 없다. 즉, 에너지가 불충분하여 근육이 마비되는 것이다. 심장은 근육으로 되어 있으므로 칼륨이 불충분하면 심장 박동이 비정상적으로 될 수 있다. 포타슘이 부족하면 사춘기 여드름이 생기게 되고 나아가 나이가 든 사람들은 피부가 건조해질 수 있는 피부 트러블에 주의해야 한다. 건강한 사람은 과다 섭취해도 소변으로 배출되기 때문에 과다 섭취에 대해 걱정하지 않아도 된다.

인(P)은 칼슘 다음으로 인체에 가장 많은 미네랄이다. 성인의 몸속에 약 780g 정도가 들어 있고, 이 중 85%는 뼈와 치아의 구성 성분으로 칼슘과 함께 존재한다. 인은 인스턴트식품이나 청량음료에 사용되기 때문에 쉽게 과다 섭취할 수 있다. 이럴 경우 칼슘이나 철분의 흡수가 잘 되지 않아서 골다공증이 생기거나 신장병이 발생하기도 한다. 매우 중요한 생리작용이 있지만 모든 식품에 골고루 들어 있어서 부족하지 않다. 기능으로는 세포 핵의 핵산, 세포막의 인지질, 혈청과 신경계통의 구성 성분, 소화된 당질과 결합하여 완전히 연소하며 지방과 단백질 연소과정에 관여한다.

미량 미네랄의 기능

철(Fe)은 특히 여성에게 매우 중요한 미네랄이며, 소염진통제를 자주 장기간 복용하시는 경우 철분을 주기적으로 섭취해 주어야 한다. 주변에 있는 철이라고 하면 못, 무쇠, 철탑, 철문, 철길 등이 떠오른다. 그러니 우리 몸속에서 철이 사용된다고 하면 신기하다고 생각할 수 있다. 성인의 경우 약 4.2g의 철분이 들어 있다. 철분은 혈액 세포인 적혈구(red blood cell, RBC)를 지원하는 미네랄로, 적혈구 내에 있는 혈색소인 헤모글로빈(hemoglobin)의 가장 중요힌 구성 성분이다. 헤모글로빈 때문에 혈액이 빨갛게 보인다. 우리 몸속의 철분은 65%가 헤모글로빈 속에 들어 있으며, 폐에서 거두어들인 산소를 온몸에 있는 세포로 전달하는 역할을 한다. 만약 철분이 결핍될 경우 우리 몸속에서 에너지를 만들기 위해 꼭 필요한 산소를 운반하지 못하기 때문에 곤란해진다. 산소를 운반하는 역할을 하는 철을 기능 철분이라 한다. 나머지 약 30%는 저장 철분으로 간, 골수, 비장에 저장되어 있다가 출혈로 철분이 소실될 경우 혈액으로 방출되어 기능 철분으로 작용한다. 그 외에도 소량의 철은 근육 성분(미오글로빈, myoglobin)과 결합하여 산소의 운반 및 저장 기능을 하거나 대사 반응에 관여한다. 가장 잘 알려진 철분 결핍증은 빈혈이다. 빈혈에 걸리면 창백한 피부, 심한 피로감, 변비, 손톱이 잘 부서지고 호흡곤란 등이 나타난다. 여성들은 대부분 철을 충분히 섭취하고 있지 않다. 어린이의 철 결핍 증상은 신경 불안, 활동 과잉증, 학습력 저하, 집중력 감소, 의욕 상실, 지적 성취도 저조 등을 찾아볼 수 있다. 적혈구의 수명은 약 120일로 수명이 다된 적혈구는 비장에서 파괴되지만, 적혈구 안의 철분은 다시 적혈구 합성 시 재이용된다. 이와 같이 몸속에 있는 철분은 거의 몸 밖으로 배출되지 않는다. 저장 철분이 적은 유아와 아동, 월경, 임신, 출산 등으로 철분이 소실되는 여성은 가만히 있어도 빈혈이 생기기 쉬우므로 적극적으로 철분을 섭취하여야 한다. 섭취하여야 한다. 철분은 면역기능에서도 중요한 영양소로 과산화효소나 카탈라아제의 성분이다. 이들 효소는 항산화 작용을 해 세포의 손상을 방지하고, 병균에 대한 방어 작용을 하는 등 면역기능을 튼튼하게 한다. 그렇기 때문에 철분이 부족하면 면역 및 항산화 기능이 떨어져서 세포가 노화하거나 질병에 노출될 확률이 높다.

아연(Zn)은 철과 마찬가지로 우리 몸속에 있다는 것이 이상하게 생각할 수 있다. 아연의 95% 아상이 세포 내에 존재하며, 100여 종의 아연 함유 효소로 화동하고 있다. 성인 몸속에 약 2.3g이 들어 있다. 새로운 세포를 만드는 데 필요한 효소 성분으로 신진대사를 활성화하고, 에너지를 만들거나, 바이러스로부터 몸을 지켜주는 역할을 한다, 아연의 혀의 표면에 존재하는 미뢰(taste bud) 세포를 만드는 역할을 한다. 미뢰는 사람에서 약 1만 개 정도 있으며, 단맛, 쓴맛, 짠맛을 구분할 수 있는 각각의 미뢰가 있다. 이 세포는 약 2주간 사이클로 소멸과 생성을 반복한다. 아연이 결핍될 경우 미각 이상, 식욕부진, 성장장애, 피부염 등을 일으킨다. 아연이 결핍되면 맛과 냄새감각을 잃게 되며 면역계와도 깊은 관계가 있어 부족하면 감기 등 감염이 쉽게 온다. 성장지연, 여드름, 식욕감퇴로 고생할 수도 있다. 남자는 특히 아연이 많이 필요한데 부족하면 성 불능, 불임의 원인이 될 수 있다. 전립선의 건강에 무엇보다 필요한 것이 아연이다. 아연은 남성호르몬이나 여성호르몬이 활발하게 만들어지도록 한다. 부족할 경우 탈모, 거친 피부, 건망증이 심해지기도 한다. 아연은 항산화를 통해 체내의 염증 수치를 감소시키고, 면역 체계를 건강하게 유지할 수 있도록 각종 유해한 화학물질의 체내 생성을 억제한다. 아연이 부족할 경우 우리 몸의 면역 체계가 병원균에 대항하고 항체를 생성하는 데 어려움이 있다. 그렇기 때문에 아연이 상대적으로 부족한 어린이와 노인이 더욱 질병에 걸리기 쉬운 이유이다. 아연은 알코올 탈수소효소(alcohol dehydrogenase) 등의 탈수소효소, DNA 중합효소(DNA polymerase), SOD 등의 많은 효소에 들어 있어 체내 대사과정이나 반응을 조절하기 때문에 생체반응에 많은 영향을 미친다. 특히 아연은 정상적인 면역기능과 세포분열을 위해 꼭 필요한 성분이다. 부족할 경우 외부 유해물질에 대한 자연 방어력이 저하된다.

황(S)은 몸을 구성하는 데 꼭 필요한 미네랄로, 대부분 단백질 식품을 통해 섭취할 수 있다. 황은 체내에서 단독으로 존재하는 것이 아니라 메티오닌이나 시스테인과 같은 함황 아미노산 성분으로 흡수된다. 함황 아미노산은 모발, 피부, 연골 세포의 재료가 되고, 결핍 시 손톱이 물러지거나 탈모가 일어나며, 피부염과 기미가 생기고, 관절이 약해지는 등의 증상이 나타난다. 황은 비타민 B_1이나 판토텐산과 결합하여 보조효소가 되고, 당질이나 지방 대사에 도움을 준다. 황에는 해독작용이 있어 유해한 미네랄의 축적을 막아주기 때문에 여드름이나 무좀 등에도 효과가 있다. 영양제로 다량 섭취할 경우 동맥경화, 구토, 어지럼증, 백혈구 증가 등이 일어날 수 있으니 조심해야 한다. 단백질을 항상 먹을 경우 필요량을 섭취하고 있기 때문에 한국인의 식이섭취기준에 황에 대한 것은 정해진 게 없다. 황이 부족하면 면역에 관련이 있는 단백질 구조가 비정상적으로 되어 면역에 문제가 생길 수 있다. 황이 포함되어 있는 아미노산인 메티오닌 복용은 면역에 좋은 글루타티온의 농도를 높이나, 면역에 역효과를 주는 호모시스테인의 생산도 증가시키는 등의 부작용이 있다(Brosnan JT 및 Brosnan ME, 2006; Garlick PJ, 2006). 황의 항바이러스 효과는 이미 보고되어 있다(Fong J 및 Bernal E, 1953; Fong J 1953).

구리(Cu)하면 동전이 떠오른다. 우리 몸에는 약 75mg 정도의 구리가 존재한다. 섭취한 대부분의 구리는 소장에서 흡수되어 간에 저장된다. 간에서 구리 운반 단백질인 세룰로플라스민(ceruloplasmin) 과 결합하여 혈액을 통해 필요한 조직으로 이동한다. 대부분은 담즙과 함께 소장에 분비되고 변에 섞여 배출된다. 구리의 주요 활동은 철분이 적혈구에 있는 헤모글로빈에 잘 결합하도록 도와주는 역할을 한다. 구리는 성인병의 원인인 활성산소를 억제하는 항산화효소의 보조효소로 작용한다. 멜라닌 색소 합성 대사에 관여하여 피부와 머리카락의 색소를 형성한다. 그 외에도 활성산소 제거제인 SOD의 필수 성분이다. 결핍되면 빈혈 유발, 혈관 약화, 뇌의 장해, 지질과산화물 증가, 피부색소 결핍 등 발생할 수 있다.

요오드(I)는 에너지 대사 조절 기능, 갑상선호르몬(타이록신)의 원료다. 잘 알려진 요오드의 결핍증은 갑상샘종(갑상샘비대)이다. 우리 몸 안에는 13mg 들어있다. 요오드는 흡수력이 높아서 섭취량 대부분이 체내로 흡수되어 갑상선으로 운반되고, 대부분은 다시 소변으로 배출된다. 가벼운 요오드 결핍도 동맥경화, 비만, 정신적, 육체적 부진, 건조한 머리카락, 맥박이 빨라지고 심게 기능 항진, 신경과민, 불안, 초조 등의 증세를 유발할 수 있다. 요오드 결핍으로 인한 가장 비극적인 질환은 크레틴병인데 이것은 소아의 심각한 육체적, 정신적 박약증이며 임산부의 요오드 결핍 식사로 발생한다.

크롬(Cr)은 조금만 부족하게 되어도 심각한 문제를 낳을 수 있다. 크롬은 체내에 흡수된 뒤 혈액 속에 있는 트랜스페린(transferrin)이라는 철 운반단백질과 결합하여 간, 콩팥, 비장, 뼈로 운반된다. 성인 몸속에는 1.8mg 정도가 존재한다. 크롬은 충분히 흡수되기 어려운 것이기 때문에 현대인에게 당뇨와 심상 실환의 위험이 커지고 있다. 크롬이 당질이 너무 많아져 혈당치가 올라간 경우 필요한 인슐린의 힘을 강하게 하기 위해 필사적으로 활동하기 때문이다. 가벼운 결핍이 많은데 나이가 늘어감에 따라 결핍 우려가 더 커진다. 크롬은 고혈당(당뇨병), 저혈당의 방제에 도움을 주는 영양소이다. 인슐린의 활성을 향상 시킨다. 그러므로 혈당에 문제가 있는 사람은 매일 한 수저씩 먹어 주는 것이 좋다. 영양소를 공급하는 식품은 효모, 육류, 통곡식이다. 비타민 C와 함께 섭취하면 흡수력이 높아진다.

셀레늄(Se)은 세포의 노화를 예방하는 역할을 하여 중요한 미네랄이다. 노화의 원인이 되는 과산화효소를 제거하고 글루타티온(glutathione)은 페록시다아제(peroxidase)라는 효소의 구성성분이 된다. 성인 몸속에 13mg 정도 들어 있으며, 소장 상부에서 흡수되어 소변 배출로 조절이 된다. 주름과 새치가 늘어나거나, 혈관이 약해져 병에 걸렸을 때 글루타티온 페록시다아제가 활성 산소를 제거하고 노화가 진행되지 않도록 한다. 또한 셀레늄은 황, 비소, 카드뮴, 수은 등의 독소를 억제하여 건강과 젊음을 지켜주는 역할도 한다. 최근에는 면역기능의 강화와 감염 및 암 예방 효과가 기대되는 미네랄로 주목을 받는다. 현재 많은 연구가 진행되고 있으며 인간을 성인병으로부터 보호해 주는 미네랄로 기대가 많다. 암 예방, 심장병 예방, 항산화제로서 면역력의 기능을 돕고 독성물질이 세포를 파괴하는 것을 막는 데 도움을 준다고 알려져 있다. 셀레늄은 비타민 E와 밀접한 관계가 있다. 육류, 곡류 등에 함유되어 있는 미량 원소인 셀레늄이 결핍된 식사를 한 독감 환자의 경우 셀레늄을 충분히 섭취한 환자보다 더 고생을 한다. 영국 BBC 방송에 따르면 미국 실험생물학회지(FASEB) 최신호에 셀레늄 성분이 결핍된 쥐가 독감 바이러스에 훨씬 큰 고통을 당하며, 셀레늄 결핍은 심지어 폐렴으로 악화될 수도 있다 하였다. 미국 노스캐롤라이나대학의 영양-소아과 전문의인 멜린다 베크 박사는 사람의 경우도 셀레늄이 결핍되면 침입한 독감 바이러스가 쥐에서처럼 보통 독감 바이러스가 매우 강한 변종으로 변이를 일으키는 것처럼 비슷한 변이를 일으킬 가능성이 있다고 하였다(Beck MA 등, 2001).

망간(Mn)은 간, 췌장, 콩팥, 모발 등 신체 조직이나 장기에 넓게 분포한다. 특히 뼈에 많이들어 있는 미네랄이다. 성인 몸속에 12mg 함유되어 있다. 발육기에 뼈 성장을 돕고, 단백질이나 DNA 합성에도 관여하는 효소의 보조효소로 작용하기 때문에 애정 미네랄이라고도 부른다. 구리/아연 초과산화물 불균등화효소(copper/zinc superoxide dismutase, Cu/Zn SOD)와 망간 초과산화물 불균등화효소(manganese superoxide dismutase, Mn SOD)는 활성 산소종(ROS)을 효과적으로 제거하고 면역계의 산화환원 균형을 유지할 수 있다(Lu X 등, 2015).

몰리브덴(Mo)은 성인 몸속에 9.3g 들어 있으며, 간이나 콩팥에 많이 들어 있다. 몰리브덴은 몸의 쓰레게 처리를 도와주는데, 간에서 요산(uric acid)으로 바꾸고 콩팥을 통해 소변으로 배출한다. 몰리브덴은 잔틴 산화효소(Xanthine oxidase), 알데히드 산화효소(aldehyde oxidase), 아황산 산화효소(sulfite oxidase)의 보조인자로 사람에서 요산 생산과정에 관여한다.

코발트(Co)는 1935년 비타민 B_{12}의 구성성분으로 발견 되었다. 성인 몸속에 1.5mg 들어 있으며,골수의 조혈작용을 도와 적혈구를 만드는데 관여한다. 코발트가 장내세균에 의해 비타민 B_{12}로 변신하는 성질을 가지기 때문이다.

코로나19와 미네랄 및 면역증진

코로나19를 막는 작지만 강한 미량영양소, 면역력을 지키려는 필수 영양소인 비타민과 미네랄에 대한 광고들이 많다. 어떤 음식을 선택하여 어떻게 섭취하는가에 따라 영양 상태가 달라지고 건강의 기초도 달라진다. 자신이 선택한 먹거리를 일정한 시간에 일정하게 먹는 것이다. 따라서 건강을 유지하기 위해서는 영양의 균형을 맞추는 게 중요한데, 그러기 위해서는 영양소가 함유된 식품을 다양하게 골고루 섭취하도록 노력해야 한다. 자연식을 통하여 몸에 필요한 영양소를 균형이 있게 섭취한다면 우리는 질병을 예방하고 몸의 상태를 최상의 상태로 유지할 수 있을 것이다. 코로나19 사태가 지속되면서 면역력에 관심 갖는 이들이 늘어나고 있다. 최근 현대인들은 서구화된 식습관, 운동 부족, 영양불균형 등의 생활이 지속되면서 면역력과 에너지 부족으로 만성피로에 시달리는 경우가 많다. 떨어진 면역력과 활력을 채우기 위해 대부분의 사람들은 면역력에 좋은 음식으로 부족한 영양소를 채우고자 하는데, 그 양이 미미하고 조리과정에서 손실되는 경우가 많다. 이에 따라 보다 간편한 방법으로 섭취 가능한 종합비타민 추천 제품을 찾는 이들이 늘고 있는 추세다. 면역력에 좋은 영양제 선택 시, 식약처에서 지정한 일일 권장량을 충분히 섭취할 수 있는 제품을 살펴보는 것이 좋다. 시중에는 다양한 형태의 종합멀티비타민들이 나오고 있지만 종합비타민의 경우 영양소를 정제에 골고루 배합해야 하므로 일일 권장량을 채우지 못하는 경우가 많기 때문에 함량을 꼼꼼히 살펴보아야 한다.

미네랄을 충분히 섭취하려면 여러 가지 자연식품을 균형이 있게 골고루 먹되 특히 칼슘, 철, 요오드의 급원을 빠뜨리지 않게 주의한다. 미량 미네랄을 섭취하는 데 가장 중요한 것은 되도록 덜 정제되고 덜 가공된 음식을 먹는 일이다. 각종 가공식품과 흰 밀가루, 흰쌀, 흰 설탕으로 만들어진 식품은 그 대사에 필요한 비타민과 미네랄을 거의 갖고 있지 않다. 미네랄은 비타민과 밀접한 관계가 있으므로 균형 잡힌 미량영양소의 섭취가 중요하다. 예를 들면 비타민 C는 철, 칼슘의 흡수율을 높이며, 비타민 A가 간에서 나와 이용되려면 아연이 필요하다. 미네랄 중에는 인체에 해를 끼치는 무서운 중금속도 있다. 수은, 납, 카드뮴 등인데, 환경오염의 결과로 인체에 들어온다. 칼슘, 셀레늄, 아연은 비타민 A, C, E와 함께 이러한 오염물질로부터 인체를 보호해 주는 역할을 한다. 술은 혈액 내의 칼슘, 마그네슘, 아연의 양을 감소시키므로 음주 후에도 칼슘 식품을 섭취하면 좋다. 미네랄을 적극적으로 섭취하기 위해서는 제철 과채류를 적극적으로 찾아야 한다. 과채류 등에서 미네랄을 적극적으로 섭취해야 한다.

면역세포 균형을 돕는 미네랄

날로 증가하고 있는 성인병이 보여주듯 현대인의 건강 상태에 빨간불이 들어온 지 오래다. 여기에는 여러 가지 이유를 들 수 있겠지만, 가장 큰 원인은 바로 '미네랄 결핍' 때문이라는 것이 의학계의 공통된 시선이다. 현대인의 건강을 위해서 미네랄 섭취가 꼭 필요하다는 것은 잘 알려져 있는 상식이지만, 많은 이들이 그 필요량만큼 섭취하지 않고 있는 것 또한 사실이다. 현대인들이 바쁘고, 손질하기 귀찮다는 이유로 점차 '자연 식품'을 멀리하고 '가공 식품'을 가까이 하기 때문이다. 미네랄은 왜 중요하고, 우리 몸에 어떻게 작용할까? 무엇보다도 미네랄은 세포의 건강과 밀접한 관계를 가진다. 암은 건강하지 못한 세포에서 생기기 쉽다. 즉, 미네랄이 우리 몸에서 부족하지 않도록 하는 것은 암을 예방하는 방법이 되기도 한다. 또한 미네랄은 아미노산, 지방산, 비타민을 사용하는 신체기능에 촉매역할을 한다. 다른 영양분을 아무리 많이 섭취한다고 하더라도, 미네랄의 상호작용이 없이는 영양물들로부터 필요한 효능을 얻어낼 수 없다. 결론적으로, 건강을 지속적으로 유지하기 위해서는 우리 몸에 미네랄이 계속적으로 보충되어야만 하는 것이다. 면역력을 높이고 노화를 막는 주요 미네랄, 아연과 셀레늄 미네랄은 제각각 역할과 효능이 다르다. 미네랄 중 아연은 면역반응에 가장 깊이 관여하는 무기질로 흉선이나 임파선 같은 면역기관을 지켜주며 T-세포와 대식세포의 기능을 활성화시킨다. 또한 아연은 피로를 예방하고 정력감퇴를 막아주는 힘이 있어 노인들에게 특히 중요한 성분이다. 벨기에의 한 연구팀이 70세 이상의 노인 환자 15명에게 아연을 투여한 결과, 노인들의 면역력 향상에 도움이 됐다는 보고도 있다. 아연은 주로 효모, 밀눈, 굴, 콩 등에 많이 함유되어 있으며, 비타민 E와 함께 복용하면 효과가 더욱 커진다. 중요한 미량 영양소 중 또 다른 하나는 셀레늄을 들 수 있다. 셀레늄은 백신 반응에 관여하는데, 병원체와 싸우는 단백질인 항체의 형성을 촉진시켜 주는 역할을 한다. 또 활성산소라고 하는 자유라디칼이 우리 세포를 공격하는 것을 막는 항산화 효과도 지니고 있다. 셀레늄은 요즘 암 분야에서 주목하고 있는 미네랄이기도 하다. 일부에서는 셀레늄이 스스로 소명을 다한 세포의 자살(아톱토시스, apoptosis)을 도와 암세포가 증식하지 않도록 한다고 주장하지만 아직 뚜렷하게 검증된 것은 아니며 연구가 계속 이루어지고 있다. 이와 같은 셀레늄이 우리 몸에서 필요한 양은 극히 소량이다. 성인 일일권장 셀레늄 섭취량은 천분의 1gram 정도이다. 이 또한 자연의 음식을 통해 섭취하는 것이 좋으며 보조제를 통한 과다 섭취는 오히려 탈모, 무기력증과 같은 부작용을 일으킬 수 있다. 셀레늄이 많이 포함된 식품으로는 현미, 마늘, 효모 등이 있다. 특히 효모는 100g중 800~2,000mg의 셀레늄을 포함하고 있는 아주 뛰어난 셀레늄 공급원이다. 미네랄이 풍부한 현미는 암환자들을 위한 최고의 '완전식품'이다. 각 미네랄마다 몸에 좋은 역할과 효능을 가지고 있지만, 그렇다고 여러 미네랄을 한 번에 혹은 일일이 챙겨먹기란 쉽지 않은 일이다. 이럴 때 영양사로서 권할 수 있는 식품이 바로 현미다. 현미는 암환자들의 식이요법을 얘기할 때 빼 놓을 수 없는 식품이기도 하다. 왜냐하면 우리 몸에 꼭 필요한 미네랄은 정제된 알약 같은 보조제의 형태보다 식품으로 섭취하는 것이 가장 이상적인데, 우리 밥상에서 현미만큼 미네랄이 풍부한 음식도 없다. 미네랄 외에 단백질마저도 풍부하게 함유돼 있어 예로부터 동서양을 막론하고 현미밥을 '완전식품'으로 여겼다. 보통 우리가 영양학적으로 완전식품이라고 하면 우유나 달걀을 떠올리는데, 오히려 이들은 단백질이 지나치게 많고, 비타민과 미네랄은 부족하다. 이에 비해 현미는 비타민과 미네랄을 풍부하게 갖추면서 단수화물과 단백질도 균형 있게 포함하고 있으니 진정한 '완전식품'에 해당된다. 쌀의 겉껍질만 제거한 현미는 섬유질이 풍부하다. 이러한 현미로 밥을 지은 현미밥은 거친 식감을 가지고 있는 것이 특징이다. 꼭꼭 씹어 먹지 않으면 소화가 잘 안될 정도다. 이것은 현미에 섬유질이 많이 남아 있기 때문인데, 그래서 현미밥을 먹는 이들에게서는 변비 증상이 잘 없다. 섬유질 섭취가 충분해 장내 미생물들의 먹이가 충분하게 되면 그만큼 몸 속에 유익균들이 증가하게 되고, 그 결과 우리 몸의 해독시스템 또한 강화된다. 즉, 어쩌다가 몸에 나쁜 물질이 들어와도 체내의 치유 시스템이 잘 작동하여 그만큼 배출이 원활해지는 것이다. 다만, 현미밥은 섬유소가 많아 소화가 힘들 수 있기 때문에 그 점을 조심해야 한다. 소화를 위해서는 식사할 때 50번에서 100번 이상 현미밥을 꼭꼭 잘 씹어서 삼킬 것을 권한다. 입 안에서 완전히 액체 상태로 만들어 넘긴다는 기분으로 씹으면 소화하는데도 무리가 없고 현미의 영양소는 알차게 섭취할 수 있을 것이다.

아연

미국의 전임 대통령이었던 트럼프 대통령이 코로나에 걸렸을 때 항바이러스

제인 렘데시비르(Remdesivir)와 함께 면역력 강화를 위해 아연, 비타민 D, 멜라토닌 등을 함께 처방받아 복용했다는 보도가 나왔다. 왜 아연을 처방했을까? 아연은 면역계의 정상적인 발달과 면연세포들의 균형을 유지하는 데 필요한 미네랄이다. 아연은 체내 100여개 이상의 효소와 구성요소로 작용하여 촉매 활성에 기여하고 면역작용 및 세포분열에 관여하는 특성을 가지고 있다. 개발도상국가의 인구 중에서 액 20억 명의 사람들이 아연이 부족한 상태이다. 또한 개방도상국가에 사는 어린이들 중에서 약 80만 명이 아연 결핍으로 사망했다고 한다. 그리고 성인 남성중에서 10명 중 1명이 아연 부족상태이다. 특히 아연은 남성과 어린이들에게 더욱 중요한 영양소인데 자라나는 아이들에게 특히 아연이 정말 중요하다, 아연이 성장과 발달에 관여하는 이유는 아연을 보충해주면 효소의 활성이 높아지기 때문이다. 또한 효소가 생물학적 활성을 가지도록 단백질의 구조를 안정화시키는 역할도 한다. 아연은 단백질 합성에 꼭 필요한 미네랄이다. 단백질은 우리 몸에서 20여 종의 아미노산으로 잘게 쪼개진 후에 흡수가 되는데, 이 아미노산이 우리 몸에서 필요한 항체 단백질도 만들고, 인슐린 호로몬도 만들고, 남자들의 정액이나 테스토스테론도 만들게 되는데, 이때 아연이 필요하다. 결과적으로 아연이 부족하면 항체를 만들지 못하여 면역이 떨어진다. 인슐린을 만들지 못하니까 당뇨가 심해지고 정액이나 남성호르몬을 못 만드니까 남자들의 성 기능이 떨어진다. 어린아이들의 경우 아연이 부족하면 키가 자라지 않고 왜소한 아이가 된다. 인지능력이 저하되기 때문에 학습능력도 떨어진다. 또한 바이러스 감염도 자주 걸리며 감기나 입병, 피부병에 자주 걸리게 된다. 성인의 경우 머리털이 빠져 대머리가 되며 특별한 병이 없는데도 이유 없이 밥맛이 없고 체중이 빠진다. 이럴 경우 아연을 보충해주면 좋아지는 경우가 많다. 아연은 눈에 중요한 영양제이기도

하다. 백내장이나 황반변성, 시신경위축이 나타날 수 있다.아연이 부족하면 인슐린이 잘 생성되지 않아 당뇨로 연결되며 성기능, 근육생성, 전립선 건강에 관여하는 미네랄이다. 감기 환자에게 24시간 이내에 다량의 아연을 섭취시켰더니 감기 회복 속도가 3.1배가량 빨라졌다는 연구 결과도 있다 감기에 걸리는 이유는 콧구멍과 목에 증식하는 리노바이러스(rhinovirus) 때문이다. 아연은 리노바이러스가 증식하는 것을 막아준다. 다른 바이러스에 대한 증식도 막는다. 미국의 코네티컷대 연구팀이 다발성경화증을 앓고 있는 쥐들을 대상으로 아연을 공급한 결과 증상이 완화됐음을 발견했고(다발성경화증: 뇌, 척수, 시신경을 포함하는 중추신경계애서 발생하는 만성 신경면역질환계), 미국 뉴욕마운트 사나이 의과대학의 수반 볼룸교수는 자가면역 질환의 예방과 치료에 아연의 중요성을 강조하였다고 한다.

아연의 1일 섭취 권장량은 성인기준으로 남성이 11㎎, 여성이 8㎎이다. 아연이 많은 음식은 굴을 포함한 어패류 돼지고기, 소고기의 붉은 살에 많다. 굴 같은 경우 5~6개(약 80g)정도면 하루 1일 권장량을 충족시킬 수 있는 10mg을 섭취할 수 있다. 소고기, 특히 소간 100g에는 7.3㎎의 아연이 함유되어 있다. 그리고 해조류인 미역, 다시마 등은 아연뿐 아니라 식이섬유소도 풍부해서 장 움직임을 원활하게 하여 변비를 예방하는데도 도움이 된다. 아연은 우리 몸에 저장되지 않아 아연이 든 식품 등을 섭취해 보충해 주어야 한다. 아연은 굴에 가장 많이 들어 있다. 굴 6개를 먹으면 아연 그밖에도 꽃게, 콩, 소고기, 보리, 꼬막, 현미 등에 들어 있다. 매일 식품으로 섭취하기 어려우면 보충제를 복용하는 것이 좋다, 세계보건기구(WHO)에 따르면 하루 권장량은 성인 남자의 경우 45mg, 성인 여자는 35mg이다. 보충제 구입 시 산화아연(zinc oxide)이나 글루코산 아연(zinc gluconate)이 제일 많이 쓰이는 성분인데, 가격이 저렴하지만 흡수율이 좋지 않다. 비활성형 아연인데 대부분 종합영양제에 들어 있는 아연이 이 성분이다. 추천하는 아연은 아연 피콜리네이트(zinc picolinate), 아연 글리시네이트(zinc bisglycinate) 또는 모노메티오닌 아연(zinc monomethionine)인데 흡수율이 높고 생체이용률도 높은 활성형으로 아연을 보충제로 복용할 경우 이 성분을 구입하는 것이 좋다. 아연 비스글리시네이트가 조금 더 낫지만 아연 피콜리네이트는 상대적으로 더 오랫동안 아연 보충제로 쓰인 성분입니다

셀레늄

셀레늄(Selenium)은 갑상선의 기능을 향상시키는데 있어서 꼭 필요한 미네랄이다. 강력한 항산화효소인 글루타티온(glutathione)이 제대로 열일 할 수 있도록 돕는 역할을 한다. 셀레늄이 부족하게 되면 어떻게 될까? 호르몬을 분비하는 갑상선의 기능이 약해지고 활성산소에 의한 세포의 손상이 일어나게 된다. 이렇게 되면 우리 몸의 면역계에서는 손상된 세포들을 비정상적인 외부 항원으로 인식하기 쉬워질 수 있다. 실제로 갑상선 자가면역 질환 중 하나인 하시모토병(Hashimoto's disease) 환자들에게 하루 200mcg의 셀레늄을 공급하자 자가면역 항체 중 하나가 감소되었다는 연구가 있다. 자가면역은 면역계에 문제가 있어서 자기 세포나 조직을 공격하는 것이고 그러한 비정상적인 항체가 감소되었다는 것이다.

셀레늄의 성인 하루 섭취권장량은 55㎍이다. 셀레늄이 풍부한 음식으로는 브로콜리, 양배추, 오리고기, 닭고기, 우유, 어패류, 도정되지 않은 곡물 등 셀레늄이 들어있는 음식들이다. 그 외에도 브라질너트(Brazil nut), 넙치, 황다랑

어, 계란, 코티지치즈(cottage cheese), 정어리, 표고버섯에도 많이 들어있다. 셀레늄이 가장 많은 음식은 50g에 47.2㎍로 하루 섭취권장량의 85%를 차지하는 조기이다. 그 다음으로는 고등어가 50g에 43.9㎍으로 섭취권장량의 79%가 함유되어 있다. 돼지고기(삼겹살), 소고기(등심)에는 각각 9.9㎍, 7.9㎍으로 생선류에 비해서는 다소 낮은 셀레늄이 함유되어 있다. 보통 곡물은 도정과정에서 50~90% 손실이 발생하여 곡류보다는 어패류나 육류가 더 좋은 셀레늄의 공급원이라고 할 수 있다. 셀레늄 보충제는 일반적으로 셀레노메티오닌(selenomethionine) 또는 셀레나이트(selenite)의 형태로 제공된다. 이중 셀레노메티오닌이 신체가 흡수하기 더 쉬우므로 보충제 선택 시 고려하면 좋겠다.

마그네슘

'마그네슘과 질병의 회복(Magnesium: Reversing Disease)'의 저자인 토마스 레비(Thomas Evan Levy) 박사는 세포 내부의 과도한 칼슘이 대부분 질병의 주요 원인이며, 마그네슘은 천연 칼슘 통로 차단제라고 하였다. 이와 같은 이유로 머콜라 박사 또한 블루투스와 와이파이, 안테나, 기지국 등에서 나오는 전자기장(Electromagnetic Field, EMF, 고주파 방사선) 노출에 대한 대책으로 마그네슘 보충을 권장한다고 하였다. 천연 칼슘 길항제인 마그네슘은 기존재하였던 칼슘 침착을 녹이고 신체의 칼슘을 정상화하는 데 도움을 준다. 전 원인으로 인한 사망률을 낮추고 사망 가능성을 줄인다. 즉, 마그네슘이 신체 모든 세포에 유리한 영향을 미친다는 거다. 칼슘이 많을수록 전 원인으로 인한 사망 확률이 증가하고 칼슘이 적을수록 이는 감소한다. 마그네슘은 많을수록 전 원인으로 인한 사망 확률이 감소하며 마그네슘이 적을수록 이는 증가한다. 마그네슘은 신체 모든 화학반응 80%에 어떤 식으로든 직접적으로 참여한다. 에너지 이용, 신경과 근육 기능 유지에 필요할 뿐만 아니라 신체 모든 곳에서 중요하게 작용한다. 질병마다 자세히 살펴본다면, 마그네슘 결핍 그 자체가 많은 질병을 유발하는 원인임을 알 수 있다.

규소

체내에서 합성되지 않기 때문에 음식, 건강기능식품 등을 통해 섭취해야 하는 영양소가 있다. 바로 미네랄(무기질)이다. 미네랄은 우리 몸에서 필요로 하는 양은 아주 작지만, 부족할 경우 다양한 건강 문제를 일으키고 신체 기능을 떨어뜨린다고 알려진다. 특히 규소(Si)는 우리 몸에서 세포를 만드는 가장 기본적인 물질이기 때문에 부족할 경우 신체 전반적인 기능이 떨어지기 쉽다. 면역력과 항산화 기능에 필수적인 규소에 대해 알아본다. 규소는 산소 다음으로 지구상에 많이 존재하는 원소다. 인체 세포막을 구성하는 주성분으로 식물의 세포막인 식이섬유도 대부분 규소로 이뤄져 있다. 규소는 세포막에 분포하면서 세포막이 탄탄하게 자리잡을 수 있도록 형태를 유지해준다. 미국의 유명 모델인 미란다커와 배우 카메론 디아즈가 피부 건강과 탄력을 위해 규소수(水)를 마신다고 밝히기도 했다.

독일과 일본 연구자들이 규소의 면역력 증진과 항염증 효과, 암 성장 억제 등과 같은 연구에 나서면서 다양한 연구 논문이 나오고 있다. 국내에서는 이시형 박사와 선재광 한의사가 '실리콘벨리의 기적을 만든 강력한 규소의 힘과 그 의학적 활용'이라는 책을 2020년에 발간해 규소의 중요성에 강조하고 있다. 규소는 나이가 들수록 몸속에서 감소하고, 체내 합성이 되지 않기 때문에 식품 등으로 충분히 섭취해야 한다. 수용성 규소는 몸에 쌓이지 않고 소변 등을 통해 몸 밖으로 배출되기 때문에 충분히 섭취해도 된다. 규소가 풍부한 식품으로는 현미와 통밀, 감자, 아스파라거스, 생간, 가리비 등이다. 규소 흡수율을 높인 규소 함유 생수도 판매되고 있어 필수 미네랄 섭취를 간편하게 할 수 있다.

철분

백혈구의 일종인 호중구가 병원균을 죽이는데 이때 호중구에서 분비되는 효소인 카탈라아제의 주성분이 철분이다. 세포나 혈관을 보호하면서 항산화작용에 중요한 역할을 한다. 철분은 너무 많아도 너무 적어도 문제가 된다. 과량의 철분은 또 다른 적이 되어 나를 해칠 수도 있다. 철분이 많은 음식은 붉은색을 띠는 육류에 많고요 콩류나 녹황색채소, 견과류, 시리얼 등에도 풍부하다. 철분이 과하면 혈액흐름을 나쁘게 해서 뇌졸중같은 질환을 유발할 수도 있다니 주의가 필요하다.

참고문헌

1. McFall-Ngai M, Hadfieldmg, Bosch TCG, Carey HV, Domazet-Lošo T, Douglas AE, Dubilier N, Eberl G, Fukami T, Gilbert SF, Hentschel U, King N, Kjelleberg S, Knoll AH, Kremer N, Mazmanian SK, Metcalf JL, Nealson K, Pierce NE, Rawls JF, Reid A, Ruby EG, Rumpho M, Sanders JG, Tautz D, Wernegreenw JJ : Animals in a bacterial world, a new imperative for the life sciences. Proc Natl Acad Sci U S A. 2013 Feb 26; 110(9): 3229-3236. doi: 10.1073/pnas.1218525110
2. Haryanto B, Suksmasari T, Wintergerst E, Maggini S : Multivitamin supplementation supports immune function and ameliorates conditions triggered by reduced air quality. Vitam Miner 2015;4:1-15.
3. Ooi JH, Li Y, Rogers CJ, Cantorna MT : Vitamin D regulates the gut microbiome and protects mice from dextran sodium sulfate-induced colitis. J Nutr 2013;143:1679-1686. doi: 10.3945/jn.113.180794.
4. Cantorna MT, McDaniel K, Bora S, Chen J, James J : Vitamin D, immune regulation, the microbiota, and inflammatory bowel disease. Exp Biol Med 2014;239:1524-1530. doi: 10.1177/1535370214523890.
5. Biesalski HK : Nutrition meets the microbiome: Micronutrients and the microbiota. Ann N Y Acad Sci 2016;1372:53-64. doi: 10.1111/nyas.13145.
6. Yoshii K, Hosomi K, Sawane K, Kunisawa J : Metabolism of Dietary and Microbial Vitamin B Family in the Regulation of Host Immunity. Front Nutr 2019;6:48. doi: 10.3389/fnut.2019.00048.
7. Cantorna MT, Snyder L, Arora J : Vitamin A and vitamin D regulate the microbial complexity, barrier function, and the mucosal immune responses to ensure intestinal homeostasis. Crit Rev Biochem Mol Biol 2019;54:184-192. doi: 10.1080/10409238.2019.1611734.

8. Lee H, Ko G : Antiviral effect of vitamin A on norovirus infection via modulation of the gut microbiome. Sci Rep 2016;6:25835. doi: 10.1038/srep25835.
9. Forman HJ, Torres M, Fukuto J : Redox signaling. Mol Cell Biochem 2002;234-235:49-62. doi: 10.1023/A:1015913229650.
10. Rahman K : Studies on free radicals, antioxidants, and co-factors. Clin Interv Aging 2007;2:219-236.
11. Halliwell B : Antioxidants in human health and disease. Annu Rev Nutr 1996;16:33-50. doi: 10.1146/annurev.nu.16.070196.000341.
12. Gombart AF : The vitamin D-antimicrobial peptide pathway and its role in protection against infection. Future Microbiol. 2009;4:1151. doi: 10.2217/fmb.09.87.
13. Maggini S, Beveridge S, Sorbara JP, Senatore G : Feeding the immune system: The role of micronutrients in restoring resistance to infections. CAB Rev 2008;3:1-21. doi: 10.1079/PAVSNNR20083098.
14. Clairmont A, Tessman D, Stock A, Nicolai S, Stahl W, Sies H : Induction of gap junctional intercellular communication by vitamin D in human skin fibroblasts is dependent on the nuclear Induction of gap junctional intercellular communication by vitamin D in human skin fibroblasts is dependent on the nuclear vitamin D receptor. Carcinogenesis 1996;17:1389-1391.
15. Gniadecki R, Gajkowska B, Hansen M : 1,25-dihydroxyvitamin D3 stimulates the assembly of adherens junctions in keratinocytes: Involvement of protein kinase C. Endocrinology 1997;138:2241-2248. doi: 10.1210/endo.138.6.5156.
16. Palmer HG, Gonzalez-Sancho JM, Espada J, Berciano MT, Puig I, Baulida J, Quintanilla M, Cano A, de Herreros AG, Lafarga M, et al. : Vitamin D3 promotes the differentiation of colon carcinoma cells by the induction of E-cadherin and the inhibition of beta-catenin signaling. J Cell Biol 2001;154:369-387. doi: 10.1083/jcb.200102028.
17. Mihajlovic M, Fedecostante M, Oost MJ, Steenhuis SKP, Lentjes E, Maitimu-Smeele I, Janssen MJ, Hilbrands LB, Masereeuw R : Role of Vitamin D in Maintaining Renal Epithelial Barrier Function in Uremic Conditions. Int J Mol Sci 2017;18:2531. doi: 10.3390/ijms18122531.
18. Yin Z, Pintea V, Lin Y, Hammock BD, Watsky MA : Vitamin D enhances corneal epithelial barrier function. Investig Ophthalmol Vis Sci 2011;52:7359-7364. doi: 10.1167/iovs.11-7605.
19. Wu D, Meydani SN : Age-associated changes in immune and inflammatory responses: Impact of vitamin E intervention. J Leukoc Biol 2008;84:900-914. doi: 10.1189/jlb.0108023.
20. Saeed F, Nadeem M, Ahmed R, Nadeem M, Arshad M, Ullah A : Studying the impact of nutritional immunology underlying the modulation of immune responses by nutritional compounds—A review. Food Agric Immunol 2016;27:205-229. doi: 10.1080/09540105.2015.1079600.
21. Gao H, Dai W, Zhao L, Min J, Wang F : The Role of Zinc and Zinc Homeostasis in Macrophage Function. J Immunol Res 2018;2018:6872621. doi: 10.1155/2018/6872621.
22. Wu D, Lewis ED, Pae M, Meydani SN : Nutritional modulation of immune function: Analysis of evidence, mechanisms, and clinical relevance. Front Immunol.2019;9:3160. doi: 10.3389/fimmu.2018.03160.
23. Sheikh A, Shamsuzzaman S, Ahmad SM, Nasrin D, Nahar S, Alam MM, Al Tarique A, Begum YA, Qadri SS, Chowdhury MI, et al. : Zinc influences innate immune responses in children with enterotoxigenic Escherichia coli-induced diarrhea. J Nutr 2010;140:1049-1056. doi: 10.3945/jn.109.111492.
24. Petrovic J, Stanic D, Dmitrasinovic G, Plecas-Solarovic B, Ignjatovic S, Batinic B, Popovic D, Pesic V : Magnesium Supplementation Diminishes Peripheral Blood Lymphocyte DNA Oxidative Damage in Athletes and Sedentary Young Man. Oxidat Med Cell Longev 2016;2016:2019643. doi: 10.1155/2016/2019643.
25. Sakakeeny L, Roubenoff R, Obin M, Fontes JD, Benjamin EJ, Bujanover Y, Jacques PF, Selhub J : Plasma Pyridoxal-5-Phosphate Is Inversely Associated with Systemic Markers of Inflammation in a Population of U.S. Adults. J Nutr 2012;142:1280-1285. doi: 10.3945/jn.111.153056.
26. Ueland PM, McCann A, Midttun O, Ulvik A : Inflammation, vitamin B6 and related pathways. Mol Asp Med 2017;53:10-27. doi: 10.1016/j.mam.2016.08.001.
29. Agoro R, Taleb M, Quesniaux VFJ, Mura C : Cell iron status influences macrophage polarization. PLoS ONE 2018;13:e0196921. doi: 10.1371/journal.pone.0196921.
30. Laires MJ, Monteiro C : Exercise, magnesium and immune function. Magnes Res 2008;21:92-96.
31. Maggini S, Wintergerst E, Beveridge S, Hornig D : Selected vitamins and trace elements support im-

mune function by strengthening epithelial barriers and cellular and humoral immune responses. Br J Nutr 2007;98:S29-S35. doi: 10.1017/S0007114507832971.

32. Tamura J, Kubota K, Murakami H, Sawamura M, Matsushima T, Tamura T, Saitoh T, Kurabayshi H, Naruse T : Immunomodulation by vitamin B12: Augmentation of CD8+ T lymphocytes and natural killer (NK) cell activity in vitamin B12-deficient patients by methyl-B12 treatment. Clin Exp Immunol 1999;116:28-32. doi: 10.1046/j.1365-2249.1999.00870.x.
33. Moore JB, Blanchard RK, McCormack WT, Cousins RJ : cDNA array analysis identifies thymic LCK as upregulated in moderate murine zinc deficiency before T-lymphocyte population changes. J Nutr 2001;131:3189-3196. doi: 10.1093/jn/131.12.3189.
34. Wishart K : Increased micronutrient requirements during physiologically demanding situations: Review of the current evidence. Vitamin Miner 2017;6:1-16. doi: 10.4172/2376-1318.1000166.
35. Carr A, Maggini S : Vitamin C and immune function. Nutrients 2017;9:1211. doi: 10.3390/nu9111211.
36. De la Fuente M, Hernanz A, Guayerbas N, Victor V, Arnalich F : Vitamin E ingestion improves several immune functions in elderly men and women. Free Radic Res 2008;42:272-280. doi: 10.1080/10715760801898838.
37. Meydani SN, Meydani M, Blumberg JB, Leka LS, Siber G, Loszewski R, Thompson C, Pedrosa MC, Diamond RD, Stollar BD : Vitamin E supplementation and in vivo immune response in healthy elderly subjects. A randomized controlled trial. JAMA 1997;277:1380-1386. doi: 10.1001/jama.1997.03540410058031.
38. IOM(Institute of Medicine) : Dietary Reference Intakes for Calcium and Vitamin D. The National Academies Press; Washington, DC, USA: 2011.
39. Hewison M : An update on vitamin D and human immunity. Clin Endocrinol 2012;76:315-325. doi: 10.1111/j.1365-2265.2011.04261.x.
40. Wimalawansa SJ : Vitamin D in the new millennium. Curr Osteoporos Rep 2012;10:4-15. doi: 10.1007/s11914-011-0094-8.
41. United States Department of Agriculture What We Eat in America, NHANES 2013-2016. Usual Nutrient Intake from Food and Beverages, by Gender and Age. ; 2019 Available online: https://www.ars.usda.gov/ARSUserFiles/80400530/pdf/usual/Usual_Intake_gender_WWEIA_2013_2016.pdf (accessed on 28 May 2019)
42. Scrimgeour AG, Condlin ML : Zinc and micronutrient combinations to combat gastrointestinal inflammation. Curr Opin Clin Nutr Metab Care 2009;12:653-660. doi: 10.1097/MCO.0b013e3283308dd6.
43. Girodon F, Galan P, Monget AL, Boutron-Ruault MC, Brunet-Lecomte P, Preziosi P, Arnaud J, Manuguerra JC, Herchberg S : Impact of trace elements and vitamin supplementation on immunity and infections in institutionalized elderly patients: A randomized controlled trial. Arch Intern Med 1999;159:748-754. doi: 10.1001/archinte.159.7.748.
44. Penn ND, Purkins L, Kelleher J, Heatley RV, Mascie-Taylor BH, Belfield PW : The effect of dietary supplementation with vitamins A, C, and E on cell-mediated immune function in elderly log-stay patients: A randomized controlled trial. Age Ageing 1991;20:169-174. doi: 10.1093/ageing/20.3.169.
45. Kieliszek M : Selenium–Fascinating Microelement, Properties and Sources in Food. Molecules 2019;24:1298. doi: 10.3390/molecules24071298.
46. Imdad A, Mayo-Wilson E, Herzer K, Bhutta ZA : Vitamin A supplementation for preventing morbidity and mortality in children from six months to five years of age. Cochrane Database Syst Rev 2017;3:CD008524. doi: 10.1002/14651858.CD008524.pub3.
47. Mathew JL : Vitamin A supplementation for prophylaxis or therapy in childhood pneumonia: A systematic review of randomized controlled trials. Indian Pediatr 2010;47:255-261. doi: 10.1007/s13312-010-0042-1.
48. Chen H, Zhuo Q, Yuan W, Wang J, Wu T : Vitamin A for preventing acute lower respiratory tract infections in children up to seven years of age. Cochrane Database Syst Rev 2008:CD006090. doi: 10.1002/14651858.CD006090.pub2.
49. Ghouri F, Hollywood A, Ryan K : A systematic review of non-antibiotic measures for the prevention of urinary tract infections in pregnancy. BMC Pregnancy Childbirth 2018;18:99. doi: 10.1186/s12884-018-1732-2.
50. Gulani A, Sachdev HS : Zinc supplements for preventing otitis media. Cochrane Database Syst Rev 2014;4:CD006639. doi: 10.1002/14651858.CD006639.pub4.
51. De Gier B, Campos Ponce M, van de Bor M, Doak CM, Polman K : Helminth infections and micronutrients in school-age children: A systematic review and meta-analysis. Am J Clin Nutr 2014;99:1499-1509. doi:

10.3945/ajcn.113.069955.

52. Hemilä H : Zinc lozenges may shorten the duration of colds: A systematic review. Open Respir Med J 2011;5:51-58.
53. http://health.chosun.com/healthyLife/column_view.jsp?idx=7353
54. Thomas E Levy : Magnesium : Reversing Disease. Medfox Publishing. 2019 Nov 1, ISBN-10 : 0998312401, ISBN-13 : 978-0998312408
55. 이시형, 선재광 : 실리콘벨리의 기적을 만든 강력한 규소의 힘과 그 의학적 활용. 행복에너지. 2020년 2월 1일.
56. James Lind : Treatise of the scurvy. in three parts. containing an inquirt in to the Nature, Caufes, and Cure, of that Difeafe. together with A Critical and Chronological View of what has been published on the fubject. Sands, Murray, and Cochran, for A. Kincaid & A. Donaldson MDCCLIII. 1753.
57. Laires MJ, Monteiro C : Exercise, magnesium and immune function. Magnes Res. 2008 Jun;21(2):92-6.
58. Bohl CH, Volpe SL : Magnesium and exercise. Crit Rev Food Sci Nutr. 2002;42(6):533-63. doi: 10.1080/20024091054247.
59. Jeurissen A, Bossuyt X, Ceuppens JL, Hespel P : [The effects of physical exercise on the immune system] [Article in Dutch] Ned Tijdschr Geneeskd. 2003 Jul 12;147(28):1347-51.
60. Trapani V, Rosanoff A, Baniasadi S, Barbagallo M, Castiglioni S, Guerrero-Romero F, Iotti S, Mazur A, Micke O, Pourdowlat G, Scarpati G, Wolf FI, Maier JA : The relevance of magnesium homeostasis in COVID-19. Eur J Nutr. 2022 Mar;61(2):625-636. doi: 10.1007/s00394-021-02704-y.
61. Feske S : Calcium signalling in lymphocyte activation and disease. Nat Rev Immunol. 2007 Sep;7(9):690-702. doi: 10.1038/nri2152.
62. Brosnan JT, Brosnan ME : The sulfur-containing amino acids: an overview. J Nutr. 2006 Jun;136(6 Suppl):1636S-1640S. doi: 10.1093/jn/136.6.1636S.
63. Garlick PJ : Toxicity of methionine in humans. J Nutr. 2006 Jun;136(6 Suppl):1722S-1725S. doi: 10.1093/jn/136.6.1722S.
64. Fong J, Bernal E : In vitro action of sulfur mustard and chloroethylamine derivatives upon antigenicity of influenza A (PR8) virus. J Immunol. 1953 Jan;70(1):97-102.
65. Fong J : Sulfur mustard-inactivated influenza virus as interfering agent. J Immunol. 1953 Oct;71(4):241-5.
66. Beck MA, Nelson HK, Shi Q, Dael PV, Schiffrin EJ, Blum S, Barclay D, Levander OA : Selenium deficiency increases the pathology of an influenza virus infection. FASEB Joon 2001, 15(8):1481-1483.
67. Lu X, Wang C, Liu B : The role of Cu/Zn-SOD and Mn-SOD in the immune response to oxidative stress and pathogen challenge in the clam Meretrix meretrix. Fish Shellfish Immunol January 2015, 42(1): 58-65.

04

기관별 영양제

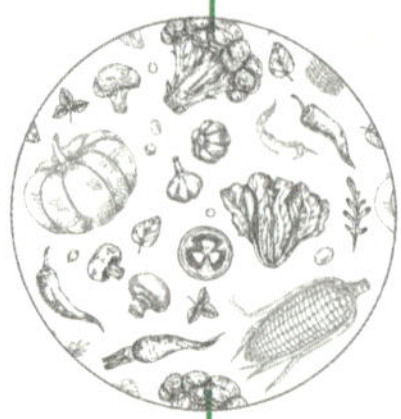

01
전립선 영양제

친구들과 이야기를 하다 보면 밤새 소변을 자주 보고 싶어 화장실을 들락날락하느라 잠을 설쳤다고 하는 말을 자주 한다. 젊었을 땐 누가 업어 가도 모를 정도로 한 번도 깨지 않고 푹 잠을 자는 것이 대부분이었다. 남자가 40이 넘으면 20대 때와 달리 신체 기능이 현저히 떨어지는 것은 어쩔 수 없는 현실이다. 나이가 들면 평소에도 화장실을 자주 가고 소변을 보고나서도 잔뇨감(소변을 보고 난 후에도 소변이 남아있는 느낌)이 있는 경우들이 많다. 흔히 소변을 볼 때 예전에 비해 약해졌다고 느끼거나, 밤에 자는 도중에 소변이 마려워 졸린 눈을 비비며 일어나야 되는 일을 자주 겪어 보면 전립선이 약해졌다는 생각을 한다. 실제로 이런 상황을 오랫동안 방치하여 상황이 지속될 경우 전립선염이나 전립선비대증을 의심해 볼 수 있다. 전립선은 남성의 방광 바로 밑에 위치한 요도가 시작되는 부분을 감싸고 있는 기관으로, 건강한 사람의 경우 전립선의 크기는 호두알 크기로 정액을 생산하여 요도를 통해 배출시키는 남성의 생식기관이다. 정액은 정낭(남자 생식기의 한 부분으로 수정관에 이어지는 한 쌍의 가늘고 긴 주머니 모양의 기관)에서만 생성된다고 알고들 있는 사람이 많은데, 정액의 60% 정도는 정낭에서 생성되고 30%는 전립선에서 생성된다. 전립선은 나이가 들면서 크기가 커져 요도가 압박을 받기 때문에 여러 배뇨 장애를 유발한다. 이러한 배뇨 장애를 겪고 있는 남성들이 전립선 영양제를 통해 건강을 관리하고자 한다. 전립선 비대증의 증상은 요도를 압박하면서 발생되는 증상들로 소변의 줄기가 가늘어지고, 소변을 보는 도중 끊기는 현상이 발생한다. 또한 소변이 나오기까지 시간이 좀 걸리며, 힘을 줘야만 소변을 볼 수 있다. 뿐만 아니라 밤에 잠을 자다가 일어나서 화장실에 가는 일이 빈번해진다. 전립선비대증은 중년 이후 남성 대부분이 겪는다. 전립선비대증 유병률은 나이에 비례해서 50대 50%, 60대 60%, 70대 70%가 질환을 앓는다. 문제는 워낙 유병률이 높다 보니 환자 대부분이 이 질환을 자연스런 노화현상으로 여겨 별도로 치료받지 않는다는 점이다. 전립선은 한 번 나빠지면 회복하는 데 시간이 오래 걸리며, 회복해도 다시 쉽게 나빠진다. 증상을 치료하지 않고 방치하면 소변보기가 불편한 정도에 그치지 않고, 요도폐쇄, 혈뇨, 방광결석, 요로감염 같은 합병증을 유발할 수 있다.

나이가 들어 전립선이 비대해지면 소변이 마려운 느낌이 잦아지고, 소변을 봐도 시원함 맛을 느낄 수 없으며, 급하게 소변 보고 싶어짐을 느낀다. 이러한 원인은 2가지로 볼 수 있다. 첫째는 좁아진 요도 때문이다. 비대해진 전립선이 소변이 지나는 요도를 압박하여 소변을 시원하게 볼 수 없고, 방광에 잔존하는 오줌이 남게 된다. 2번째는 방광 수축이 반복되면 방광 근육은 점점 두꺼워지고 민감해진다. 방광에 모인 소변이 소량임에도 불구하고 수축된 방광으로 인해 소변을 더 자주 보게 된다. 전립선 영양제를 알아보기 전에 본인의 문제점이 어느 정도인지 스스로 판단하기 위해 전립선 자가진단을 체크해 보는 게 좋다.

전립선 자가진단

1. 배뇨 후 시원하지 않고 소변이 남아 있는 느낌이 얼마나 자주 있었습니까?
2. 배뇨 후 2시간 마다 다시 소변을 보는 경우가 얼마나 자주 있었습니까?
3. 소변을 볼 때마다 소변 줄기가 여러 번 끊어진 경우가 얼마나 자주 있었습니까?
4. 소변이 마려울 때 참기 어려운 경우가 얼마나 자주 있었습니까?
5. 소변 줄기가 약하다고 느낀 경우가 얼마나 자주 있었습니까?
6. 소변을 볼 때 금방 나오지 않아 힘을 주어야 하는 경우가 얼마나 자주 있었습니까?
7. 잠을 자다 소변을 보기 위해 몇 번이나 일어나십니까?

각 문항에 대하여 전혀 없다는 0점, 5번 중 1번 경우 1점, 5번 중 2번 경우 2점, 5번 중 3번 경우 3점, 5번 중 4번 경우 4점, 거의 항상 5점을 주어 합산하여 0~7점은 경증, 8~19점은 중증도, 20~35점은 중증으로 볼 수 있다. 8점 이상일 경우 병원진료가 필요하다. 경증부터 중증에 해당될 경우 전립선 비대를 예방하기 위해 영양보충제를 통해 개선하려 노력하는 것이 좋다. 이와 함께 증상을 악화시킬 수 있는 술과 담배를 끊고, 과체중과 비만인 경우 적절한 식단 조절과 유산소 운동을 병행하여 체지방을 감소시키는 것이 도움이 된다.

전립선은 일생동안 크기가 커지는 특이한 기관

전립선은 일생동안 몇 단계를 걸쳐 불균형적으로 크기가 커지는 특이한 기관이다. 제일 처음 성장 단계는 출생 이전에 완료되는데, 이 시기의 전립선은 평균 중량이 1.5g이다. 다음 단계는 사춘기 초기에 발생하는데 평균 중량이 11g으로 증가한다. 3번째 단계는 20대 중반으로 평균 중량이 18g 정도 이다. 다음 성장 단계는 50대에 이르러 시작되며 이 시기에 문제가 발생한다. 70대에 이르러 전립선은 최대 크기로 비대해지고 중량도 무려 31g까지 늘어난다. 미국국립당뇨소화기신장질환연구소(National Institute of Diabetes and Digestive and Kidney Diseases)에 의하면 전립선이 문제가 되는 나이는 대부분 남성의 연령이 40세에 이르러 시작되며, 50대가 되면 아주 흔한 질환이 되고, 60세 이상 남성의 50%가 전립선 비대증을 가지고 있다. 연령이 80~90세가 되면 90%까지 올라간다. 나이가 들어가면서 호르몬 기능이 서서히 떨어진다. 그럼에도 불구하고 전립선 비대증은 신체 노화에 따른 자연스러운 퇴화 현상이 아니라 생활습관이 누적된 결과이다. 즉, 과도한 설탕섭취, 충분치 못한 영양소로 인해 발생할 확률이 높다. 남성호르몬 수치가 떨어지고, 여성 호르몬이 급격히 증가하여 전립선은 데하이드로테스토스테론(dehydrotestosteron, DHT)과 같은 남성호르몬 대사산물에 더욱 민감해진다. 이로 인해 전립선비대증이 발생한다.

전립선 비대증

전립선비대증을 치료하기 위해 처방하는 약제는 알파차단제가 일반적이다. 이 약물은 전립선 주변 근육을 이완하여 요도에 가해지는 압박을 약화시켜 소변의 흐름을 개선하는 효과가 있다. 이 약물의 흔한 부작용으로는 위장장애, 코 막힘, 두통, 어지러움, 피곤함, 혈압저하, 사정 장애 등이 있다. 카두라(Cadura), 플로맥스(Flomax), 하이트린(Hytrin), 유로자트랄(Uroxatral) 등이 여기에 속한다. 5α-환원효소 억제제도 사용되는데 체내 DHT의 양을 감소시켜 전립선을 축소시키는 이 약물은 효과를 느끼기까지 3~6개월이 걸린다. 부작용으로는 발기부전, 성욕감퇴, 정자 수 감소 등이 있다. 결과적으로 남성 호르몬 대사산물이 줄어들어 여성으로 전환되는 과정이 진행된다. 아보다트(Avodat)와 프로스카(Proscar) 등이 5α-환원효소(5α-reductase) 억제약물이다. 전립선비대증뿐만 아니라 전립선암 절제 수술 역시 많은 문제점들이 있다. 많은 경우 수술로 인해 발생하는 부작용은 치료하고자 하는 질병보다 더 나쁜 결과를 초래하기도 한다.

전립선비대증과 식물기반 제품

몇 십 년 동안 유럽의 의사들은 양성 전립선비대증과 하부요로증상을 개선하기 위해 다양한 식물기반 제품을 정기적으로 사용했다. 미국에서 약초를 원료로 하는 생약제제의 판매 제한이 없어진 1990년대 초반에 소팔메토, 베타시토스테롤. 피지움, 호박씨기름 추출물이 천연 치료제로 시판되고 있다. 이들은 호르몬의 균형을 원래대로 바로 잡는 치료 방법이다.

전립선 건강에 좋다고 알려진 대표적인 성분으로는 아마 씨가 있다. 아마 씨는 리그난(lignan), 시아노겐 배당체 등 다양한 성분이 함유되어 있다. 이중 리그난 추출물은 전립선 비대증 환자에서 비뇨기 증상을 개선시키는 항산화 기능을 가지고 있다. 전립선이 약해지는 이유로 과음이 원인일 수 있지만, 남성호르몬인 테스토스테론 감소로 인해 약해 질 수도 있다. 실제로 전립선비대증의 경우 남성호르몬과 밀접한 관련이 있으며, 성기능, 정자의 질 등이 서로 유기적으로 영향을 준다. 아마 씨에 대한 전립선비대증 논문자료를 보면 2015년 쵸다리(Jayesh Chaudhary) 연구팀이 발표하였는데, 전립선 비대증을 호소하는

51명을 대상으로 25명에게는 아마 씨를, 26명에게는 위약을 8주간 섭취하게 한 뒤 비교한 결과 아마 씨를 섭취한 그룹은 섭취 전후를 살펴보면 전립선 크기와 부피, 잔뇨량이 감소된 것을 확인할 수 있지만, 위약 그룹에서는 유의미한 감소를 볼 수 없었다. 2014년 버브루겐(Marian Verbruggen) 연구팀의 연구에서 아마 씨를 섭취한 그룹이 대조그룹에 비해 전립선의 크기가 감소되었다고 보고하였다.

남성의 경우 20대 중후반을 기점으로 호르몬이 점차 감소하게 되는데, 대부분 사람들은 호르몬이 감소되는 것을 인지하지 못하다가 50대에 접어들어 호르몬 감소로 인한 다양한 증상을 호소한다. 테스토스테론 증진에 관여하는 성분인 호로파 종자 추출물이 주목을 받는다. 호로파 종자란 호로파(fenugreek, 그리스 건초라는 의미로, 허브, 향신료 및 약용식물로 재배되었다)의 종자를 분쇄하거나 탈지하여 식용할 수 있도록 가공한 것으로, 식이섬유소를 45% 이상 함유하고 있다. 2016년 타커데사이(Parasad Thakurdesai) 연구팀이 발표한 호로파 종자 추출물에 대한 인체 적용 시험 자료를 보면 건강한 남성 55명에서 위약과 호로파 종자 추출물 성분을 복용하게 한 결과 호로파 추출물을 섭취한 군에서 대조군에 비해 활성형 테스토스테론이 증가한 것을 보고하였다.

전립선 건강에 자신이 없으면 성기능이 없어질까 걱정하는데 성기능 개선에 도움을 주는 마카(maca, 페루 산삼)는 슈퍼 푸드로 알려져 있다. 2009년 스티븐슨(Emma Stevenson) 연구팀이 건강한 남성 8명을 대상으로 진행된 인체 적용시험에서 마카를 섭취한 그룹이 대조그룹에 비해 성적 욕구가 증가했다고 보고하였다.

비싼 향료로 알려진 사프란(saffron) 암술머리는 남자의 발기기능 증진에 도움을 주는 성분으로, 2009년 발기부전을 호소하는 20명을 대상으로 진행된 라자비(Omid Rajabi) 연구팀이 발표한 논문에서 사프란 암술머리를 섭취한 군에서 IIEF(International Index of Erectile Function, 국제 발기기능 지수) 전체 점수가 증가하였다.

피지움(pygeum)은 아프리카 자두나무(*Prunus african*) 껍질에서 추출되며, 피지움 추출물은 전통적으로 전립선비대증과 관련된 요로 증상을 완화시키기 위해 사용해 왔다. 시험관이나 생체 실험에서 피지움 추출물은 살균효과를 나타내며, 안드로겐 수용체에 길항작용을 나타내며, 전립선 암세포에 항증식 및 세포사멸 유도 효과를 나타낸다. 특히 항염증성 활동을 하는 우르솔릭산(ursolic acid)과 올레아놀산(oleanolic acid)을 함유하고 있다. 이들 산성 물질은 전립선에 있는 모세혈관과 실핏줄을 강화시켜 혈액의 흐름을 증가시키고 독소를 제거하는 효과도 가지고 있다. 또 다른 성분으로 페놀 에스테르(phenol ester)로 불리는 지방산 집단으로 젖분비호르몬(프로락틴, prolactin)의 수치를 낮추고, 전립선의 콜레스테롤 수치 증가를 억제한다. 임상 연구결과 피지움 혹은 피지움과 다른 약초를 혼합한 복합제제가 전립선비대증과 관련된 요로증상을 개선한다고 밝혔지만, 전립선비대증에 사용되는 현재 기존 치료제에 비해 더 효과를 나타내지는 못한다. 피지움 나무껍질에는 β-시토스테롤(β-sitosterol), 캄페스테롤(campesterol), 도코사놀(docosanol), 산성페놀(acidic phenol) 등 다양한 성분이 함유되어 있으며, 피지움에 함유된 아트라리산(atraric acid) 및 *N*-부틸벤젠 설폰 아미드(*N*-butylbenzene sulfonamide) 성분이 안드로겐 수용체 길항작용을 나타낸다. 피지움은 5-리폭시게나제(5-lipoxygenase) 대사산물 및 류코트리엔의 생성을 감소시켜 항염증 작용을 나타낸다. 1995년 안드로(Andro MC)와 리파우드(Riffaud JP)는 보고한 내용에서 25년간 2,262명의 환자를 대상으로 한 임상 시험에서 아프리카 매화나무(*Pygeri africani*) 껍질 추출물이 전립선비대증 증상 완화에 효과가 높으며, 특히 내성이 좋은 천연 치료제라 하였다.

호박씨기름 역시 전립선비대증 환자에 사용할 수 있는 인증된 치료법이다. 호박씨기름에는 오메가-3 지방산뿐만 아니라 δ-7-스테린(δ-7-sterine)이라는 유효 성분이 다량 포함되어 있다. 이 성분은 데하이드테스토스테론과 수용체 결합에 있어 경쟁적으로 작용한다. 또한 호박에는 마그네슘 함량이 100g당 530mg으로 상당히 많이 들어 있다. 마그네슘과 같은 미네랄은 심혈관계 건강이 호전될 수 있다는 연구 보고도 있다. 또한 호박씨기름에는 피토스테롤과 아연이 많이 함유되어 있어 전립선비대증의 원인 물질인 데하이드로테스토스테론을 낮추는 효과가 있다. 또한 호박씨 기름에는 토코페롤과 리그난이 들어 있어 항산화 작용이 있다. 강(Xin-Cong Kang) 등의 연구팀은 2021년 논문에서 δ-7 피토스테롤은 전체 피토스테롤 중 87.64%이며. 이들 중에는 24β-ethylcholesta-7,22,25-trienol, 24β-ethylcholesta-7,25(27)-dien-3-ol, and Δ^7-avenasterol이 들어 있음을 확인하였으며, 호박씨 기름 총피토스테롤을 3.3mg/kg 체중 전립선 비대증이 유발된 쥐에 4주간 위장에 투여했을 때 전립선 비대가 확연히 좋아짐을 보고하였다.

잘 익은 토마토에 존재하는 카로티노이드의 일종인 라이코펜 역시 전립선 암세포의 성장을 억제한다. 2007년 하버드대학교 연구팀들이 발표한 내용으로 6년간 5만 명의 남성을 대상으로 연구한 결과, 토마토나 당근처럼 라이코펜 함량이 높은 식품을 섭취할 경우 전립선암 발병률이 최대 45%까지 감소한다고 보고하였다.

시판중인 소팔메토의 경우 450mg 정도의 소팔메토가 들어 있고 인공색소, 인공감미료, 설탕, 우유, 락토오스, 글루텐, 밀, 효모, 나트륨이 들어있지 않은 것이 좋다. 또 다른 시판 중인 소팔메토에는 소팔메토 관목인 세레노아 레펜스(*Serenoa repens*) 추출물과 호박씨, 라이코펜, 산화아연, 피지움(Pygeum, 조직의 결합 세포의 과도한 성장을 억제해주는 효과가 있어 비뇨기 질환에 쓰인다. 전립선에 세포가 비대해지는 것을 억제한다) 껍질 등의 성분이 함유되어 있어 전립선 건강에 좋으며, 앞에 열거한 성분인 인공색소나 인공감미료 등이 들어 있지 않아 좋다. 소팔메토의 경우 임상 시험 결과가 모순되는데 주변 친우들이나 지인들의 경우 밤에 뇨의로 인해 여러 번 자다 깨다 하는 현상은 없어졌다는 걸 자주 듣는다.

소팔메토의 긍적적 효과

소팔메토는 전립선비대증 치료에 가장 널리 사용되는 천연 보조제로 소팔메토 관목(Saw Palmetto, 학명 *Serenoa repense*)은 대서양 해안에서 자생하는 톱 야자나무의 일종으로 종려나무이며, 가뭄과 해충을 이겨내는 힘이 뛰어나고, 생명력이 강해 오래전부터 북미 인디언들은 소팔메토를 질병 치료제로 써 왔다. 소팔메토 또는 쏘팔메토는 발음만 다르지 동일하며, 아메리카 원주민들이 남성 비뇨생식기 계통 치료를 관리하기 위해 음식이나 약재로 사용하였다. 예로부터 마야인은 소팔메토 열매를 강장제로 즐겨 먹었다. 소팔메토 추출물은 양성전립선비대증(benign prostatic hyperplasia, BPH)과 하부비뇨관증상(lower urinary tract symptoms, LUTS) 치료에 가장 많이 쓰이는 식물요법제이다. 대부분 식물 요법제와 마찬가지로 소팔메토 추출물의 효능을 평가하는 데 있어 가장 큰 어려움 중 하나는 표준제제가 부족하다는 것이다. 소팔메토 추출물은 미국 식약청에서 식품으로 분류된다. 그렇기 때문에 생산과 유통에 규제가 거의 없다. 그러므로 제품이 다를 경우 그 효능에서 뚜렷한 차이를 보일 수도 있다. 그렇기 때문에 한 상품의 소팔메토 추출물을 사용한 연구를 다른 형태의 소팔메토 추출물과 비교하기가 용이하지 않다. 1996년 바흐(Bach D)와 에브링(Ebeling I)이 발표한 내용에서 환자들 사이에서 가장 귀찮은 야간 배뇨 횟수를 줄이고, 전립선비대증의 모든 주요 증상을 해소하는데 효과적인 것으로 나타났다. 스즈키(Suzuki M) 연구팀은 2009년에 발표한 논문에서 소팔메토는 5-α 환원효소와 젖분비호르몬(프로락틴, prolactin) 인자를 함유하고 있어 전립선 성장을 늦추거나 중단시키며, 여성 호르몬 염증성 효과도 있는 것으로 보고하였다.

1998년 거버(Gerber GS) 연구팀에 의해 50명 중에서 연구를 마친 46명을 대상으로 한 연구로 국제 전립선 증상 스코어(International Prostate Symptom Score, IPSS)의 개선효과가 있었다고 보고하였지만, 최대 요속, 잔뇨 등 방광 출구 폐색 증상에서는 차이가 없다고 하였으며, 플라시보 대조 연구가 더 필요하다고 하였다. 이 논문이 소팔메토의 효과에 대한 연구의 시작이다. 1998년 윌트(Wilt TJ) 연구팀이 보고한 논문에서 18개의 무작위 통제 시험으로 2,939명이 포함된 메타분석(수 년 간에 걸쳐 축적된 연구 논문들을 요약하고 분석하는 방법으로 특히 상반되는 결과를 제시하는 수많은 연구들이 계속 누적되어 갈 때, 이 논문들을 객관적으로 평가하고 종합하는 모든 작업을 해낼 수 있는 통계적 방법이다)에서 상당히 믿을만한 연구결과로 연구기간, 연구 방법과 치료제형의 다양성 등의 한계가 있지만 증상과 소변의 흐름 측정치들을 개선시킨다는 것을 시사하였다. 그럼에도 불구하고 소팔메토의 표준화된 제형을 사용한 연구가 더 필요하다 하였다. 거버는 2000년 비뇨기과학(J Urology) 종설논문에서 남자 하부 요로 증상의 치료를 위한 소필메토에 관한 연구논문으로 위약에 비해 증상을 개선하는데 의미가 있었다고 시사하며, 보다 큰 스케일의 위약 대조 시험이 필요하다고 하였다. 거버 연구팀 연구에서 2001년 비뇨기과학에 게재된 성인 남성 45세 이상 성인 남성 85명을 대상으로 소팔메토 영양제 160mg을 하루 2번 복용시키고 대조군의 경우 올리브오일을 같은 방법으로 320mg을 복용시킨 결과 소팔메토 섭취군에서 전립선 증상 점수가 4.4점 감소한 것으로 나타나, 배뇨장애가 개선되어 삶의 질이 향상 되었다고 보고하였다.

지난 2005년 유럽에서 퐁(Yan Ki Fong) 연구팀에 의해 발표된 연구에서 경증 전립선비대증 환자 88명이 소팔메토 열매 추출물을 매일 320㎎씩 2년간 복용한 결과, 섭취하지 않은 사람에 비해 전립선 기능이 좋아지고, 삶의 질이 개선된 것으로 나타났다. 소팔메토에는 항산화제인 에피카테킨(epicatechin, 녹차에 함유된 성분)과 메틸갈레이트(methygallate, 목단피에 함유된 성분)를 풍부하게 함유하고 있어 염증을 감소시키고 만성질환으로부터 세포를 보호하는 역할을 하여 암 예방 기능이 있다. 쥐를 대상으로 한 동물실험에서 전립선 비대증이 있는 쥐를 대상으로 소팔메토 추출물을 투여한 결과 부종이 감소하는 것이 확인되었다. 2003년 에덴(Eden JA) 연구팀에 의해 발표된 80세 이상의 100명의 남성을 대상으로 약 12주간 소팔메토 영양제를 매일 복용하게 한 결과 전립선 비대증으로 발생하던 배뇨 장애가 개선된 것이 확인되었다. 2018년 벨라-나바레테(Vela-Navarrete R) 연구팀의 논문은 소팔메토 추출물인 Permixon® 단일 제형으로 진행한 연구로, 야뇨증을 줄여주고 최대 요속을 개선시켜 준다고 하였다.

3,6 Permixon®은 프랑스 제약회사에서 생산하는 가장 광범위하게 연구되는 형태의 소팔메토 추출물이다. 여기에는 유리형(90%) 및 에스테르화 지방산과 소량의 스테롤, 폴리프레닐(polyprenyl) 화합물, 플라보노이드 및 기타 물질로 구성되어 있다. 소팔메토에는 라우르산(lauric acid)이라는 성분이 전립선 기능의 유지에 도움을 준다. 소팔메토에는 라우르산이 220~360mg/g 함유되어야 기능성 식품으로 분류된다. 소팔메토 속 지방산이나 스테롤 성분은 전립선 질환의 원인인 6-데하이드로 테스토스테론(6-dehydrotestosterone, DHT)의 전환효소인 5α-환원효소(5α-reductase)의 활성을 억제하여 데하이드로테스토스테론 호르몬 분비를 줄인다. 인체에서 데하이드로테스토스테론이 많이 분포하는 곳은 전립선과 두피에 다량으로 존재한다. 소팔메토 추출물의 인기는 안전성과 내성 때문으로 놀라운 만큼 부작용이 없으며, 성기능 측면에서도 유해성이 거의 없다. 소팔메토의 장기 복용으로 부작용을 보고한 사례는 없다. 2002, 2004년 프랑스 데브루인(Frans Debruyne) 연구팀은 50~85세의 전립선비대증 환자 811명을 모집하여 소팔메토 추출물(Permixon®)과 처방약 플로맥스(Flomax, Tamsulosin)의 하부요로증상 치료효과를 비교한 실험에서 소팔메토는 플로맥스에 비해 월등히 우월한 효과가 있는 것으로 나타났으며, 부작용도 없었다.

성인 남성 40명을 대상으로 6개월 동안 소팔메토를 섭취하게 한 결과 심장병을 유발하는 데하이드로테스토스테론 수치가 32% 감소했다. 남성은 나이가 들면 남성 호르몬 수치가 변화함에 따라 탈모가 발생하는데, 데하이드로테스토스테론 수치가 높아지기 때문이다. 이결과 원형 탈모증이 나타난다. 2012년 로시(Rossi R) 연구팀의 발표에 따르면 탈모 남성 100명을 대상으로 2년간 주기적으로 소팔메토를 꾸준히 섭취하게 하였으며, 대조군은 피나스테라이드(finasteride, 탈모치료제) 1mg을 매일 복용하게 하였다. 소팔메토를 복용한 사람은 58% 탈모증상이 개선되었지만, 피나스테라이드를 복용한 사람은 68% 탈모증상이 개선되었다. 탈모가 심할수록 소팔메토의 효과는 잘 나타나지 않았다.

소팔메토의 부정적 효과

이러한 긍정적인 효과에도 불구하고 아직까지도 소팔메토에 대한 효과는 그리 긍정적이지 못하여 전립선비대증 증상이 있으면 영양 보충제에 의존하지 말고 비뇨기과를 방문하는 것이 정확한 진단과 치료에 도움이 된다고 주장하기도 한다. 소팔메토는 주로 전립선 비대증 치료 효과를 보이는 것으로 잘 알려져 있지만, 임상 시험 결과들을 보면 모순된 결과들도 많고 유의미한 결과도 없는 경우가 많다. 2006년 벤트(Bent S) 연구팀이 발표한 논문으로 중등도 이상의 전립선비대증이 있는 49세 이상 225명을 대상으로 소팔메토(160mg씨 하루 2번) 또는 위약을 1년간 치료한 이중맹검 시험에서 소팔메토와 위약 사이에 미국비뇨기과 협회 스코어(AUAI score, American Urological Association symptom Index)에 별 차이가 없어 소팔메토는 전립선비대증 증상이나 객관적인 측정치를 개선시켜 주는 효과가 없다고 결론을 지었다. 2011년 베리(Barry MJ) 연구팀에 의해 발표된 논문에서 11개 북미 의료기관에서 369명을 대상으로 약 2년간 이중맹검, 다중센터, 위약 대조 무작위 시험을 한 결과 24, 48주에 일반적인 용량(320mg)의 2배, 3배까지 투여해 보았으나 용량을 늘려도 위약보다 하부요로증상을 개선시키지 못하였다고 결론을 내렸다.

미국국립보건원(NIH)에서 지원을 받아 진행된 질 좋은 대규모 장기간 임상

시험의 결과들을 보면 소팔메토가 전립선 비대증 완화에 그다지 큰 효과를 보이지 못하고 있다. 또한 탐스로신(Tamsulosin)이나 프라조신(Prazosin) 같은 기존의 전립선비대증 치료제와 비교해보면, 효능이 비슷하거나 부족한 것으로 나타나며, 기존 치료제와 병용을 해도 기존 치료제 단독으로 사용할 경우와 유의미한 차이가 없다. 메타분석 결과들도 소팔메토가 전립선비대증 증상을 완화시키지 못하는 것으로 나타났다. 이처럼 상반된 결과가 나오는 이유는 대부분 임상 시험들이 소규모로 단기간에 걸쳐 진행되었으며 질도 높지 않았기 때문이다. 그러므로 더 큰 규모의 질 높은 연구들이 진행되어 확실한 결과가 나오기까지는 전립선 비대증 사용에 추천하지 않는 추세이다.

소팔메토의 가능한 작용기전

소팔메토에서 추출되는 지질성 스테롤 추출 성분이 전립선비대증 치료 효과를 보이는 유효성분으로 보인다. 시험관(*in vitro*) 실험에서 이 성분이 테스토스테론과 데하이드로테스토스테론의 조직 흡수율을 감소시키는 효과를 보여 항안드로겐 작용을 하는 것이 밝혀졌다. 또한 비경쟁적으로 5α-환원효소를 억제시켜 테스토스테론이 데하이드로테스토스테론으로 변환되는 것을 억제한다. 그러나 생체(*in vivo*) 실험에서 소팔메토가 전립선 조직 내 5α-환원효소 수치와 혈중 테스토스테론, 데하이드로테스토스테론, 전립선 특이 항원(prostatic specific antigen, PSA) 농도를 유의미하게 감소시키지 못하였다.

아워드(Awad AB) 연구팀이 2005년 발표한 논문에서 소팔메토의 효능은 풍부한 지방산과 피토스테롤(phytosterol), 그 중에서도 특히 β-시토스테롤로부터 유래한다고 하였다. β-시토스테롤(β-sitosterol)은 전립선비대증 치료에 효과가 뛰어난 항산화제이자 항암 효과가 있는 식물 성분이다. 아보카도, 캐슈, 구기자, 쌀겨 등에도 함유되어 있는데, 전립선비대를 유도하는 남성 호르몬 대사물질인 데하이드로테스토스테론을 제거하는 기능을 가지고 있다. β-시토스테롤이 함유된 식품을 섭취하면 전립선 선종과 암을 유발하는 호르몬 물질인 프로스타글란딘(prostaglandins)의 생성을 억제하는데 도움이 된다. 버지스(Berges RR) 연구팀이 1995년 발표한 내용에서 전립선비대증 환자 200명을 대상으로 이중맹검법을 적용한 위약 대조연구 결과 베타시토스테롤이 소변의 흐름을 개선하고, 방광에 잔존하는 소변 양을 감소시킨 것으로 보고하였다.

소팔메토의 부작용

소팔메토는 부작용으로 현기증과 두통이 발생할 수 있으며, 위장관 장애 때문에 메스꺼움, 구토, 변비 설사를 유발할 수 있다. 드물지만 전립선 비대증 환자에서 호흡관란과 뇌출혈이 발생할 수 있다. 전립선 암환자의 경우 혈전증 또는 신부전증 같은 이상 증세가 나타나기도 한다. 항혈소판 효과가 있어 항응고제를 복용하거나 출혈성 질환이 있는 경우 주의를 기울여야 한다. 알레르기 증상이 나타나서 가려움증이나 두드러기가 발생할 수 있다. 질환으로 호르몬 치료를 받는 경우 소팔메토를 권장하지 않는다. 임산부뿐만 아니라 여성이나 아이들 경우에도 권장하지 않는다. 아주 드물지만 여성형 유방이 발생될 경우 복용 중지후 의사와 상담한다. 탈모치료 목적으로 사용할 경우 간혹 안면 홍조가 나타날 확률이 높다.

참고문헌

1. Rudy Simons, Navneet Sonawane, Marian Verbruggen, Jayesh Chaudhary : Efficacy and safety of a flaxseed hull extract in the symptomatic management of benign prostatic hyperplasia: a parallel, randomized, double-blind, placebo-controlled, pilot study. J Med Food. 2015 Feb;18(2):233-40. doi: 10.1089/jmf.2013.3129.
2. Jean-François Bisson, Sophie Hidalgo, Rudy Simons, Marian Verbruggen : Preventive effects of lignan extract from flax hulls on experimentally induced benign prostate hyperplasia. J Med Food. 2014 Jun;17(6):650-6. doi: 10.1089/jmf.2013.0046.
3. Wankhede S, Mohan V, Thakurdesai P : Beneficial effects of fenugreek glycoside supplementation in male subjects during resistance training: A randomized controlled pilot study. J Sport Health Sci. 2016 Jun;5(2):176-182. doi: 10.1016/j.jshs.2014.09.005.
4. Mark Stone, Alvin Ibarra, Marc Roller, Andrea Zangara, Emma Stevenson : A pilot investigation into the effect of maca supplementation on physical activity and sexual desire in sportsmen. J Ethnopharmacol. 2009 Dec 10;126(3):574-6. doi: 10.1016/j.jep.2009.09.012.
5. Ali Shamsa, Hossein Hosseinzadeh, Mahmood Molaei, Mohammad Taghi Shakeri, Omid Rajabi : Evaluation of Crocus sativus L. (saffron) on male erectile dysfunction: a pilot study. Phytomedicine. 2009 Aug;16(8):690-3. doi: 10.1016/j.phymed.2009.03.008.
6. Bach D, Ebeling L : Long-term drug treatment of benign prostatic hyperplasia - results of a prospective 3-year multicenter study using Sabal extract IDS 89. Phytomedicine. 1996 Sep;3(2):105-11. doi: 10.1016/S0944-7113(96)80023-7.
7. Mayumi Suzuki, Yoshihiko Ito, Tomomi Fujino, Masayuki Abe, Keizo Umegaki, Satomi Onoue, Hiroshi Noguchi, Shizuo Yamada : Pharmacological effects of saw palmetto extract in the lower urinary tract. Acta Pharmacol Sin. 2009 Mar;30(3):227-81. doi: 10.1038/aps.2009.1.
8. Gerber GS, Zagaja GP, Bales GT, Chodak GW, Contreras BA : Saw palmetto (Serenoa repens) in men with lower urinary tract symptoms: effects on urodynamic parameters and voiding symptoms. Urology. 1998 Jun;51(6):1003-7. doi: 10.1016/s0090-4295(98)00143-5.
9. Wilt TJ, Ishani A, Stark G, MacDonald R, Lau J, Mulrow C : Saw palmetto extracts for treatment of benign prostatic hyperplasia: a systematic review. JAMA. 1998 Nov 11;280(18):1604-9. doi: 10.1001/jama.280.18.1604.
10. Gerber GS : Saw palmetto for the treatment of men with lower urinary tract symptoms. J Urol. 2000 May;163(5):1408-12.
11. Gerber GS, Kuznetsov D, Johnson BC, Burstein JD : Randomized, double-blind, placebo-controlled trial of saw palmetto in men with lower urinary tract symptoms. Urology. 2001 Dec;58(6):960-4; discussion 964-5. doi: 10.1016/s0090-4295(01)01442-x.
12. Fong YK, Milani S, Djavan B : Role of phytotherapy in men with lower urinary tract symptoms. Curr Opin Urol. 2005 Jan;15(1):45-8. doi: 10.1097/00042307-200501000-00011.
13. Fong YK, Milani S, Djavan B : Natural history and clinical predictors of clinical progression in benign prostatic hyperplasia. Curr Opin Urol. 2005 Jan;15(1):35-8. doi: 10.1097/00042307-200501000-00009.
14. Willetts KE, Clements MS, Champion S, Ehsman S, Eden JA : Serenoa repens extract for benign prostate hyperplasia: a randomized controlled trial. BJU Int. 2003 Aug;92(3):267-70. doi: 10.1046/j.1464-410x.2003.04316.x.
15. Remigio Vela-Navarrete, Antonio Alcaraz, Alfredo Rodríguez-Antolín, Bernardino Miñana López, Jesús M Fernández-Gómez, Javier C Angulo, David Castro Díaz, Javier Romero-Otero, Francisco J Brenes, Joaquín Carballido, José M Molero García, Antonio Fernández-Pro Ledesma, José Manuel Cózar Olmos, José Manasanch Dalmau, Isaac Subirana Cachinero, Michael Herdman, Vincenzo Ficarra : Efficacy and safety of a hexanic extract of Serenoa repens (Permixon ®) for the treatment of lower urinary tract symptoms associated with benign prostatic hyperplasia (LUTS/BPH): systematic review and meta-analysis of randomised controlled trials and observational studies. BJU Int. 2018 Dec;122(6):1049-1065. doi: 10.1111/bju.14362.
16. Frans Debruyne, Peter Boyle, Fernando Calais Da Silva, Jay G Gillenwater, Freddie C Hamdy, Paul Perrin, Pierre Teillac, Remigio Vela-Navarrete, Jean-Pierre Raynaud, Claude C Schulman : Evaluation of the clinical benefit of permixon and tamsulosin in severe BPH patients-PERMAL study subset analysis. Eur Urol. 2004

Jun;45(6):773-9; disucssion 779-80. doi: 10.1016/j.eururo.2004.01.015.

17. Debruyne F, Koch G, Boyle P, Da Silva FC, Gillenwater JG, Hamdy FC, Perrin P, Teillac P, Vela-Navarrete R, Raynaud JP : Comparison of a phytotherapeutic agent (Permixon) with an alpha-blocker (Tamsulosin) in the treatment of benign prostatic hyperplasia: a 1-year randomized international study. Eur Urol. 2002 May;41(5):497-506; discussion 506-7.
18. Stephen Bent, Christopher Kane, Katsuto Shinohara, John Neuhaus, Esther S Hudes, Harley Goldberg, Andrew L Avins : Saw palmetto for benign prostatic hyperplasia. N Engl J Med. 2006 Feb 9;354(6):557-66. doi: 10.1056/NEJMoa053085.
19. Barry MJ, Meleth S, Lee JY, Kreder KJ, Avins AL, Nickel JC, Roehrborn CG, Crawford ED, Foster HE Jr, Kaplan SA, McCullough A, Andriole GL, Naslund MJ, Williams OD, Kusek JW, Meyers CM, Betz JM, Cantor A, McVary KT; Complementary and Alternative Medicine for Urological Symptoms (CAMUS) Study Group : Effect of increasing doses of saw palmetto extract on lower urinary tract symptoms: a randomized trial. JAMA. 2011 Sep 28;306(12):1344-51. doi: 10.1001/jama.2011.1364.
20. Rossi A, Mari E, Scarno M, Garelli V, Maxia C, Scali E, Iorio A, Carlesimo M : Comparitive effectiveness of finasteride vs Serenoa repens in male androgenetic alopecia: a two-year study. Int J Immunopathol Pharmacol. 2012 Oct-Dec;25(4):1167-73. doi: 10.1177/039463201202500435.
21. Awad AB, Burr AT, Fink CS : Effect of resveratrol and beta-sitosterol in combination on reactive oxygen species and prostaglandin release by PC-3 cells. Prostaglandins Leukot Essent Fatty Acids. 2005 Mar;72(3):219-26. doi: 10.1016/j.plefa.2004.11.005.
22. Berges RR, Windeler J, Trampisch HJ, Senge T : Randomised, placebo-controlled, double-blind clinical trial of beta-sitosterol in patients with benign prostatic hyperplasia. Beta-sitosterol Study Group. Lancet. 1995 Jun 17;345(8964):1529-32. doi: 10.1016/s0140-6736(95)91085-9.
23. Marie-Christine Andro, Jean-Pierre Riffaqud : Pygeum africanum extract for the treatment of patients with benign prostatic hyperplasia: A review of 25 years of published experience. Current Therapeutic Research 1995, 56(8):796-817.
24. Xin-Cong Kang, Tian Chen, Jia-Li Zhou, Peng-Yuan Shen, Si-Hui Dai, Chang-Qing Gao, Jia-Yin Zhang, Xing-Yao Xiong, Dong-Bo Liu : Phytosterols in hull-less pumpkin seed oil, rich in Δ7-phytosterols, ameliorate benign prostatic hyperplasia by lowing 5α-reductase and regulating balance between cell proliferation and apoptosis in rats. Food Nutr Res. 2021 Dec 2;65. doi: 10.29219/fnr.v65.7537. eCollection 2021.
25. Etminan M, Takkouche B, Caamaño-Isorna F : The Role of Tomato Products and Lycopene in the Prevention of Prostate Cancer: A Meta-Analysis of Observational Studies. Cancer Epidemiol Biomarkers Prev 2004, 13(3):340-345
26. Ulrike Peters, Michael F Leitzmann, Nilanjan Chatterjee, Yinghui Wang, Demetrius Albanes, Edward P Gelmann, Marlin D Friesen, Elio Riboli, Richard B Hayes : Serum lycopene, other carotenoids, and prostate cancer risk: a nested case-control study in the prostate, lung, colorectal, and ovarian cancer screening trial. Cancer Epidemiol Biomarkers Prev. 2007 May;16(5):962-8. doi: 10.1158/1055-9965.EPI-06-0861.

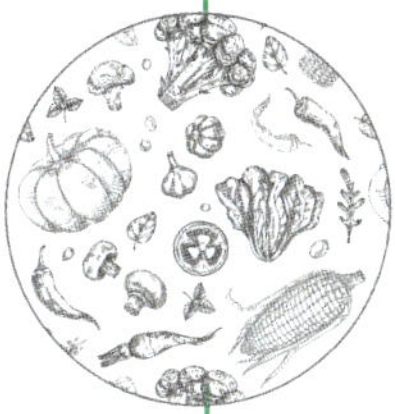

02
눈 건강 영양제

나이가 들었어도 아직도 눈은 잘 보이니 부모로부터 좋은 선물을 받았다 생각된다. 어렸을 적에는 눈에 좋으니 명태 눈깔을 먹어라 해 지금도 명태를 먹을 땐 가능한 먹는다. 그럼에도 눈 건강을 위해 당근도 열심히 먹을 뿐만 아니라 루테인과 지아잔틴을 꾸준히 복용하여 지금도 눈이 좋다고 생각한다. "몸이 만 냥이면 눈은 구천 냥" 이란 속담이 있다. 우리 몸의 장기 중 하나하나 모두 중요하지 않은 것이 없지만 만 냥 중 구천 냥이나 눈이 차지하는 것은 그만큼 눈이 중요하기 때문이다. "눈은 몸의 등불이다"라는 성경구절이 있다. 성경책에 나오는 눈에 관련된 이야기는 눈을 뜨게 한 기적과 함께 무려 99회나 나오니 눈의 중요성이 얼마나 중한지 알 수 있다. 사람의 마음을 알고 싶다면 눈을 보라는 이야기가 있다. 눈은 감정을 표현하는 수단이자 건강의 신호로 쓰일 만큼 중요성을 인정받고 있다. 눈은 우리들의 마음이나 모든 것들을 보여주는 창구이다. 우리 선조들은 이미 눈이 굉장히 중요한 곳임을 알고 있어 항상 눈을 보고 이야기 하는 습관을 들이려고 노력하였다. 그래서 인지 눈에 대한 속담이 많이 있다.

눈에 대한 속담

"눈 가리고 아웅 한다"는 언젠가 드러날 일을 그 순간 모면하려고 얕은꾀로 속인다는 뜻이다. "눈구석에 쌍 가래 톳 선다"는 너무나 분한 일을 당해 어이없고 기가 막힌다는 뜻이다. "눈 뜨고 절명한다"는 몹시 마음에 걸리는 것을 남기고 못 잊어하며 세상을 떠난다는 뜻이다. "눈 감으면 코 베어 가는 세상"은 세상인심이 험악하여 믿지 못한다는 뜻이다. "눈 뜬 장님"은 자기 눈으로 보고도 알지 못한다는 뜻이다. "눈 먼 개 젖 탐한다"는 제 분수도 모르고 날 뛴다는 말이다. "눈 먼 고양이 달걀 어루 듯 한다"는 자기에게 소중한 것인 줄 알고 애지중지 한다는 뜻이다. "누워서 떡을 먹으면 팥고물이 눈에 들어간다"는 너무 편한 일은 도리어 큰 도움이 안 될 때가 있다는 뜻이다. "눈 먼 놈이 앞장 선다"는 하지도 못할 자가 겁 없이 남보다 먼저 나서는 것을 비꼬는 말이다. "눈 먼 말 타고 벼랑을 간다"는 매우 위태롭다는 뜻이다. 눈에 대한 속담은 이 밖에도 아주 많은데 그만큼 눈이 중요하기 때문에 만들어지지 않았을 까 생각한다. 인체 중 단위세포 면적당 산소공급과 영양공급을 가장 필요로 하는 곳이 뇌로 알고 있지만 오히려 눈이다. 에너지가 고갈되면 맨 먼저 눈이 피로를 느끼고, 곧바로 몸의 피로와 연결되기 때문이다. 전철을 타거나 사람들이 휴식을 취할 때 많은 사람이 핸드폰을 보고 있는 경우가 많다. 또한 모처럼 쉬는 날은 그동안 보지 못했던 연속극이나 예능 프로그램을 보기위해 소파에서 뒹굴뒹굴하며 TV를 보고 있는 경우가 많다. 그러니 날로 눈이 나빠 질 수밖에 없는 세상에 살고 있다. 코비드-19로 인해 비대면 시대가 되다보니 컴퓨터와

핸드폰의 일상화로 대부분 정보를 시각에 의존하는 현대인에게 눈은 아주 중요하고 가장 혹사 받는 신체 부위이다.

눈 건강을 지키려면 그 무엇보다 한 곳에 시선을 오랫동안 고정시키는 일은 가급적 피해야 한다. 1시간 정도 집중을 해야 되는 일을 한 후에 10~15분 정도 쉬는 것이 좋다. 창문 너머 먼 곳을 바라보거나, 대각선 방향에 있는 그림이나 화초를 바라보며 눈동자를 좌우로 움직여 눈 운동을 함으로써 눈 근육을 풀어주는 것이 좋다.

황반변성

황반변성이라는 말을 요즘 너무 자주 듣는다. 황반이란 바깥에서 눈 안으로 들어온 빛의 초점이 맺히는 눈의 한 부분으로, 황색을 띄고 있다. 눈을 카메라에 비유하면 눈의 망막이 카메라 필름에 해당한다. 망막에서 우리가 본 시각 정보를 뇌에 보내기 때문에 시각을 인지할 수 있다. 황반은 이 망막에서도 가장 가운데 위치한다. 빛은 물론 색깔, 시력까지도 인지할 수 있게 하는 예민한 부위로 시각세포와 시신경들이 밀집되어 있는 곳이다. 황반은 시력을 담당하는 중요한 조직인데, 여기에 문제가 생겨 시력을 잃어가는 것이 황반변성이다. 원인은 명확하게 밝혀진 바가 없지만 모세혈관 장애로 인한 저산소증으로 인해 망막과 맥락막(공막과 망막 사이에 위치한 안구벽 중 하나로, 안구 뒷부분의 혈관과 멜라닌세포가 풍부한 얇은 막이다)에 비정상적인 혈관이 생기고, 이 혈관에서 누출된 혈액이나 액체가 원인이 되어 시력 저하를 유발하리라 생각한다. 비정상적인 혈관 생성을 유발하는 큰 요인은 나이가 들어감에 따라 자연적일 수도 있고, 이외에도 흡연, 튀김음식, 햄버거 등의 고지방, 고열량 식습관, 스트레스, 비만,

혈중 콜레스테롤, 심혈관계 질환, 유전 등이 있다. 황반변성의 증상으로는 사물의 형태를 구별하는 능력이 떨어지고, 욕실의 타일이나 중앙선 등의 곧은 선이 굽어보이거나, 사물의 중심부가 검거나 빈 부분이 있으며, 물체가 찌그러져 보이며, 색 및 명암을 구별하는 능력인 대비감이 떨어지고, 이로 인해 시야의 중심에 영구적으로 검은 점이 생긴다(그림 1).

<암슬러 격자를 활용한 자가진단>

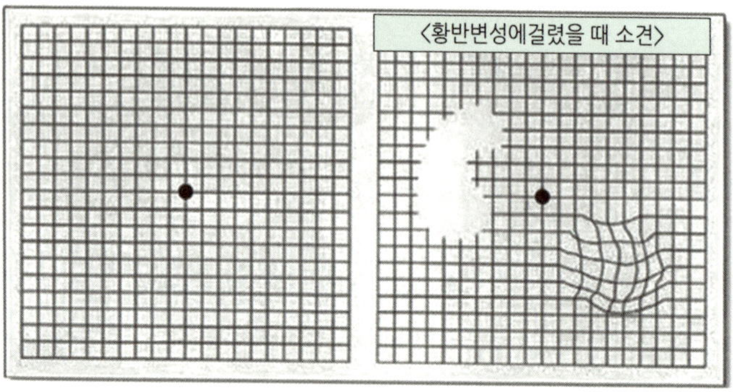

그림 1. 암슬러 격자(Amsler grid)를 한 눈씩 가리고 약 30cm 떨어져서 중심에 있는 검은 점을 보면서 점 주변의 선들이 곧게 보이는지 확인한다. 만약 검은 점이 잘 보이지 않거나 선들이 휘어 보이거나, 끊어지거나, 안 보이는 부분이 있으면 병원을 방문하는 것이 좋다.

3대 눈 질환

우리나라 3대 눈 질환은 녹내장, 백내장 및 황반변성이다. 녹내장은 눈에서 받아들인 시각 정보를 뇌로 전달하는 데 중요한 역할을 하는 시신경에 병증이 생겨서 특징적인 형태학적 변화와 그에 따른 시야 결손의 기능적 변화를 보이는 질환이다. 전 세계적으로 회복할 수 없는 가장 중요한 실명의 원인 중 하나이다. 나이가 들면서 신체의 다른 부분처럼 눈도 노화현상을 겪는데, 백내장이 대표적이다. 사람의 눈 속에는 안경알처럼 투명한 수정체가 들어있고, 이 수정체는 사물을 보는데 초점을 맞추어 주는 중요한 기능을 한다. 백내장은 눈 속에 있는 수정체가 혼탁해져, 마치 사진기의 렌즈에 흠집이 생기거나 먼지가 쌓이면 사진이 흐리게 찍히는 것처럼 사물이 뿌옃게 안개 낀 듯 보이고 침침해진다. 그 다음이 황반변성이다. 나이가 들수록 시력은 변하기 시작한다. 갑자기 책을 보기 위해 안경이 필요하거나, 눈부심에 민감해지는 것을 뜻한다. 나이가 들수록 눈은 백내장, 당뇨병, 저시력, 녹내장과 같은 다양한 증상으로 점점 민감해진다. 또 다른 연령 관련 안과질환이 황반변성이다. 황반변성은 미국에서 1,000만 명 이상에 영향을 미치며, 미국국립안연구소(National Eye Institute)에 따르면 50살 이상의 사람들의 시력 상실의 주된 원인이다. 노인성 황반변성(Age-related macular degeneration, AMD)은 망막 중앙의 가장 중요한 부분인 황반에 점차적인 중심 시력 상실의 원인이 되는 진행성 손상을 유발한다. 우리나라 노인 20%가 황반변성으로 노인 실명 원인 1순위이다. 70대에서 3~4명 중 1명이 앓고 있는 흔한 질환이다. 망막은 눈 뒤쪽의 빛에 민감한 투명 구조이다. 황반이라 부르는 망막의 중앙부분은 고밀도의 빛 감지 세포를 가지고 있다. 이들 세포는 가장 선명한 시각 영상을 생성하며 중심 시력과 색각(빛의 파장 차이로 구별되는 감각)을 감지한다. 망막에는 물체를 보면 가장 먼저 자극을 받아 시각에 관한 정보를 수집하는 시세포가 있다. 이 시세포에는 역할이 다른 원추세포와 막대세포 2 종류가 있다. 이 중 원추세포의 역할은 망막으로 들어오는 적색, 녹색, 청색 광선에 특별히 반응해서 색깔을 구분해 낸다. 그런데 어떤 이유로 원추세포가 역할을 하지 못하면 색깔을 구분하지 못한다. 이런 상태를 색각 이상이라 한다. 원추세포는 적색, 녹색, 청색의 3가지 색상 원뿔을 사용해서 색을 구분하는데, 이 중에 하나라도 잘못되면 제대로 색을 구분하지 못한다. 막대세포는 빛과 어둠을 감지하는 역할을 한다. 색맹은 시세포의 원추세포 3가지 중 한 가지 색의 세포가 없어서 2가지 색만으로 모든 색을 보는 경우이다. 3개가 모두 없는 것을 전색맹이라 한다. 1~2개가 있으면 부분 색맹이라 한다. 색약은 적색, 녹색, 청색 3가지 원추세포를 다 가지고 있지만 하나나 2개 이상의 원추세포가 부실한 상태를 말한다.

백내장(Cataract)

백내장은 눈 속 수정체에 혼탁이 온 상태를 말한다. 크기와 위치에 따라 다르지만 정상적인 시야를 방해할 수 있다. 카메라 렌즈가 추운 날씨에 뿌옇게 흐려지는 것처럼 수정체가 빛을 처리하지 못하거나 초점을 맞추지 못해 시야가 혼탁이 일어나는 것이다. 백내장은 수정체를 형성하는 단백질이 덩어리로 뭉쳐졌을 때 발생한다. 이 단백질 덩어리가 빛의 통과를 막는 차단제로 작용하여 시력을 상실하게 만든다. WHO에 의하면 전 세계적으로 실명 원인 중 가장 큰 비중을 차지한다. 선천성 백내장은 원인 불명이 많고 유전성이거나 태내 감염, 대사이상에 의한 것도 있다. 후천성 백내장은 나이가 들면서 발생하는 노년 백내장이 가장 흔하며, 이 외에도 외상, 당뇨병, 아토피 등의 전신질환, 스테로이드 남용, 자외선 과다 노출, 눈 속의 염증에 의해 발병하기도 한다. 한편 노인성 백내장은 연령 증가에 따른 자연스러운 노화 과정에 의한 것으로 특별한 예방법은 없다. 외상을 입어 생기는 외상성 백내장의 경우에는 눈에 외상을 입지 않도록 주의하는 것이 중요하다. 대부분의 백내장은 노화와 함께 발병한다. 그 외에도 평생 동안 자외선에 노출된 결과나, 흡연이나 음주 등과 같은 생활 습관적인 요인과 관련되어 발생하기도 한다. 2000년 기블린(Giblin FJ)의 종설논문에서 단백질이 덩어리로 뭉치는 이유는 비타민 C, 셀레늄, 비타민 E, 글루타티온, 카로티노이드 등과 같은 항산화물질의 수준이 낮은 것과 연관이 있음을 보여준 연구결과들이 있다. 항산화물질 부족으로 주름이 생기면서 피부노화가 일어나듯이 이들 항산화물질은 단백질 구조가 뭉치지 않도록 유지하는데 기여한다. 백내장 치료는 흐려진 수정체를 수술적 방법으로 제거하는 방법도 포함하는데, 대부분 수술이 그렇듯이 백내장 수술 또한 원인을 모른 채 증상만 치료하는 대증요법이므로, 진정한 치료라 보기 어렵다. 증상의 원인을 치료할 수 있는 것이 바로 영양소이다.

녹내장(Glaucoma)

녹내장은 '시력의 좀도둑' 이라고도 하는데, 미국에서 실명의 가장 일반적인 원인이다. 국민건강보험공단에 따르면 2007년 36만 3천 명이던 녹내장 진료 환자는 2012년에는 58만 3천 명으로 5년 새 61%나 늘었다. 녹내장은 말기로 진행될 때까지 통증이 없다. 이러한 이유 때문에 녹내장 환자의 대다수가 자신의 눈이 심각한 위험에 처해 있을 때 신속하게 인지하지 못하는 경우가 많다. 녹내장은 눈을 통해 들어온 시각 정보를 뇌에 전달하는 케이블 역할을 하는 시신경 세포를 점차 죽게 만든다. 즉 장기간에 걸쳐 서서히 발생하는 질병이다. 대다수의 녹내장 환자 경우 안압이 정상 한계치를 초과하여 상승하는 증상을 보인다. 녹내장이 일단 발생하면 완치할 수 없어 조기 진단이 무엇보다 중요하다. 눈의 형태를 유지하고 눈의 구조물에 영양공급을 위해서 방수가 순환하는데, 만일 방수배출구에 이상이 생겨 방수가 제대로 빠져 나가지 못하면 안압이 상승하게 된다. 풍선 안에 공기가 가득 차 있는 상태에서 공기를 계속 넣으면 풍선이 얇아지다가 결국 터져버리는 것처럼 눈의 방수배출구가 막힌 상태에서 모양체가 방수를 계속 생산하면 안압이 오르는데, 그 결과 시신경이 압박을 받아 망가져 시야가 점점 좁아지게 되어 결국 시력을 상실하게 되는 것이다. 녹내장은 만성으로 안압이 서서히 올라가면 아무 자각

증세가 없지만, 급성발작으로 발생하는 '협우각 녹내장'의 경우 눈의 방수배출구가 갑자기 막혀 안압이 급속도로 증가해 오심, 구토, 심한 안통, 두통 등을 호소하게 된다. 하지만 안압이 정상이어도 녹내장이 생길 수 있는데 이러한 정상 안압 녹내장은 안압이 정상 범위 내에 있는 상태임에도 시신경이 손상되어 시력을 상실하는 질환이다. 안압이 정상인데 왜 시신경이 손상되는지에 대해서는 아직 명확하게 밝혀지지 않았지만, 안구 뒤쪽의 혈류장애나 유전적 요인 등이 영향을 줄 것이라고 추측되고 있다. 실제로 2007년 한국녹내장학회 연구 결과 우리나라 녹내장 환자의 77%는 정상 안압(10~19mmHg) 녹내장이었다. 이 연구는 Namil Study group에 의해 농촌지역인 충남 금산군 남일면에 거주하는 40세 이상 주민 1,928명 중 1,532명을 대상으로 역학조사를 하였으며 2011년에 논문으로 발표하였다. 태아시기에 눈의 방수배출로 구조가 제대로 만들어지지 않아 생기는 선천성 녹내장의 경우는 신생아의 눈이 지나치게 크거나 각막이 맑지 않고 눈물을 흘리는 증상이 나타난다. 녹내장은 급성보다 만성으로 진행되는 경우가 더 많기 때문에, 증상이 거의 없는 경우가 많고 심지어 말기가 될 때까지 시력이 정상인 경우도 있다. 따라서 증상으로 인한 조기 발견은 기대하기 어렵다고 봐야 한다. 안압이 상승한 것을 발견한 안과의사는 더 나은 식단이나 운동을 처방하는 대신 상태가 더 나빠질 때까지 지켜보기만 한다. 그러다 어느 시점에 도달하면 안압을 안정화시키기 위한 안약을 처방하고, 환자에게 남은 일생동안 이 안약을 계속 사용하여야 한다는 말을 한다. 정말 이런 약물은 평생 동안 필요한 것일까? 한 연구결과에 따르면 3개월 동안 주 5회 40분씩 바르게 걷는 운동을 하면 안압이 약 2.5mmHg 감소되었다(Pasco MS, Investig Opthamol ARVO Abstracts, 1994; 35). 2012년 헤밀튼-맥스웰(Hamilton-Maxwell KE) 연구팀이 자연적인 실외 환경에서 짧은 거리를 걷는 것이 안압(intraocular pressure, IOP)에 영향을 미칠지 실험을 하였는데, 평균 나이 20.8세의 건강한 참가자 25명이 1046m 야외 걷기 코스를 빠른 속도로 완주하고 20분간 앉은 자세로 휴식을 한 후 측정하였다. 반복적으로 측정하였으며, 안압은 16.0mmHg에서 14.6mmHg로 유의미하게 감소하였다. 이러한 감소효과는 혈액순환의 향상에서 기인할 가능성이 높다. 노인성 안질환의 대부분은 어떤 측면에서 혈액순환과 연관되어 있기 때문이다. 혈액 공급이 원활하면 충분한 산소와 필수 영양소가 눈 조직에 전달되어 노폐물 제거가 잘 이루어져 눈에 손상을 주는 최종 대사산물이 제거되기 때문이다. 대부분의 녹내장은 블루베리 추출물과 같은 천연 보조제를 활용해 조절가능하며, 시력 상실의 속도를 늦추거나 멈출 수 있다. 블루베리에는 망막혈관을 온전하게 유지하고 콜라겐을 안정화 시키며, 혈액순환을 개선시키는 안토시아노사이드(anthocyanoside)를 15가지 이상 함유하고 있다.

건성 및 습성 황반변성

망막은 평생 동안 빛에 의해 지속적으로 손상을 받는다. 젊었을 때 망막색소상피세포가 손상된 시세포의 원반을 지속적으로 교체하지만, 나이가 들면 이런 작업들이 원활하지 못하여 노인성 황반변성이 나타난다. 노인성 황반변성은 노인에서 나타나는 시력 저하의 가장 큰 일반적인 원인이다. 노인성 황반변성은 남녀 모두에서 똑같이 발생하며, 백인에서 더 흔하다. 노인성 황반변성은 서서히 진행되는 질병으로 50세 이하인 사람들에서 발병하는 경우는 드물다. 오랜 기간에 걸친 영양소 결핍, 특히 항산화 영양소가 부족 한 식단을 장기간 지속하였을 때 누적적으로 손상이 발생한다는 것이다. 항산화 영양소의 결핍은 활성산소에 의한 망막의 빛 감지 세포에 유해한 결과를 초래한다.

결과적으로 지방 축적물, 위축 혹은 출혈 등이 동반되는 염증으로 발전한다. 황반변성이 온다 해서 시야 전체가 깜깜해지면서 전혀 안 보이는 것이 아니라, 잘 보이던 것들이 어둡거나 왜곡되어 보인다. 황반변성에는 건성과 습성 두 유형이 있다. 건성은 대개 시야 중앙의 시각적 선명도가 감소하는 것으로 나타난다. 독서를 할 경우 가장자리의 문자는 선명하게 보이지만, 가운데 문자는 흐릿하게 보인다. 그러므로 황반변성 환자들은 종종 다른 사람의 얼굴을 알아보는데 어려움을 겪는다. 황반변성이 진행함에 따라 시력이 점점 더 나빠지고, 결국 시야 중앙이 현저히 침해되거나 완전히 파괴된다. 습성은 건성 황반변성의 결과로 발생한다. 보통 건성보다 더 드물게 발생하지만, 훨씬 빠르게 진행된다. 처음에는 원거리 및 근거리 시력이 급격하게 제한되며, 마침내 회복할 수 없는 시력 상실을 유발한다. 습성 황반변성의 전형적인 증상은 직선(액자나 타일 홈과 같은 직선)이 휘어져 보이는 것이다.

눈 색소

비타민 A는 눈의 망막에서 빛을 감지하는 단백질이 있는데, 막대모양의 막대세포(간상체, 약 1억 2,500 만개)에 함유되어 있는 붉은 색의 빛을 감지하는 단백질인 로돕신(rhodopsin)과 망막 추상체(대략 600만개)의 보랏빛 색소인 포톱신(photopsin)을 합성하는 원료(전구물질)이기 때문에 시력에 가장 중요한 성분이다. 간상체는 어두운 곳에서 흑백을 구분하여 기록하며, 추상체는 밝은 곳에서 색깔을 구분하여 기록한다. 추상세포와 간상세포에 의해 어두운 곳에서 잘 보지 못하는 야맹증뿐만 아니라 밝은 곳에서도 시력에 영향을 준다. 추상세포와 간상세포에 의해 수집된 빛의 정보는 시신경을 통해 뇌로 전달된다. 뇌는 정보의 해독과 처리과정을 통해 우리 주변을 둘러 싼 세상을 패턴으로 인식한다. 눈에 색소가 부족해지면 추상세포와 간상세포의 기능이 상실된다. 그중 가장 지배적인 것이 추상세포에 있는 황색 색소인 루테인(lutein)과 지아잔틴(zeaxanthin), 메소-지아잔틴(meso-zeaxanthin)이다. 로돕신과 크산토필(xantophyll)이라는 색소도 있다. 일반적으로 눈의 질환은 눈의 구조 또는 이들 색소 중 한 가지가 손상되거나 격감할 때 발생한다. 안구건조증을 개선하는 약효가 있어 의약품 영양제로 판매된다. 비타민 A는 점액성분인 뮤신(mucin) 생성에 관여하여 눈물량 유지, 눈물층 안정화를 도우며, 히알루론산 생성을 촉진하여 각막 회복에 도움이 된다. 또한 각막 상피세포, 각결막 상피세포의 분화 및 증식을 조절하고, 술잔세포(goblet cell, 척추동물에서 점막의 나란히 붙어 있는 상피세포 사이에 혼재하는 점액 분비세포로서 동물의 각종 기관에서 널리 볼 수 있는 전형적인 단일세포 샘)를 보호하는 기능이 있어 안구 표면의 질환을 치료하고 염증을 억제해 건성인 눈에 도움이 된다. 라식(Lasik, Laser-assisted *in situ* keratomileusis)이나 라섹(Lasek, Laser epitherial keratomileusis)같은 시력 교정 수술 후에 각막의 재생을 촉진해서 시력을 향상시키고, 백내장의 발생을 억제하는 효과도 보인다. 라식은 수술 전 안약 형태의 점안 마취제로 마취한 후 각막 절편이라 하는 뚜껑을 만들어 옆으로 젖혀 준 후 검사결과를 바탕으로 레이저를 조사하여 근시, 원시, 난시와 같은 굴절 이상을 교정한 다음 젖혀두었던 각막 절편을 제자리로 다시 덮어주는 수술이다. 라섹에 비해 통증이 적고 회복기간이 빨라 라섹보다 사후 관리 시 용이하다. 그러나 각막 절편을 만들기 위해 충분한 각막 두께가 있어야 하며, 각막이 완전히 회복될 때까지 각막이 밀릴 수 있기 때문에 충격이나 외상에 조심하여야 한다, 또한 각막 절편에 의한 합병증 가능성이 있다. 라섹은 라식의 장점만 취하고 단점을 보완하여 만든 수술방법이다. 점안 마취제로 마취 후 일정 농도의 용액으로 각막 상피층을 불리고, 이후 얇게 각막 상피만을 벗

긴다. 이후 엑시머 레이저(Excimer laser, 가스 용기에 불활성 기체를 넣고, 여기에 전기 자극을 주어 레이저가 되도록 하는 기체 레이저로 자외선 영역의 파장을 내는 레이저)를 이용해 원하는 도수만큼 레이저를 각막에 조사한다. 수술부위 보호와 각막의 상피 재생을 도와주는 각막 보호렌즈를 씌우면 수술이 끝난다. 수술과정상 잔여 각막 두께를 라식에 비해 더 많이 남길 수 있어 각막이 얇거나, 고도 근시의 경우에도 수술이 가능하다. 또한 수술 후 외부 충격에 강하며, 라식보다 안구건조증이 덜 발생한다. 각막 상피를 제거하기 때문에 통증이 있고, 회복기간이 더 필요하다. 당근이나 녹황색채소에 많이 들어 있는 베타카로틴은 몸 안에서 일부가 비타민 A로 전환된다. 그러므로 베타카로틴은 시력, 야맹증, 백내장에 대한 효과가 비타민 A와 유사하다. 베타카로틴이 부족하면 안구의 렌즈가 활성산소의 손상을 받기가 용이해 백내장이 될 확률이 있다. 하지만 베타카로틴 복용이 백내장 발생을 감소시키는 것은 아니다.

눈 건강은 눈의 색소에 달려있다. 눈의 색소는 어느 날 갑자기 만들어지는 것은 아니다. 건강보조제를 직접 섭취하거나 해당 영양소가 들어있는 식품으로 식단을 꾸려 꾸준히 섭취하여야 한다. 추상세포에 있는 황색색소와 간상세포에 존재하는 보라색 색소는 각각 카로틴과 비타민 A로부터 만들어진다. 이들 영양소는 체내에서 각종 화학반응을 통해 눈을 보호하는 색소로 전환된다. 전환된 색소는 적절한 운반 단백질에 의해 필요 장소로 이동된다. 이들 색소의 농도는 혈중 보다 무려 10,000배나 높다. 적정 영역으로 운반된 색소는 외부로부터 들어오는 빛에 반응하며, 눈을 보호하는 본연의 기능을 수행한다.

눈 영양제

장시간 전자기기 사용으로 인한 눈의 피로감, 노화 등의 이유로 눈 건강을 염려해 루테인(lutein), 지아잔틴(zeaxanthin), 오메가-3 지방산, 안토시아닌(anthocyanin) 등의 성분이 들어있는 눈 영양제를 찾는 사람들이 많다. 또는 카로티노이드가 많이 들어있는 당근이나 빌베리(bilberry)를 먹기도 한다. 하지만 눈 영양제는 안질환을 예방하거나 치료한다는 개념이 아니라 건강기능식품으로 부족한 영양소를 보충하는 역할에 그친다는 점을 정확히 알고 복용하는 것이 좋다.

루테인과 지아잔틴

루테인과 지아잔틴이 요즘 눈 건강 영양제로 떠 오른 것은 나이가 들어갈수록 루테인과 지아잔틴 성분의 역할이 더 중요해지기 때문이다. 노화가 진행될수록 황반에 있는 색소들이 점차적으로 줄어들기 시작한다. 루테인과 지아잔틴 성분은 황반의 주요 구성 성분이다. 황반 중심부에 위치한 지아잔틴과 그 주변에 위치한 루테인 성분은 황반을 외부로부터 보호하도록 도와주는 역할을 한다. 루테인과 지아잔틴은 엄밀히 말하면 같은 성분이 아니지만, 황반의 핵심 성분이라는 점에서 공통점이 있다. 루테인과 지아잔틴은 눈의 망막에서 발견되는 카로티노이드의 일종으로 시력에 필수적인 눈 뒤쪽의 황반에 집중되어 있다, 황반 중앙에는 지아잔틴이, 그 외 주변부에는 루테인이 고루 분포한다. 루테인은 눈부심을 낮춰주는 역할을 하며, 햇빛으로 손상될 수 있는 눈 조직을 보호하고, 눈에 안 좋은 것으로 알려진 청색광(블루라이트)으로부터 눈(황반)을 보호하는 효능이 있다. 특히 전자기기를 많이 접하는 현대인은 블루라이트에 취약한 눈이 되기 쉽다.

루테인과 지아잔틴 성분이 눈 속 황반에 미치는 영향 중 가장 큰 것은 눈의 노화를 방지하는데 도움을 준다는 것이다. 즉, 노화로 인해 감소될 수 있는 황반 색소의 밀도를 유지시켜 줌으로써 눈 건강에 도움을 주는 것이다. 황반이 노화가 되면 유전적이나 환경적 원인으로 황반변성 등의 질병이 나타날 수 있으므로 눈 건강관리에 신경을 써야 한다. 루테인과 지아잔틴의 효능 차이점은 낮에 빛이 있을 때 주간 시력을 담당하는 것으로 황반 중심부에 있는 지아잔틴이며, 밤에 빛이 없을 때 야간 시력을 담당하는 것이 황반 바깥 부분에 있는 루테인이다. 따라서 루테인과 지아잔틴을 동시에 챙겨야 황반의 건강을 유지하고 낮과 밤의 시력도 챙길 수 있다. 황반 중심부에는 루테인이 30%, 지아잔틴이 70% 차지한다. 루테인과 지아잔틴 성분은 20대 중반이 지나면 안구 속에서 천천히 감소된다. 즉 황반을 보호할 수 있는 능력이 점점 감소된다. 흡연자의 경우 비흡연자에 비해 루테인이 2배 이상 속도로 급격히 줄어든다. 사람에서 루테인과 지아잔틴의 성분 비율은 4:1이다. 식약처가 인정한 최대 함량은 루테인 20mg, 지아잔틴 4mg으로 꽉 채운 5:1 함량을 주장하기도 한다. 눈 건강을 위해 필요한 권장 섭취량은 하루 10mg을 추천하고 있는데, 이 정도 루테인은 많이 들어있는 것으로, 미니토마토 670개, 당근 21개를 먹어야 섭취할 수 있는 양이다.

근래에는 업무적 스트레스와 잦은 야근, 스마트폰 중독 등으로 인해 직장인이나 학생들 사이에 눈이 벌써 노화가 진행되는 사례를 많이 볼 수 있다. 루테인과 지아잔틴 성분은 우리 몸 안에서 자체적으로 합성하지 못하는 성분이다. 그렇기 때문에 다양한 영양제나 식품을 통해 루테인과 지아잔틴을 섭취하면서 눈 건강을 지키려 한다. 루테인과 지아잔틴 성분이 눈 속 황반 색소의 밀도를 유지시켜 주는데 도움을 주기 때문에 눈 건강에 도움이 된다.

2014년에 일본 기후(Gifu)대학교의 하라(Hideoki Hara) 연구팀은 청색광의 유해성을 알 수 있는 실험으로 망막세포에 청색, 백색, 녹색 광을 6시간 노출시킨 결과 청색광의 활성산소 증가량이 1.4배로 가장 높았다. 이 실험에서 루테인이 청색광을 방어하며, 황반 건강에 도움을 줄 수 있다고 보고하였다. 즉 루테인이 청색광을 흡수하여 황반세포에 청색광이 도달하지 않도록 방어하며, 항산화 효능을 통해 청색광으로 인해 생성된 활성산소를 제거한다고 결론지었다. 2020년 오바나(Akira Obana) 연구팀은 건강한 피험자의 황반 색소 광학 밀도(macular pigment optical density, MPOD)와 피부 카로티노이드 수준에 대한 고용량 루테인/지아잔틴 보충제의 영향을 조사하였다. 피험자는 16명의 일본인으로 26~57세 사이였다. 실험 대상자들은 루테인 20mg/일, 제아잔틴 4mg/일 및 기타 항산화제(비타민 C, 비타민 E, 아연, 구리)가 포함된 보충제를 16주 동안 복용했다. MPOD의 총 부피는 8주차까지 유의하게 증가하였고, 16주차까지 계속 증가하였다. MPOD의 증가율은 체질량지수(BMI)가 25kg/m^2 미만(n=13)인 피험자가 25kg/m^2 이상(n=3)인 피험자에 비해 유의하게 높았다. 피부 카로티노이드 수준은 4주차까지 유의하게 증가했으며, 16주차까지 계속 증가했다. 모든 피험자는 심각한 부작용 없이 연구를 마쳤다. 이러한 결과는 심각한 부작용 없이 황반 색소 광학 밀도 볼륨 및 피부 카로티노이드 수준에 대한 고용량 루테인/지아잔틴 보충제의 효과를 입증하였다고 하였다.

루테인과 지아잔틴을 꾸준히 복용하면, 나이가 들면서 우리 몸에 자연적으로 축적되는 활성산소를 억제하는 항산화 작용을 통해 안구(수정체)의 산화를 통해 발생하는 백내장, 녹내장, 황반변성 같은 안구질환을 예방하는 효과도 있다. 2000년 블룸버그(Blumberg JB) 연구팀은 루테인, 지아잔틴이 활성산소를 제거하거나 기타 기전에 의해 자외선에 의한 광독성으로부터 눈을 보호해준다 보고하였다. 여러 연구에서 루테인 또는 루테인 + 지아잔틴, 또는 카로티노이드를 많이 함유하는 시금치, 브로콜리 케일을 섭취함으로써 백내장 발생이 낮아진다고 보고하였다. 또한 당뇨병으로 인한 당뇨병성 망막증에도 효능이 있으며, 안구건조증을 완화하는데 도움이 된다. 백내장은 자외선으로 인해 수정체가 변질되어서 나타나게 되는데 결국 원인물질은 산화적 스트레스 때문인데 루테인과 지아잔틴이 항산화제 역할 때문에 이러한 질병의 원인들로부터 우리 눈을 보호해 주는 것이다. 루테인 지아잔틴을 꾸준히 섭취하면 산화적 스트레스가 주원인인 당뇨병성 망막 병증 포도막염(포도막염이란 눈을 싸고 있는 포도막 조직에 염증이 생긴 질환을 의미한다. 포도막 조직은 홍채, 모양체, 혈관 조직의 일종인 맥락막을 말한다) 등도 예방해 준다. 실제로 1994년 요한나 세돈(Johanna M. Seddon)에 따르면 루테인과 지아잔틴을 매일 6mg씩 꾸준히 섭취한 사람은 그렇지 않은 사람보다 황반변성의 발생 위험도가 무려 43%나 낮아지는데, 황반이 건강해지면 그만큼 질환의 발생도도 낮아진다고 보고하였다. 1999년 리처(Richer S)는 고령의 색약 남자 환자 14명에게 추가적으로 루테인 항산화제나 시금치를 섭취하게 한 결과 양쪽 눈 모두 시각 기능 개선효과를 얻었다. 2014년 미국 검안협회지(J Am Optom Assoc)에 발표된 연구결과를 보면 이미 황반변성이 진행된 환자들을 대상으로 실험을 진행한 결과 황반변성 악화 비율이 약 10% 가량 감소하였다. 황반변성 환자에게도 도움이 되는데 실제로 황반변성이 심한 4,000명에게 루테인과 지아잔틴을 함께 섭취한 그룹이 그렇지 않은 그룹에 비해 황반 변성 악화 비율이 11% 정도 감소했다고 보고하였다. 2012년 일본 게

이오대학교 오자와(Yoko Ozawa) 박사의 논문에 따르면 루테인은 빛의 노출여부와 관계없이 여러 증상들에 대해 망막 조직을 보호한다. 식약처에서도 국내외 임상시험 및 동물실험 결과를 토대로 '루테인 20% 복합물이 노화로 인해 감소될 수 있는 황반색소밀도를 유지시켜 눈 건강에 도움을 준다' 라고 인정하고 있다.

루테인[lutein, 메밀에 많이 들어 있는 루틴(rutin)과 혼동하지 말아야 한다]은 주로 시금치, 케일, 옥수수 등에 들어 있는 성분이다. 이런 식품을 장기간 섭취할 경우 노인성 황반변성을 예방한다. 백내장의 예방 효과도 있는데 망막에 루테인이 함유되어 있기 때문이다. 그러나 루테인의 효과가 의약품으로서 약효를 인정받은 정도는 아니므로 루테인이 들어간 의약품 영양제는 아직 없다.

루테인과 지아잔틴을 꾸준히 섭취하면 눈의 노화를 막아주고 녹내장과 백내장을 예방하는데도 도움이 될 수 있다. 특히 눈이 충혈 되고 뻑뻑해지는 안구건조증에도 도움이 된다. 시금치에는 100g당 루테인, 지아잔틴 함량이 12,981㎍이나 함유되어 있다. 또한, 항산화 작용을 하는 비타민 C, 아연 등이 풍부하다. 메리골드(금잔화)는 100g당 루테인, 지아잔틴 함량 45,000㎍이 함유되어 있다. 눈 건강에 좋기로 잘 알려진 메리골드 꽃은 항산화제 효능이 아주 뛰어난 식품 중 하나이다. 깻잎에는 100g당 루테인, 지아잔틴 함량 13,720㎍ 이 함유되어 있다. 또한, 깻잎은 철분 함량이 높고 각종 비타민과 미네랄이 풍부하다.

루테인의 부작용으로는 흡연자의 경우 루테인 1일 권장량 섭취 시 폐암 발병률이 매우 높아진다는 연구결과가 있다. 따라서 금연하고 루테인을 섭취하여야 한다. 비흡연자의 경우 적정 용량을 복용하여도 된다. 루테인 지아잔틴 복용량은 루테인 경우 10~20mg, 지아잔틴 1~3mg이다. 일일 최대 권장량은 루테인 20mg, 지아잔틴 10mg 정도이다. 루테인 10mg과 지아잔틴 2mg을 꾸준히 먹었을 경우 황반변성을 줄이는 효과가 있었으므로 최소량을 지켜주는 게 좋을 것 같다. 2018년 유타대학의 최(Rene Y Choi) 연구팀이 루테인을 과다 복용한 60대 아시아 여성의 눈에 노란색 결정체가 생겨, 황반변성이 나타난 사례가 보고되었다.

빌베리

빌베리(bilberry, 학명 *Vaccinium myrtillus*)는 유럽에서 약으로 사용되었으며, 2차 세계대전 중 영국 왕실 소속의 조종사 시력을 개선시키기 위해 야간 비행 전에 빌베리를 먹기 시작했다. 열매의 주요 활성 성분은 안토시아닌(anthocyanin)과 플라보노이드(flavonoid)와 같은 항산화제가 많이 들어 있다. 수정체와 망막의 손상을 예방하며 망막에서 항산화 작용을 하여 노인선 황반변성을 예방한다. 요즘 많이 판매되는 블루베리(blueberry, 학명 *Vaccinium corymbosum*)는 빌베리와는 달리 효과에 대한 증거가 부족하다. 눈은 인체에서 모세혈관이 가장 풍부한 곳으로 빌베리는 이 모세혈관으로 혈액 순환이 잘되게 하여 망막변성, 백내장, 야간시력 감퇴를 개선하는 효과가 있다. 1989년 브라베띠(Bravetti GO) 연구팀의 보고는 빌베리를 비타민 E와 함께 복용할 경우 50명의 백내장 환자 중 48명이 더 이상 증세가 악화되지 않았다. 초기 백내장이 있는 50명에게 빌베리 300mg과 비타민 E 400IU를 4개월간 복용한 연구결과로 97%가 백내장 진행을 멈추었다.

아연

아연은 눈의 망막에서 시력에 작용하는 중요한 효소 2가지(항산화효소) 모두에 대한 보조인자로 아연을 필요로 한다. 1988년 뉴솜(David Newsome) 연구팀의 보고에서 155명의 황반변성 환자가 하루 45mg씩 1~2년 복용한 결과 시력이 나빠질 위험성이 감소했다. 이미 발병한 황반변성의 악화를 막는 효과도 기대되었다. 이러한 아연의 시력 개선 효과는 다른 항산화 성분과 병용할 경우 더 커진다. 그러나 아연이 많이 함유된 제품을 복용할 경우 구리 결핍이 되기 쉽다. 그러므로 황반변성이 이미 발생했을 경우 아연과 구리가 함께 들어간 제품을 이용하는 것이 효과적이다. 100mg씩 하루 2번 복용시켰더니 황반변성의 시야 감퇴가 크게 감소하였다.

은행잎 추출물

은행잎 추출물은 노인성 황반변성 초기에 복용하면 효과가 있다. 혈류를 개선하기 때문에 당뇨병 후유증인 망막증에도 효과가 기대되며, 녹내장(눈으로 들어온 빛을 뇌로 전달하는 시신경에 이상이 생겨 시야 결손이 나타난 질환)의 치료에도 유효성이 시사되었다. 플라보노이드가 많아 콜라겐 조직의 탄력을 증가시켜 모세혈관의 순환을 좋게 하여 녹내장 치료에 사용한다. 2013년 에반스(Evans JR)는 종설논문에 출판된 노인성 황반변성에 대한 은행잎 추출물 임상 시험을 검토했는데 총 119명에 대해 조사한 바, 하나는 프랑스에서 진행된 것으로 20명에 대해 은행잎 추출물인 EGb 761을 180mg을 하루에 2번 복용하거나 위약을 복용하게 한 것이고, 또 다른 하나는 독일에서 진행된 것으로 EGb 761을 240mg/일 그룹과 60mg/일 그룹으로 나누었다. 시험 기간은 둘 다 6개월로 시력에 대한 은행잎 추출물의 효과는 긍정적이라 보고하였으나 결과를 종합해 볼 수가 없었다. 또한 부작용이나 삶의 질에 대해서도 보고하지 않았다. 은행잎 추출물을 복용한 환자에서 황반변성의 진행을 예방하였는지에 대해 아직 언급이 없다. 시력에 대한 은행잎 추출물의 긍정적 효과에 대해서도 더 많은 사람에서 진행되어야 한다고 결론지었다.

비타민 E

비타민 E는 활성 산소를 제거하는 역할을 한다. 당뇨병에 의한 합병증인 망막증, 노인성 황반변성, 백내장을 개선할 수 있다. 라식이나 라섹 같은 시력 교정 수술 후에 각막의 회복을 돕는 작용이 있다. 1998년 레스케(Cristina Leske) 등은 비타민 E를 복용하는 764명의 노인환자를 대상으로 조사한 연구에서 비타민 E는 백내장의 진행을 50% 감소시켰고, 종합비타민은 33% 감소시켰다. 또한 많은 동물실험에서도 비타민 E는 백내장을 예방하고, 백내장의 진행을 현저하게 억제하는 것으로 보고되었다. 1999년 델코트(Delcourt C)는 POLA Study Group에서 프랑스인 2,584명을 대상으로 한 조사에서 혈중 비타민 E의 수치가 높으면 나이에 따른 망막변성의 발생이 비타민 수치가 낮은 그룹보다 높은 그룹에서 83% 감소한 것으로 나타났다. 그렇지만 비타민 A, 비타민 C, 글루타티온과는 연관이 없는 것으로 나타나 나이에 따른 망막변성에는 비타민 E가 효과가 있는 것으로 나타났다.

비타민 C

비타민 C는 눈의 렌즈에 해당하는 수정체의 산화 변성을 막는다고 알려져 있다. 항산화제 성분이 들어간 영양제를 장기간 복용 시 백내장에 걸릴 확률이 60%나 감소한다. 1989년 로버트슨(Robertson JM)은 연구팀 논문에서 비타민

C를 하루 300mg씩 복용한 그룹이 125mg 이하로 복용한 그룹보다 백내장에 걸릴 확률이 70%나 감소하였다. 또한 1991년 자크(Jacques PF)와 킬락(Chylack LT Jr)의 연구에서 490mg씩 복용한 그룹은 75% 낮았다. 그러므로 비타민 C가 백내장을 일으키는 수정체 단백질의 여러 가지 나쁜 화학반응을 지연시키는 것으로 나타났다.

오메가 3 지방산 등

이미 많은 사람들이 복용하는 오메가-3 지방산은 불포화지방산으로 인체생리에 중요하다. 가장 잘 알려진 눈 건강을 위한 효능은 눈물 층의 건조를 막아 안구건조증 증상완화에 도움을 주는 것이다. 또한 오메가-3 지방산은 망막에 많이 분포하고 있어 고용량의 오메가-3는 황반을 건강하게 유지하는데 도움이 된다는 보고도 있다. 2011년 만스(Tea Caljkusić Mance) 연구팀은 오메가-6/오메가-3 지방산 비율과 노화 관련 황반변성의 발달과 진행 사이의 가능한 연관성을 조사하기 위해 황반변성이 있는 환자 125명을 25명씩 5개 그룹으로 단계별로 나누었으며, 대조군은 비슷한 연령대의 황반변성이 없는 51명으로 하였다. 신생혈관 ARMD(5단계)와 대조군을 포함한 모든 다른 그룹(p = 0.000020)에서 오메가-6/오메가-3 지방산 비율 사이에 통계적으로 유의한 차이가 있음을 발견했다. 스테이지 5의 비율은 서양식 식이요법에서와 같이 약 11:1이었다. 4단계 지리적 위축(geographic atrophy)은 전 단계들과 비교하여 오메가-6/오메가-3 지방산 비율에서 통계적으로 유의한 차이를 보였다. 즉 오메가 3-지방산이 많을수록 황반변성 진행을 막을 수 있음을 알 수 있다.

비타민 A 전구물질

그 외에도 시중에서 가장 많이 접하는 눈 영양제의 성분인 베타카로틴(β-carotene), 알파카로틴(α-carotene), 라이코펜(lycopene), 루테인, 지아잔틴 등은 비타민 A의 전구물질인 카로티노이드(carotenoid)의 일종이며, 비타민 A를 합성하는데 있어 중요한 성분이다. 이들 성분은 망막에 풍부하게 존재하고 있으며, 특히 루테인과 지아잔틴은 황반에 농축되어 있어 황반기능과 연관성이 있을 것으로 추정되고 있다. 비타민 A가 결핍되면 안구건조증, 야맹증과 같은 증상이 나타날 수 있다. 눈에 필요한 영양소는 올바른 식습관으로 자연스럽게 음식에서 섭취하는 것이 가장 바람직하다. 건강한 눈을 가진 사람의 경우, 따로 눈 영양제를 섭취하지 않아도 음식을 통해 눈 건강에 필요한 양을 충분히 보충할 수 있다. 당근의 베타카로틴은 비타민 A의 합성을 도와준다. 루테인과 지아잔틴 역시 우리가 섭취하는 브로콜리, 양배추, 옥수수, 케일 등 녹색잎채소에 함유되어 있다.

아레즈 1 과 2

2001년 AREDS(Age-related Eye Disease Study) 연구그룹이 발표한 45~71세 여성 77,466명을 대상으로 한 연구에서 베타카로틴은 백내장 발생을 감소시키지 못하였으나, 다른 카로틴 종류인 루테인과 지아잔틴은 백내장과 황반변성에 걸릴 확률을 현저하게 낮추었다.

황반변성이란 눈 속 황반에 찌꺼기 덩어리가 쌓여서 생기는 질환으로, 이 질병이 진행되면 선이 굽어보이거나, 시야 중심부부터 안보이기 시작하는 증상들이 나타난다. 실제 안과에서도 일정 단계 이상의 건성 황반변성 질환이 나타나면 루테인 + 비타민 C + 비타민 E가 섞인 연령 관련 안질환 연구인 아레즈 1(Age-related Eye Disease Study, AREDS) 영양제를 처방하곤 한다. 미국 의학협회에 따르면 아레즈 섭취 경우 황반변성 단계가 더 악화되는 위험을 25% 줄일 수 있다고 보고하였다. 미국 사회과학연구지(Social Science Research)에 60세 이상 노인들을 대상으로 루테인과 지아잔틴 농도를 조사한 결과 체내 지아잔틴 수치가 높은 사람이 황반 변성 위험도가 감소한다는 자료가 있다. 미국 국립의료원 산하 국립안연구소(National Eye Institute)의 유명한 연구인 아레즈 1(AREDS1)에 의하면 눈 영양제가 연령 관련 황반변성이나 백내장 등의 안질환 예방에 효과가 없는 것으로 나타났다. 연구 결과, 고용량의 비타민 C와 E, 베타카로틴, 아연의 복합 성분을 섭취하면 중기 황반변성에서 후기 황반변성으로의 진행을 25% 낮출 수 있었다. 그러나 황반변성의 발생은 예방하지 못하는 것으로 나타났다. 아레즈 2(AREDS2) 연구에서는 베타카로틴을 빼고 루테인과 지아잔틴을 추가한 두 번째 연구에서도 비슷한 결과를 얻었다. 이 연구에서 오메가-3 지방산을 추가하고, 아연 용량을 조정해서 연구를 진행했다. 오메가-3 지방산 단독 복용도 백내장 및 황반변성의 예방 및 진행억제에 영향을 미치지 못한 것으로 결론을 내렸다. 아레즈 1과 2 모두 황반변성이 없는 사람에서 예방효과는 없었지만, 어느 정도 진행된 경우에는 황반변성이 더 심해지지는 않는다고 결론지었다. 아레즈 2는 비타민 A로 루테인 10mg, 지아잔틴 2mg, 비타민 C 500mg, 비타민 E 400IU, 아연 80mg, 구리 2mg으로 구성된다. 따라서 눈 영양제를 섭취해야 한다면 전문의의 조언을 받아 그 성분과 용량을 꼼꼼히 확인하고 자신에게 맞는 영양제를 섭취하는 것이 좋다. 또한 루테인, 지아잔틴 등의 영양제를 황반변성 이외에 공부를 많이 하는 수험생의 눈 건강을 위해서 또는 눈 수술 후 회복을 위해 복용할 필요는 없다.

크산토필

황색 크산토필(xanthophil)을 많이 함유하는 식품으로는 계란, 케일, 시금치, 무청, 로메인 상추, 브로콜리, 애호박, 옥수수, 콜라드, 양배추 등이다. 로돕신을 충분히 섭취하기 위해서 가장 좋은 것은 버터, 소고기, 딱총나무 열매, 닭간 등으로부터 로돕신의 대사전구물질인 비타민 A를 먹는 것이다. 닭의 간은 미국 농무부(USDA) 전국 영양 데이터베이스에 등재되어 있는데, 100g 당(반 컵이 채 안됨) 비타민 A 함량이 13,328IU에 달하며, 소의 간은 100g 당 31,714IU를 함유한다. 미국에서 1일 권장섭취량은 남자는 3,000IU, 여자는 2,333IU이다. 시력 장애가 문제가 되면 많은 경우 영양보조제인 베타카로틴과 비타민 A를 추천한다. 그렇지만 보조제 형태의 베타카로틴과 비타민 A는 대구 간에서 추출하였다 하더라도 품질이 떨어지는 합성 모조품일 경우가 많다. 대신 천연의 베타카로틴에는 유사한 구조를 가진 다양한 영양소들이 풍부하게 함유되어 있다. 이들 유사 영양소가 체내에서 건강에 유익한 결과를 초래하기 위해서로 협력을 한다. 천연의 베타카로틴이 체내에서 이루어지는 협력 과정을 통해 즉시 활용 가능한 영양소로 바뀌는 전환율은 합성 베타카로틴에 비해 최대 열 배나 더 높다. 즉 합성 카로틴 보조제는 체내로 들어와서 소화되고 활용되지 못한다는 의미이다. 더군다나 합성 카로틴은 흡연자와 같이 특정한 위험에 노출된 집단에서는 암을 유발하는 원인이 될 수도 있다. 시중 판매되는 것 중 J사의 카로티놀에는 천연 항산화 성분이 풍부하다. 생열귀나무는 산당화, 까마귀밥나무, 가시열매, 뱀의 찔레 등으로 불리는 나무이다. 생열귀나무 열매에는 100g당 1,072mg의 비타민 C(레몬의 20배)가 들어 있으며, 베타카로틴은 당근의 10배가 들어 있어 천연 베타카로틴이 많이 들어 있다.

눈 영양제를 선택할 때 빌베리, 블루베리, 아사이베리, 결명자, 마리골드 추출물 등으로 표기되어 있는 원재료에 집착하기보다는 원료명에서 주원료와 부원료의 함량을 꼼꼼히 따져보는 것이 중요하다. 여러 영양제를 복용할 경우 기능이 중복되지 않는지도 살펴봐야 한다.

참고문헌

1. Giblin FJ : Glutathione: a vital lens antioxidant. J Ocul Pharmacol Ther. 2000 Apr;16(2):121-35. doi: 10.1089/jop.2000.16.121.
2. Lim JC, Caballero Arredondo M, Braakhuis AJ, Donaldson PJ : Vitamin C and the Lens: New Insights into Delaying the Onset of Cataract. Nutrients. 2020 Oct 14;12(10):3142. doi: 10.3390/nu12103142.
3. Wei L, Liang G, Cai C, Lv J : Association of vitamin C with the risk of age-related cataract: a meta-analysis. Acta Ophthalmol. 2016 May;94(3):e170-6. doi: 10.1111/aos.12688.
4. Choi JH, Lee E, Heo YR : The Association between Dietary Vitamin A and C Intakes and Cataract: Data from Korea National Health and Nutrition Examination Survey 2012. Clin Nutr Res. 2020 Jul 24;9(3):163-170. doi: 10.7762/cnr.2020.9.3.163. eCollection 2020 Jul.
5. van der Pols JC : A possible role for vitamin C in age-related cataract. Proc Nutr Soc. 1999 May;58(2):295-301. doi: 10.1017/s0029665199001354.
6. Post M, Lubiński W, Lubiński J, Krzystolik K, Baszuk P, Muszyńska M, Marciniak W : Serum selenium levels are associated with age-related cataract. Ann Agric Environ Med. 2018 Sep 25;25(3):443-448. doi: 10.26444/aaem/90886.
7. Flohé L : Selenium, selenoproteins and vision. Dev Ophthalmol. 2005;38:89-102. doi: 10.1159/000082770.
8. Tanito M : Reported evidence of vitamin E protection against cataract and glaucoma. Free Radic Biol Med. 2021 Dec;177:100-119. doi: 10.1016/j.freeradbiomed.2021.10.027.
9. Zhang Y, Jiang W, Xie Z, Wu W, Zhang D : Vitamin E and risk of age-related cataract: a meta-analysis. Public Health Nutr. 2015 Oct;18(15):2804-14. doi: 10.1017/S1368980014003115.
10. Jiang H, Yin Y, Wu CR, Liu Y, Guo F, Li M, Ma L : Dietary vitamin and carotenoid intake and risk of age-related cataract. Am J Clin Nutr. 2019 Jan 1;109(1):43-54. doi: 10.1093/ajcn/nqy270.
11. Li LH, Lee JC, Leung HH, Lam WC, Fu Z, Lo ACY : Lutein Supplementation for Eye Diseases. Nutrients. 2020 Jun 9;12(6):1721. doi: 10.3390/nu12061721.
12. Higuera-Ciapara I, Félix-Valenzuela L, Goycoolea FM : Astaxanthin: a review of its chemistry and applications. Crit Rev Food Sci Nutr. 2006;46(2):185-96. doi: 10.1080/10408690590957188.
13. Eggersdorfer M, Wyss A : Carotenoids in human nutrition and health. Arch Biochem Biophys. 2018 Aug 15;652:18-26. doi: 10.1016/j.abb.2018.06.001.
14. Buscemi S, Corleo D, Di Pace F, Petroni ML, Satriano A, Marchesini G : The Effect of Lutein on Eye and Extra-Eye Health. Nutrients. 2018 Sep 18;10(9):1321. doi: 10.3390/nu10091321.
15. Mares J : Lutein and Zeaxanthin Isomers in Eye Health and Disease. Annu Rev Nutr. 2016 Jul 17;36:571-602. doi: 10.1146/annurev-nutr-071715-051110.
16. Johra FT, Bepari AK, Bristy AT, Reza HM : A Mechanistic Review of β-Carotene, Lutein, and Zeaxanthin in Eye Health and Disease. Antioxidants (Basel). 2020 Oct 26;9(11):1046. doi: 10.3390/antiox9111046.
17. Giannaccare G, Pellegrini M, Senni C, Bernabei F, Scorcia V, Cicero AFG : Clinical Applications of Astaxanthin in the Treatment of Ocular Diseases: Emerging Insights. Mar Drugs. 2020 May 1;18(5):239. doi: 10.3390/md18050239.
18. Leeman M, Kestelyn P : Glaucoma and Blood Pressure. Hypertension. 2019 May;73(5):944-950. doi: 10.1161/HYPERTENSIONAHA.118.11507.

19. Costa VP, Arcieri ES, Harris A : Blood pressure and glaucoma. Br J Ophthalmol. 2009 Oct;93(10):1276-82. doi: 10.1136/bjo.2008.149047.
20. Hamilton-Maxwell KE, Feeney L : Walking for a short distance at a brisk pace reduces intraocular pressure by a clinically significant amount. J Glaucoma. 2012 Aug;21(6):421-5. doi: 10.1097/IJG.0b013e31821826d0.
21. Tseng VL, Yu F, Coleman AL : Association between Exercise Intensity and Glaucoma in the National Health and Nutrition Examination Survey. Ophthalmol Glaucoma. Sep-Oct 2020;3(5):393-402. doi: 10.1016/j.ogla.2020.06.001.
22. Karhanová M, Eliášová M, Kuběna T, Pešková H, Mlčák P, Fryšák Z, Marešová K, Zapletalová J : [ProVens® in the Therapy of Glaucoma and Ocular Hypertension] Cesk Slov Oftalmol. Winter 2015;71(6):288-92 [Article in Czech]
23. Aslam T, Delcourt C, Holz F, García-Layana A, Leys A, Silva RM, Souied E : European survey on the opinion and use of micronutrition in age-related macular degeneration: 10 years on from the Age-Related Eye Disease Study. Clin Ophthalmol. 2014 Oct 10;8:2045-53. doi: 10.2147/OPTH.S63937. eCollection 2014.
24. Age-Related Eye Disease Study 2 Research Group : Lutein + zeaxanthin and omega-3 fatty acids for age-related macular degeneration: the Age-Related Eye Disease Study 2 (AREDS2) randomized clinical trial. JAMA. 2013 May 15;309(19):2005-15. doi: 10.1001/jama.2013.4997.
25. Chew EY, Clemons TE, Agrón E, Launer LJ, Grodstein F, Bernstein PS; Age-Related Eye Disease Study 2 (AREDS2) Research Group : Effect of Omega-3 Fatty Acids, Lutein/Zeaxanthin, or Other Nutrient Supplementation on Cognitive Function: The AREDS2 Randomized Clinical Trial. JAMA. 2015 Aug 25;314(8):791-801. doi: 10.1001/jama.2015.9677.
26. Age-Related Eye Disease Study 2 (AREDS2) Research Group, Chew EY, Clemons TE, Sangiovanni JP, Danis RP, Ferris FL 3rd, Elman MJ, Antoszyk AN, Ruby AJ, Orth D, Bressler SB, Fish GE, Hubbard GB, Klein ML, Chandra SR, Blodi BA, Domalpally A, Friberg T, Wong WT, Rosenfeld PJ, Agrón E, Toth CA, Bernstein PS, Sperduto RD : Secondary analyses of the effects of lutein/zeaxanthin on age-related macular degeneration progression: AREDS2 report No. 3. JAMA Ophthalmol. 2014 Feb;132(2):142-9. doi: 10.1001/jamaophthalmol.2013.7376.
27. Gorusupudi A, Nelson K, Bernstein PS : Ocular and systemic complement activation during anti-VEGF treatment and AREDS2 dietary supplementation in neovascular age-related macular degeneration. Ophthalmologica. 2021 May 25. doi: 10.1159/000516885. Online ahead of print.
28. Agrón E, Mares J, Clemons TE, Swaroop A, Chew EY, Keenan TDL; AREDS and AREDS2 Research Groups : Dietary Nutrient Intake and Progression to Late Age-Related Macular Degeneration in the Age-Related Eye Disease Studies 1 and 2. Ophthalmology. 2021 Mar;128(3):425-442. doi: 10.1016/j.ophtha.2020.08.018.
29. Yoshiki Kuse, Kenjiro Ogawa, Kazuhiro Tsuruma, Masamitsu Shimazawa, Hideaki Hara : Damage of photoreceptor-derived cells in culture induced by light emitting diode-derived blue light. Sci Rep. 2014 Jun 9;4:5223. doi: 10.1038/srep05223.
30. Moeller SM, Jacques PF, Blumberg JB : The potential role of dietary xanthophylls in cataract and age-related macular degeneration. J Am Coll Nutr. 2000 Oct;19(5 Suppl):522S-527S. doi: 10.1080/07315724.2000.10718975.
31. Stuart Richer, William Stiles, Laisvyde Statkute, Jose Pulido, James Frankowski, David Rudy, Kevin Pei, Michael Tsipursky, Jill Nyland : Double-masked, placebo-controlled, randomized trial of lutein and antioxidant supplementation in the intervention of atrophic age-related macular degeneration: the Veterans LAST study (Lutein Antioxidant Supplementation Trial). Optometry. 2004 Apr;75(4):216-30. doi: 10.1016/s1529-1839(04)70049-4.
32. Richer S : ARMD-pilot (case series) environmental intervention data. J Am Optom Assoc. 1999 Jan;70(1):24-36.
33. Choi RY, Chortkoff SC, Gorusupudi A, Bernstein PS : Crystalline Maculopathy Associated With High-Dose Lutein Supplementation. JAMA Ophthalmol. 2016 Dec 1;134(12):1445-1448. doi: 10.1001/jamaophthalmol.2016.4117.
34. Bravetti GO, Fraboni E, Maccolini E : Preventive medical treatment of senile cataract with vitamin E and Vaccinium myrtillus anthocyanosides clinical evaluation. Ann Ottalmol Clin Ocul 1989, 115:109-116.
35. Newsome DA, Swartz M, Leone NC, Elston RC, Miller E : Oral zinc in macular degeneration. Arch Ophthalmol. 1988 Feb;106(2):192-8. doi: 10.1001/archopht.1988.01060130202026.

36. Evans JR : Ginkgo biloba extract for age-related macular degeneration. Cochrane Database Syst Rev. 2013 Jan 31;2013(1):CD001775. doi: 10.1002/14651858.CD001775.pub2.

37. Delcourt C, Cristol JP, Tessier F, Léger CL, Descomps B, Papoz L : Age-related macular degeneration and antioxidant status in the POLA study. POLA Study Group. Pathologies Oculaires Liées à l'Age. Arch Ophthalmol. 1999 Oct;117(10):1384-90. doi: 10.1001/archopht.117.10.1384.

38. Delcourt C, Cristol JP, Léger CL, Descomps B, Papoz L : Associations of antioxidant enzymes with cataract and age-related macular degeneration. The POLA Study. Pathologies Oculaires Liées à l'Age. Ophthalmology. 1999 Feb;106(2):215-22. doi: 10.1016/s0161-6420(99)90059-3.

39. Robertson JM, Donner AP, Trevithick JR : Vitamin E intake and risk of cataracts in humans. Ann N Y Acad Sci. 1989;570:372-82. doi: 10.1111/j.1749-6632.1989.tb14936.x.

40. Mance TC, Kovacević D, Alpeza-Dunato Z, Stroligo MN, Brumini G : The role of omega6 to omega3 ratio in development and progression of age-related macular degeneration. Coll Antropol. 2011 Sep;35 Suppl 2:307-10.

41. Nicole K. Scripsema, Dan-Ning Hu, Richard B. Rosen : Lutein, Zeaxanthin, and meso-Zeaxanthin in the Clinical Management of Eye Disease. J Ophthalmol. 2015; 2015: 865179. doi: 10.1155/2015/865179.

42. Johanna M. Seddon et al, 1994, Journal of American Medical Association 272:1413-20.

43. Kim CS, Seong GJ, Lee NH, Song KC; Namil Study Group, Korean Glaucoma Society. Prevalence of primary open-angle glaucoma in central South Korea the Namil study. Ophthalmology 2011;118:1024-30.

44. Ozawa Y, Sasaki M, Takahashi N, Kamoshita M, Miyake S, Tsubota K : Neuroprotective effects of lutein in the retina. Curr Pharm Des. 2012;18(1):51-6. doi: 10.2174/138161212798919101.

45. World Health Organization. Global data on visual impairments, 2012. [(accessed on 17 October 2012)]. http://www.WHO.int/blindness/GLOBALDATAFINALforweb.pdf

46. https://www.nei.nih.gov/sites/default/files/health-pdfs/WYSK_AMD_English_Sept2015_PRINT.pdf (Department of Health and Human Services, National Institute of Health, Nationa Eye Institute : Age-Related Macular Degeneration What You Should Know)

47. https://news.sbs.co.kr/news/endPage.do?news_id=N1002332295&plink=-COPYPASTE&cooper=SBSNEWSEND

48. Obana, A., Gohto, Y., Nakazawa, R. et al. Effect of an antioxidant supplement containing high dose lutein and zeaxanthin on macular pigment and skin carotenoid levels. Sci Rep 10, 10262 (2020). https://doi.org/10.1038/s41598-020-66962-2

49. 복지뉴스 : [건강칼럼] '백내장과 녹내장' 차이는? 치료법 알아보기. 2018년 5월 29일자.

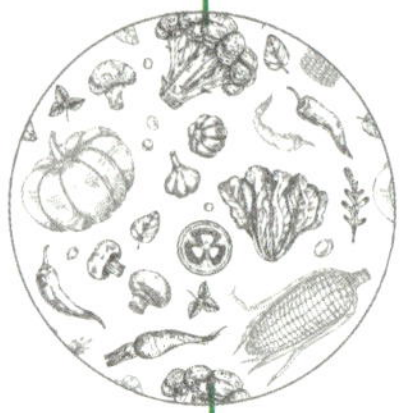

03
퇴행성관절염과 영양소

정년퇴임 전에 몸의 건강을 위해 친우들과 블랙야크 100 명산을 완주하며 아직까지 무릎관절이 튼튼한 것에 돌아가신 부모님께 감사드렸다. 우리 몸에는 갓 태어났을 때 270개, 성인은 평균적으로 206개의 뼈로 되어 있다. 이러한 뼈가 원활하게 작동하기 위해서는 뼈와 뼈를 부드럽게 이어주는 기능을 수행하는 관절이 필요하다. 사람의 신체는 대략 139개의 관절로 형성이 되어 있다. 관절은 뼈가 받는 하중을 분산시키고, 몸의 운동성을 높여주는 기관이다. 자유롭게 걷고 뛰고 움직이기 위해서 반드시 필요한 신체기관이다. 관절을 부드럽게 유지하기 위해 관절 주위에는 관절포가 덮여 있고, 그 속에 관절액이 들어 있다. 관절액은 관절을 부드럽게 만드는 일종의 윤활유와 같은 역할과 연골에 영양을 공급하는 역할을 한다. 관절액의 주성분은 수분이며, 단백질의 일종인 프로테오글리칸(proteoglycan)이라는 성분이 들어 있다. 프로테오글리칸은 황산기나 카르복실기와 같은 음전하를 많이 띠어 물을 끌어당기는 성질을 가지고 있어 무게에 비해 많은 물을 함유할 수 있기 때문에 무게에 비해 부피가 크다. 그렇기 때문에 외부에서 물리적 압박이 가해지면 고여 있던 물이 빠져 나가는 동안 쿠션역할을 할 수 있다. 압박이 없어지면 다시 물이 들어와 원 상태를 유지한다. 그러나 이 기관이 나이가 들면서 어쩔 수 없이 관절은 약해지고 연골은 마모되어 퇴행성관절염이 발생한다. 골관절염은 주로 관절의 연골이 퇴행하는 질환이지만, 활액막(관절의 막)과 기저의 뼈를 침범할 수도 있다. 나이가 들어가 관절 연골이 닳기 시작하면서 뼈에 가해지는 스트레스가 증가한다. 이런 스트레스에 반응하여 뼈는 오히려 밀도가 증가한다. 그 결과 아주 흔히 관찰되는 것이 관절 주위에 형성되는 골극(비정상적으로 뼈가 자라는 현상)이다. 퇴행성관절염은 주로 체중 압박 관절(고관절과 슬관절)을 침범한다. 그러므로 과체중, 외상 또는 활동으로 인한 물리적 스트레스가 반복되면 퇴행성관절염의 발병과 진행이 촉진된다.

골관절염

골관절염은 뼈의 관절면을 감싸고 있는 관절 연골이 마모되어 연골 밑의 뼈가 노출되고, 관절 주변의 활액막에 염증이 생겨서 통증과 변형이 발생하는 질환이다. 보통 퇴행성관절염이라 하며, 관절 질환 중에서 가장 많이 발생한다. 그러나 퇴행성관절염은 나이가 들면서 발생하는 질환이 아니다. 골관절염은 뼈와 뼈 사이에서 완충 작용을 하는 부드러운 연골이 어떤 원인으로 인해 손상되어 발생한다. 그 원인으로는 유전적 요인, 비만, 관절의 외상, 염증으로 인한 연골 손상 등이 있다. 어려서부터 오랜 기간 관절에 병을 앓으면 골관절염이 발생할 수 있으며 이런 경우 비교적 젊은 나이에도 퇴행성관절염이 발병할 수 있다. 가장 흔한 증상은 무릎의 통증이다. 특히 계단을 오르내릴 때 통증이 더 심하며, 통증은 대개 오전보다 오후에 더 심하다. 골관절염이 진행되면 무릎이 붓고 물이 차며 하루 종일 통증을 느끼기도 한다.

관절연골과 관절염 증상

관절 연골은 뼈의 끝 부분을 덮고 있으며, 무릎과 같은 관절은 뼈와 뼈 사이에 완충 작용을 하는 연골을 추가로 가지고 있다. 이 연골은 주로 콜라겐 섬유, 당단백질과 프로테오글리칸으로 구성되어 있다. 사람의 연골은 지속적으로 형성되고 분해되는 주기를 거쳐 그 구조를 유지한다. 그렇기 때문에 연골이 닳아 없어지는 속도와 연골을 새로 형성하는 속도가 균형을 이루어야 관절을 건강하게 유지할 수 있다. 연골의 파괴가 증가하거나 연골의 생성이 감소하게 되어 균형을 잃으면 관절이 닳기 시작한다. 골관절염은 염증성 질환으로 관절염 환자의 손을 보면 손가락 및 손의 관절에서 염증과 부종이 얼마나 심한지 알 수 있다. 뼈와 연골에 변형이 생기고 염증이 생기면서 붓기 때문에, 그 자체로 움직임에 제약이 있으며, 통증까지 동반되어 더욱 고통스럽다. 움직임이 적어지고 활동량도 줄어들기 때문에 체중 증가와도 연관이 있고 골다공증까지 악화되기도 한다. 통증은 움직일수록 심해지므로 관절을 움직이지 않고 쉬게 하면 통증도 어느 정도 줄어든다. 아침에 관절이 뻣뻣하게 굳는 것은 흔히 류마티스성 관절염 환자의 증상이라 생각하는데, 일반적으로 퇴행성관절염 환자의 경우에도 나타난다. 건드리면 아프고 찌르는 것과 같은 통증을 느끼며, 심할 경우 관절을 움직일 수 없게 된다. 무릎의 경우에는 계단을 오르내리기도 어렵다. 뼈 자체가 기형적으로 튀어나오고, 주변에 염증이 발생해 변형이 생기는 것 외에도 뼈와 뼈 사이의 완충작용을 해주는 연골이 닳아 없어지는 것이 문제다. 관절을 보호하며, 윤활제 역할을 해주던 연골이 없어지면서 뼈와 뼈가 직접 마주치기 때문에 염증이 발생하고 통증이 심해진다. 통증으로 인해 운동량이 줄어들어 심리적으로 괴롭기 때문에 각종 성인병의 위험성도 높아진다. 척추에 골관절염이 오는 경우 허리에 통증이 발생한다. 심한 경우 저릿저릿한 신경 증상이 발생하여 허리 디스크로 오인하기도 한다. 고관절에 발생한 경우 통증이 생기거나 관절 운동 범위에 제약이 생겨 보행이 어색해진다. 손가락 마디에도 골관절염이 흔하게 발생하며, 특히 중년 여성에서 많이 확인된다. 손가락에 골관절염이 생긴 경우 통증을 느끼면서 손가락 마디가 서서히 굵어진다. 이런 경우에는 류마티스성 관절염과 구별해야 한다.

류마티스성 관절염

류마티스성 관절염(rheumatoid arthritis)은 관절 주위를 둘러싸고 있는 활막이라는 조직의 염증으로 인해 발생하는 질환이다. 이 질환은 활막이 존재하는 모든 관절, 즉 움직일 수 있는 거의 모든 관절에서 발생할 수 있다. 수개월에서 수년에 걸쳐 진행되는 만성 질환이다. 류마티스성 관절염이 발생하는 전형적인 연령층은 30대 전후의 여성이다. 그러나 남성에서도 발생할 수 있고, 소아부터 노인에 이르는 모든 연령층에서 발생할 수 있다. 우리나라 인구의 약 1%가 류마티스성 관절염을 겪고 있다. 매년 류마티스성 관절염을 겪는 사람들이 증가할 것으로 추정된다. 현재까지 골관절염으로 손상된 연골을 완전히 정상화하는 치료방법은 없지만 증상을 완화시킬 수 있는 방법은 많다. 적절히 치료하면 골관절염의 악화를 예방하고, 지연시킴으로써 편안하게 생활할 수 있다. 류마티스성 관절염의 정확한 원인은 알려지지 않았다. 그러나 현대 의학의 발전에 힘입어 어느 정도 윤곽을 알 수 있게 되었다. 유전적으로 류마티스성 관절염의 소인이 있는 사람이 어떤 외부 자극을 받으면 인체 내 면역체계가 자신의 몸을 비정상적으로 공격하여 염증이 발생한다고 추정되는 자가 면역성 질환이다. 즉, 류마티스성 관절염은 외부의 나쁜 균에 대해 방어 역할을 해야 하는 인체의 면역체계가 자신의 신체 조직을 공격하는 자가 면역 질환의 일종이다. 류마티스성 관절염의 초기 증세는 주로 손마디가 뻣뻣해지는 것이다. 특히 아침에 자고 일어난 직후에 이 증상이 심하게 나타난다. 1시간 이상 관절을 움직여야만 뻣뻣한 증세가 풀린다. 이러한 증상은 심할 경우 하루 종일 지속되기도 한다. 이와 동시에 환자들은 손마디가 붓고 통증이 느껴져 손을 쓸 수 없다고 호소한다. 관절염이 무릎이나 팔꿈치, 발목, 어깨, 발까지 침범하는 경우도 흔하다. 통증이 있는 마디를 만지면 따뜻한 열감을 느낄 수 있다. 관절 마디가 붓는 이유는 활막이 붓고, 그 주위에 관절 삼출액이라는 물이 차기 때문이다. 이러한 증상이 수개월에서 수년 동안 지속되면 관절의 연골이나 주위 조직이 손상되면서 관절 마디가 휘어지거나 굳어져 마음대로 쓸 수 없게 되는 장애가 발생한다. 이러한 손상을 예방하기 위해서는 초기부터 꾸준하고 적절한 치료를 하는 것이 매우 중요하다. 또 다른 초기 증세로는 전신의 피로감이 있다. 환자들은 관절이 아파서 행동에 불편함을 느끼지만, 이와 동시에 전신의 무력감으로 고생한다. 눈에는 보이지 않지만 조금만 활동해도 쉽게 피곤해지는 증상은 많은 류마티스성 관절염 환자들의 고통을 유발한다. 류마티스성 관절염을 치료하는 약물 요법으로는 비스테로이드 소염제, 호르몬의 일종인 스테로이드 제제 같은 1차 약이 있고, 인체의 면역체계에 영향을 주어 류마티스 관절염 자체를 억제하는 2차 약이 있다. 여기에서는 이에 대하여는 자세히 다루지 않을 것이다.

퇴행성 관절염

무릎은 체중이 실리는 관절이며 퇴행성관절염(degenerative arthritis)이 많이 발생하기도 하는 주요 관절 중의 하나이다. 또한 최근에는 스포츠 활동인구가 늘어나면서 퇴행성관절염 외에 외상에 의한 반월판 연골의 손상이나 인대 손상 등의 경우도 함께 늘어나고 있다. 보통 일반적으로 무릎은 고관절의 위치보다 약간 내측에 존재하게 된다. 반월판 연골이란 무릎 위아래 관절 사이에 있는 반달 모양의 연골로, 무릎의 안쪽과 바깥쪽에 하나씩 있다. 무릎관절(슬관절)을 보호하고, 무릎이 받는 충격을 완화하고, 무릎이 제 기능을 할 수 있도록 한다. 체중 지지가 많이 되는 부분인 내측 무릎관절 부위로 퇴행성 변화가 진행되면서 O자형 다리 모양으로 무릎관절의 모양이 변화하게 되고 관절 내에는 관절면의 연골 손상과 관절 주위로 골극이 형성되고 주위의 인대와 근육의 약화가 동반된다. 무릎관절의 관절 내 압력이 높아지는 것과 동통은 직접적인 연관을 가지는데, 무릎관절이 약 30도에서 40도 정도 구부러진 자세가 관절 내 압력이 최소가 되기 때문에 퇴행성 무릎관절염이 있는 사람들은 대개 무릎을 구부정하게 구부리게 된다. 관절에서 소리가 나는 것은 여러 가지 원인에 의해 발생할 수 있지만, 뼈가 튀어나온 부위에 인대가 지나면서 나는 소리인 경우가 제일 많고, 또는 아탈구(관절로 부터 약간 이동했다는 뜻)처럼 뼈를 꺾을 때 소리가 날 수도 있다. 하지만 대개 통증을 수반하지 않으면, 특별한 치료는 필요하지 않다. 혹시 통증이 심하다면 때로 부목 고정이나 탄력붕대 로 고정하기도 하고, 분명한 해부학적 변형이 있을 경우(즉 무릎 내 구조물에 변형이 발생했다면) 수술적 치료를 시행할 수도 있다. 이러한 자세가 오랜 시간 유지되다보면 골극의 형성과 더불어 무릎 주위의 구조물들에 변형이 초래되고 관절은 O자 모양이면서 약간 구부정한 자세의 무릎관절의 구축이 만들어지게 되는 것이다. 따라서 퇴행성관절염을 예방하기 위해서는 관절의 동통을 조절하여 주고 체중지지가 많이 되지 않는 운동(수영, 고정식 자전거 타기) 등을 통하여 관절주위의 근육과 인대의 강화 운동을 꾸준하게 유지하여 주는 것이 바람직하다.

퇴행성관절염의 특징

퇴행성관절염의 또 다른 특징 중 하나는 제각기 다른 발병 원인과 증상발현 및 진행을 나타낸다는 점이다. 다시 말하면 누가 퇴행성관절염을 앓을 것인지, 어느 관절이 아플 것인지, 언제부터 아프기 시작할 것인지 사람마다 모두 다르다는 것이다. 통증이 매우 심할 수도 있고, 거의 없을 수도 있으며, 통증이 오래도록 지속될 수도 있고, 통증이 심해졌다가 사라질 수도 있다. 따라서 개개인에 따른 정확한 진단과 적절한 치료 및 예방이 무엇보다 중요하다고 할 수 있다. 퇴행성관절염은 가족력이 있는 경우가 많으며, 비만이 있는 경우는 정상인에서 보다 약 2배 정도로 그 발생률이 높다고 알려져 있다. 비만의 경우에는 주로 체중이 많이 부하되는 허리뼈 부위, 고관절(엉덩이관절), 슬관절(무릎관절) 및 엄지발가락의 관절 퇴행성관절염이 호발하며, 주관절(팔의 윗부분인 상완골과 아랫부분인 척골 및 요골이 만나 형성되는 관절)이나 어깨관절에는 발생빈도가 극히 드물다. 이차성 퇴행성관절염은 원인이 다른 곳에 있어서 퇴행성관절염이 이차적으로 발생하는 경우인데, 원인이 되는 병으로는 관절연골에 손상을 줄 수 있는 질병, 외상 및 기형 등을 들 수 있다.

퇴행성관절염 증상

초기에 나타나는 증상으로는 약한 통증이 가장 흔하다. 통증은 관절 자체의 변화나 근육이나 인대 등 관절 주위 조직의 변화로 인해 발생하게 되는데, 후자의 경우에는 통증이 다른 부위로 뻗어나가는 경우가 많다. 통증의 원인으로는 골극(뼈의 돌기)에 의한 골막(뼈의 표면 부위)의 팽창, 뼈 내부조직의 미세한 골절, 관절액에 의한 관절낭의 팽창 등이 있다. 통증은 춥거나 습기가 많은 날씨에 의해 심해지는 경우가 많다. 운동할 때에 쉽게 피로감을 느끼기도 하고, 관절 운동에 장애가 있으며, 관절이 약간 붓기도 하고, 누르면 아플 때도 있다. 그러나 류마티스성 관절염과는 다르게 아침에 일어났을 때나 관절을 한동안 움직이지 않았을 때 생기는 뻣뻣한 증상은 대개 없으며, 있다고 해도 15~20분 이내에 사라진다. 퇴행성관절염의 통증은 관절을 많이 사용했을 때에 심해지므로 대개 하루의 일과가 끝날 때 가장 심한 편이고, 휴식을 취하면 덜해진다. 퇴행성관절염으로 인해 관절연골이 닳고, 변성이 생겨 관절면이 울퉁불퉁해지면 운동할 때 관절면에서 마찰음이 느껴질 수도 있다. 이것은 체중이 실리거나 운동할 때 관절을 손으로 누르면 증가된다. 또한 변성된 관절 연골이 떨어져 나와 관절강 안에서 돌아다닐 경우 갑자기 관절을 움직일 수 없게 되는 경우도 있다. 퇴행성관절염을 앓고 있는 사람의 경우는 근육의 피로를 느끼는 경우가 많은데, 이는 관절이 손상되고 변형됨으로써 주위의 근육이 보다 많은 일을 해야 하기 때문이다. 통증이 있는 관절을 지지한다는 것 자체만으로도 근육으로서는 큰 부담을 가지게 되며 통증으로 인하여 근육을 마음대로 사용하지 못하면, 근력은 점점 약해지게 되고 또한 통증으로 인해 관절 주위의 근육이 긴장하게 되는데 이를 연축이라고 부른다. 이러한 연축이 오래되면 관절 본래의 모양과 고유의 운동기능이 변하게 된다. 퇴행성관절염의 경과는 보통 서서히 진행되거나 혹은 어느 정도 좋아졌다가 갑자기 나빠지는 간헐적인 경과를 취하기도 한다. 퇴행성관절염이 얼마나 좋아질지에 대한 예측은 사실 힘들고 관절염이 얼마나 지속될 것인지 혹은 언제 호전되거나 악화할 것인지를 정확히 예측하기가 어렵다. 그러나 한 가지 분명한 사실은 퇴행성관절염은 꾸준한 시간과 노력을 통해 상당히 좋아질 수 있다는 점이다.

퇴행성관절염 치료제

최근에는 퇴행성관절염의 경우 연골 성분 제제(글루코사민, 콘드로이틴)가 치료제로 대두되고 있다. 유럽에서는 약품으로 분류되어 실제 환자들에게 사용하고 있다. 미국에서는 약품이 아닌 식품으로 분류되어 일반 상점에서 자유롭게 구할 수 있는 OTC(over the count) 약이다. 다만 아직 염증을 가라앉히고, 연골의 마모를 늦춘다는 객관적인 증거가 분명하게 보고된 경우는 많지 않다. 우리나라에서도 많이들 사용하고 있지만 확실한 효과가 증명되지 않았다. 대규모의 객관적인 연구 결과가 제시되어야 확실한 효과 여부를 알 수 있을 것이다. 관절 내 주사로는 간혹 스테로이드 주사를 사용하기도 한다. 하지만 오히려 관절 손상을 촉진할 수 있으므로 극히 제한적으로 사용해야 한다. 전문의의 판단이 아니면 사용하지 않는 것이 안전하다. 연골 성분 제제인 히알루론산(hyaluronic acid)을 관절 내로 주입하는 치료가 최근 소개되었지만, 효과와 비용 측면에서 아직까지 널리 이용하기는 어렵다. 약물 치료와 함께 물리 치료를 시행하는 것이 증상 완화에 크게 도움이 된다. 관절 주위의 근육을 강화하는 것은 증상을 완화할 뿐만 아니라 골관절염의 악화를 방지하는 데에도 매우 중요하다. 따라서 약물 복용에만 의존하는 것보다는 물리 치료를 병행해야만 최선의 효과를 기대할 수 있다.

연골세포는 2형 콜라겐과 히알루론산에 연결된 프로테오글리칸(proteoglycan)인 아그리칸(aggrecan)으로 구성되어있는데 이 연골세포가 외상, 관절 과

부하 및 불안정에 의해 분해와 재합성 균형이 깨지면서 퇴행이 진행된다. 퇴행성관절염의 치료목표는 통증의 경감, 관절의 기능유지, 변형 방지이며 완치는 아니지만 환자의 일상생활에 도움을 주는 것이다. 퇴행성관절염의 약물치료는 통증조절이 주가 된다. 따라서 먹는 약으로써는 진통제와 근육이완제가 주로 처방되게 되며 경우에 따라 국소주사제로써 스테로이드와 히알루론산이 사용되기도 한다. 약국에서 영양제로써 퇴행성관절염을 조절하는 방향은 크게 '염증억제'와 '관절 구성성분 보충제'로 나누어진다.

염증억제에 사용이 되는 제품군은 크게 유황제제, 비타민 B_{12}, 오메가-3 지방산이다. 식이유황제제는 MSM(methysulfonylmethane)으로 대표되는 성분으로 체내 항산화효소인 글루타티온의 수치를 올려 염증 대사산물을 줄여줌으로써 염증과 통증을 조절하게 된다. 하루 3,000mg 이상 섭취 시 염증제거 효과를 나타내게 된다. 비타민 B_{12}는 고용량으로 섭취 시 신경통증을 줄여주고 혈액순환을 도와 피로, 염증물질을 제거한다. 하루 500mcg(1㎍ = 1mcg로 ㎍과 같다) 이상 섭취가 적절하다. 오메가-3 지방산은 고용량으로 섭취 시 항염증 작용을 통해 통증을 완화시키고 혈액순환 개선 등으로 염증 피로물질을 제거한다. 관절에 도움이 되기 위해 하루 2,000~3,000mg 섭취가 적절하다. 최근 각광받고 있는 커큐민, 보스웰리아, 녹색잎홍합추출물, 소염효소, 폴리페놀은 염증제거에 도움을 줄 수 있어 위의 영양제와 함께 병용 시 도움이 될 수 있다.

관절 구성성분을 보충해주는 영양소는 글루코사민, 콘드로이틴, 히알루론산, 콜라겐, 프로테오글리칸 등이 있다. 영양제를 구성할 때 꼭 추천하는 조합은 유황제제(MSM)와 오메가-3 지방산이며 통증 경감을 가장 빠르게 체험하실

수 있다. 식약처 기능성 원료 목록에는 보스웰리아, 강황, 콘드로이틴, 글루코사민, MSM 등이 있다. 미국 NIH는 여러 성분의 관절염에 대한 효능은 연구 수의 부족 등으로 인해 부정적인 경향이 있다.

셀레니움(Se)은 인체에 매우 미량 존재하지만 항산화를 나타내는 영양소로 유해산소로부터 세포를 보호하는데 필요하다. 2012년 마두(Madhu K) 연구팀은 관절염 경계에 있는 피험자 120명(평균 나이 57세)에서 무작위 비교시험 위약 대조시험에서 기능성 원료인 강횡 추출물인 터마신(turmacin)과 글루코사민(1,000mg/일)을 인체 적용시험 결과 21일과 42일에서 관절 통증 86.2% 감소, 관절마찰음 37% 감소, 관절 삼출물 100%가 감소하였다.

MSM(methysulfonylmethane)

MSM은 우리가 먹는 마늘, 양파 등의 자연 중에 존재하는 화합물이다. 관절에는 콘드로이틴이란 성분이 있는데, 황을 함유하고 있다. 그러므로 황이란 영양소가 몸속에 원활히 공급되어야 관절에 필요한 영양소들이 원활히 공급되기 때문에 MSM을 섭취해야 한다. 실제로 관절염 환자에서 연골 속 MSM 농도가 1/3 정도로 감소되는 연구들이 있다. 동의보감에 보면 "유황은 몸 안에 찬 기운을 몰아내고, 양기를 복 돋아 주고 독을 풀어준다"고 기록되어 있으며, "유황은 뼈를 강하게 하고, 근육을 튼튼하게 하며, 탈모 예방을 치료한다"고 되어 있다. 관절염부터 당뇨 등 다양한 병을 앓았던 세종대왕도 젊어지는 샘물이라고 불리는 유황온천을 즐기면서 염증을 다스리는 요양을 하였다. MSM은 dimethyl sulfoxide(DMSO)의 산화 대사산물로 황을 함유하는 유기황 화합물이다. MSM은 식이 보충용 제품이나 식품에도 사용되며, 부타완(Butawan M) 등의 종설논문과 많은 종설논문, 김(Kim LS) 등의 임상시험과 다양한 임상시험에서 관절 기능 개선에 대한 효과가 있다고 보고되었으며, 황 성분은 관절의 연골을 구성하는 성분으로 연골 건강을 위해 중요한 작용을 한다. 우리 몸에는 34%의 유황성분이 함유되어 있으며, 황의 공급원인 MSM은 어떤 생명체도 자체 생합성하지 못하기 때문에 식품으로 섭취하여야 한다.

초록입홍합

초록입홍합(Green-lipped mussel, *Perna canaliculus*)의 효능에 대한 관심은 1970년대 초에 시작되었고, 이는 마오리족 사람들이 내륙에 사는 사람들보다 관절염 발병률이 낮다는 관찰에서 비롯되었다. 실제로 초록입홍합에는 관절 연골 세포를 구성하는 물질이 다량 함유되어 있어 관절염 증상 개선에 도움을 준다. 초록입홍합은 입 부분 껍질이 초록색이라 이름으로 불린다. 초록입홍합은 넓은 청정 바다가 있는 뉴질랜드에서 서식하는데 뉴질랜드는 전 세계에서 연중 일조 시간이 2,000시간 이상으로 높은 일조 시간을 가지는 몇 안 되는 나라 중에 하나이다. 이 홍합은 뉴질랜드의 강렬한 자외선으로부터 스스로를 지키기 위해 강력한 항산화 물질을 만들어내는 플랑크톤을 주식으로 한다. 이렇게 일조 시간이 길고 자외선 지수가 높아 뉴질랜드에 서식하는 플랑크톤은 강한 자외선으로부터 자신을 보호하기 위해 천연 항산화 물질과 항염 물질을 생산한다. 이 플랑크톤을 초록입홍합이 먹고 자라기 때문에 항산화 성분과 항염 성분을 축적하고 있다. 그래서 초록입홍합에는 글루코사민, 오메가-3 지방산, 비타민 C, 비타민 E, 비타민 D, 칼슘 등이 풍부하다. 초록입홍합을 꾸준히 섭취하면 관절 건강뿐 아니라 전신 건강을 챙기는 데 탁월하다. 초록입홍합 섭취를 통해 혈관을 깨끗하게 만들어 심혈관 질환 예방, 두뇌 발달, 기관지 건강, 피부 노화 방지, 알레르기성 피부염 개선, 면역력 강화 등 전신을 아우르는 효과를 볼 수 있다. 초록입홍합은 염증을 개선하고 치료하는 효과가 있으며 연골이 손상되었을 때 재생을 시켜주는 성분이 다량으로 있어서 만성 관절염이나 염증치료에 효능이 뛰어나다. 초록입홍합은 비타민 D와 칼슘이 풍부하다. 그래서 골다공증 등 뼈 건강에 아주 효과가 좋다. 초록입홍합 속에는 아미노산과 타우린도 많아서 술을 많이 들었을 때나 만성 피로에도 좋다. 결과적으로 간 기능 개선과 간 건강에 좋다. 초록입홍합은 불포화 지방성분이 풍부하다. 그래서 콜레스테롤과 중성지방을 낮추어 주는 효과도 있어서 혈액순환에 좋으며 특히 성인병(고혈압, 동맥경화 등)으로 고생하는 사람에게 좋다. 초록입홍합에는 오메가-3 지방산이 풍부해서 두뇌건강에 많은 도움을 주어 꾸준히 섭취하면 기억력과 치매에 도움을 줄 수 있다. 초록입홍합에는 비타민 B_{12}의 성분이 풍부하다. 이 성분은 적혈구를 생성하는데 도움이 되어서 빈혈이 있다면 도움이 된다. 나아가 세포 대사에도 도움을 준다. 그렇기 때문에 피로회복을 빠르게 개선시켜 준다. 초록입홍합에는 특히 오메가-3 지방산, 리프리놀(lyprinol, 초록잎홍합 추출 오일) 성분이 풍부하다. 이 성분들은 비염이나 알레르기 기관지, 통풍 등에 효과적이다. 그래서 환절기에 비염으로 고생하시는 사람에게 도움을 준다. 초록입홍합은 조개류의 일종이므로 조개류 알레르기나 과민증이 있는 경우 이러한 보충제를 피해야 한다. 또한 안전 정보가 부족하여 임신 중이거나 수유 중인 경우 보충제를 피해야 한다. 초록입홍합 보충제에서 일부 부작용이 나타났는데, 초기 연구에서는 홍합에서 생성되는 독소가 포함된 보충제 브랜드와 관련되어 간 염증을 보고하였다. 초록입홍합 보충제는 혈액 희석제 및 비스테로이드성 항염증제(NSAIDs)와 같은 항염증제와 같은 특정 약물과 부정적인 상호 작용을 하거나 부작용을 향상시킬 수 있어서 주의가 필요하다. 쿨손(Coulson S) 연구팀 등 다양한 연구에서 푸른잎홍합에 대한 연구를 시행하였다. 이 연구에서 초록잎홍합은 무릎 관절 통증, 뻣뻣함, 기동성을 크게 향상시켰다. 초록입홍합 추출물의 투여가 또한 골관절염 환자의 위장기능장애 증상을 49%까지 유의하게 개선했다는 것을 처음으로 보고한다. 위장관장애 기능 장애가 진통제 사용과 관련이 있다는 점을 고려할 때, 사용된 푸른입홍합 추출물의 치료 효과는 기준선에서 GSRS(Gastrointestinal Symptom Rating Scale) 점수를 개선하여 위장기능장애 기능에 미치는 영향과 관련이 있을 수 있다고 결론지었다. 쿨손의 임상시험이나 종설논문과 기타 연구에서 푸른입홍합의 효과에 대하여 언급하였다.

상어연골

퇴행성관절염에 좋은 음식이 바로 상어연골(shark cartilage)이다. 무릎연골에 좋은 음식이기도 한데, 상어연골은 상어의 체중 10% 미만으로 구성되어 있는 아주 소량만 있는 성분이다. 상어연골은 콘드로이틴황산이 들어있는데 이것은 소나 돼지에서 얻는 것보다 관절 염증 증상 완화에 정말 좋다는 연구결과가 있다. 글루코사민은 연골에 필요한 기본 영양소들 중 하나이다. 이 영양소는 아미노당(amino sugar)으로 연골에 탄성을 주는 프로테오글리칸의 주요 구성성분이다. 비스테로이드성 항염제(NSAIDs, Non-Steroid-Anti-Inflammatory Drugs, 2종류로 나뉘며, COX-1과 COX-2를 다 억제하는 것과 COX-2만 억제하는 것이다, 약국에서 구매할 수 있는 대부분 소염제는 COX-1과 2를 모두 억제하는 약물로 이부프로펜, 덱사프로펜, 나프록센 등으로 상품명 부르펜, 아스피린, 애드빌, 이지엔, 탁센, 아나프록스 등이다. COX-2만 억제하는 약물은 셀레콕시브이다)나 아스피린과는 달리 글루코사민은 단순히 통증을 경감시켜줄 뿐만 아니라 연골의 재생을 돕는다. 1999년 미국류마티스학회 연례학술

대회에서 레진스터(Reginster JY)는 대규모, 무작위, 위약대조, 이중맹검 임상연구에 대해 보고하였다. 이 연구에서 글루코사민이 관절염 환자의 통증과 염증을 감소시킬 뿐만 아니라 실제로 연골의 퇴행을 멈추었다는 것을 보여주었다. 나아가 연골이 재생된 증거가 제시되었다. 그러나 전통적인 NSAIDs를 복용한 위약그룹 환자들은 계속해서 급속한 악화를 경험했다. 글루코사민 황산을 1,500~2,000mg 범위로 복용할 경우 거의 부작용 없이 상당한 건강 혜택을 얻는다. 더군다나 임상연구에 참여한 환자들이 글루코사민을 중단하였는데도 수주에서 수개월 통증이 재발하지 않았다. 콘드로이틴황산은 보다 신속한 효과를 내기 위해 종종 글루코사민 황산과 함께 사용된다. 콘드로이틴은 프로테오글리칸의 일부를 구성하는 성분으로 연골로 수분을 끌어들이는 역할을 한다. 글루코사민과 콘드로이틴황산은 퇴행성관절염으로 닳아진 연골을 보충해주는 역할을 한다. 우리 몸에서는 연골을 만드는 글루코사민과 콘드로이틴과 같은 글리코사미노글리칸(glycosaminoglycan, GAG)이 자체 생합성이 된다. 연골세포에 존재하는 아그리칸은 글리코사미노글리칸 종류인 많은 수의 콘드로이틴황산과 적은 수의 케라탄황산이 단백질에 결합되어 있다. 이 글리코사미노글리칸은 글루코사민을 원료로 만들어 진다. 단백질에 결합한 글리코사미노글리칸을 프로테오글리칸이라 하며, 여기에 글리코사미노글리칸으로부터 만들어진 또 다른 히알루론산(hyaluronic acid)이 결합한 것을 프로테오글리칸 집합체(proteoglycan aggregate)라 한다. 이들 프로테오글리칸은 수많은 황산기와 카르복실기를 가지고 있어 많은 음전하를 띄기 때문에 물을 끌어당기는 성질이 있다. 이들은 수많은 분자가 결합한 것으로 생합성 시 아주 많은 에너지를 소모하게 된다. 그렇기 때문에 나이가 들면서 영양상태가 좋지 않아지기 때문에 점차 프로테오글리칸 생성이 감소함에 따라 관절 연골이 얇아지고, 관절염 등이 발생한다. 음식을 통해서도 섭취할 수 있지만 그러기엔 너무 양이 많아서 영양제를 통해 집중적으로 섭취할 수 있다. 글루코사민은 갑각류 껍데기에서 추출한 키틴이라는 물질로 그 흡수력이 90~98%에 이르며, 퇴행성관절염에 매우 효과적이다. 그렇지만 게나 새우에 알레르기가 있는 사람은 주의가 필요하다. 이들 성분은 피를 묽게 만들어 수술에 영향을 줄 수 있기 때문에 수술 전에 의사에게 이야기를 해야 한다. 2002년 루아네(Ruane R) 연구팀은 관절염 환자를 2그룹으로 나누어 각각 이부프로펜(ibuprofen, 아스피린, 타이레놀 종류의 항염진통제) 1,200mg, 글루코사민 1,500mg씩을 복용하게 하였다. 그 결과 관절염 통증을 빨리 감소시키는 효과는 이부프로펜 그룹이 1~2주, 글루코사민 그룹이 2~4주로 이부프로펜이 좀 더 빨랐다. 그러나 증상이 호전된 정도는 글루코사민 그룹에서 더 높았고, 이부프로펜 그룹에서 많은 부작용이 나타났다. 증상이 있는 무릎 골관절염 환자 1,583명을 무작위로 배정해 하루 1,500mg의 글루코사민, 하루 1,200mg의 콘드로이틴 황산염, 글루코사민과 콘드로이틴 황산염, 매일 200mg의 셀레콕시브, 또는 24주 동안 위약을 투여했다. 구조용 진통제로 매일 최대 4,000mg의 아세트아미노펜이 허용되었다. 할당은 무릎 통증의 심각도에 따라 분류하였는데, 심각한 증상그룹 1,229명과 중등도 증상 354명 그룹으로 나누었다. 1차 결과 측정치는 무릎 통증이 기준선에서 24주째까지 20% 감소하였다. 환자의 평균 연령은 59세였고 64%가 여성이었다. 전반적으로, 글루코사민과 콘드로이틴 황산염은 무릎 통증을 20% 감소시키는 데 위약보다 유의미하게 낫지 않았다. 글루코사민과 콘드로이틴 황산염 단독 또는 병용으로는 무릎 골관절염 환자의 전체 그룹에서 통증을 효과적으로 감소시키지 못했다. 탐색적 분석에 따르면 글루코사민과 콘드로이틴 황산염의 조합은 무릎 통증이 중간에서 심각한 환자의 하위 그룹에서 효과적일 수 있다. 글루코사민은 연골을 재생시켜 주는 작용이 있어 관절을 좋게 하지만, 이부프로펜 같은 항염진통제는 단지 통증을 완화시켜 줄 뿐이다. 이러한 진통제는 결과적으로 연골을 더 상하게 하고, 위궤양과 간, 신장을 상하게 하는 등 역효과가 있어 바람직하지 못하다.

최근 2개의 글루코사민에 대한 대규모 연구는 글루코사민에 대한 새로운 정보를 제공한다. 미국 국립보건원(NIH) 지원으로 미국에서 이루어진 글루코사민/콘드로이틴 관절염 중재 시험[Glucosmaine/chondroitin Arthritis Intervention Trial(GAIT)] 연구는 염산 글루코사민(glucosamine-HCl, 500mg씩 하루 3번)과 콘드로이틴 황산염(chondroitin sulfate, 400mg씩 하루 3번) 및 위약을 6개월 동안 사용하여 골관절염의 치료효과를 연구하였다. 염산 글루코사민과 콘드로이틴 황산염은 위약과 비교하여 무릎통증을 의미 있게 감소시키지 못했다. 그러나 중증도나 증증의 통증이 있는 환자에서는 염산 글루코사민과 콘드로이틴을황산염을 같이 사용한 군이 위약보다 의미 있게 효과가 있었다. 글루코사민 단독으로는 통증이나 기능을 개선하였지만 위약보다 훨씬 낫지는 않았다. 유럽에서 시행된 다른 Glucosamine Unum In Die Efficacy(GUIDE) 연구는 글루코사민 황산염(1,500mg 하루 한번)과 아세트아미노펜(acetaminophen, 3,000mg/일) 및 위약을 6개월 동안 사용하여 골관절염 치료 효과를 비교한 결과 글루코사민 황산염 은 GAIT 연구와는 다르게 의미 있게 관절염을 호전시켜 치료효과를 보였다. 또한 2016년 호크버그(Hochberg MC) 연구팀의 국제적인 시험에서 글루코사민과 콘드로이틴 병용은 NSAIDs인 셀렉코시브 만큼 무릎 골관절염의 통증, 뻣뻣함, 붓기 등을 줄이는 효과가 있다고 밝혔다. 글루코사민과 콘드로이틴을 같이 복용하게 하면 효과가 더 높은 것으로 나타났다. 글루코사민과 콘드로이틴은 연골에 탄력을 주는 GAG(glycosaminoglycan, 수분을 흡수하여 연골을 탄력 있는 쿠션같이 만들어 주는 당단백질이다. 연골은 GAG와 콜라겐으로 구성된다. 콜라겐은 GAG가 없으면 수분이 말라 쉽게 손상이 되어 납작해지므로 항상 GAG가 필요하다. GAG는 소 연골에 많이 함유되어 있다)를 생성하여 관절을 윤활하게 해 주는 히알루론산(hyaluronic acid)의 생성을 증가시킨다. 2001년 레진스터(Reginster JY) 연구팀은 50세 이상 퇴행성관절염 환자 212명에게 하루 1,500mg의 글루코사민을 장기 복용하게 한 결과, 무릎 관절의 연골 손상이 멈추었으며, 증상이 눈에 띄게 개선되었다. 엑스레이 촬영결과 위약을 복용한 그룹은 관절 사이가 좁아졌고, 글루코사민을 복용한 그룹은 관절사이가 넓어졌다. 딜(Deal CL)과 모스크비츠(Moskowitz RW)의 종설논문에서 13개 연구에서 글루코사민은 위약그룹보다 39.5% 더 효과가 있었다. 글루코사민은 장기간 꾸준히 복용해야 하며, 일반적인 용량은 하루 1,000~1,200mg이다. 글루코사민은 부작용이 거의 없다. 아주 드물게 소화가 안 되는 사람이 있으나 식후에 복용하면 괜찮아진다. 동물에서 글루코사민을 주사할 경우 혈당이 올라갔으나, 사람에서는 혈당을 올리지 않는다. 또한 인체 실험에서 3년 동안 글루코사민을 복용한 사람이 그렇지 않은 사람보다 혈당이 약간 낮거나 변화가 없는 것으로 나타났다. 그럼에도 불구하고 당뇨 환자의 경우 혈당 체크를 하면서 복용하는 것이 좋다. 어떤 형태의 글루코사민 보충제가 효과적인지에 대한 연구도 있는데, 세트니카(Setnikar L) 연구팀이 글루코사민 황산염이 더 효과적이라 하였다. 글루코사민의 생물학적 가용성에 대한 연구는 경구 투여 후 글루코사민 황산염이 글루코사민과 황산이온으로 빠르게 분해되어 흡수된다고 말한다. 흡수가 끝나면 황산이온은 이미 일정한 수치가 존재하는 혈류로 들어간다. 글루코사민 황산염을 사용하여 수행된 임상 연구 중 황산염이 연구에 나타난 이점에 기여했음을 나타내는 것은 없다.

이 연구는 글루코사민 황산염을 언급하지만, 실제로 글루코사민의 생물학적 이용 가능성을 입증하기 위해 라디오 표지가 부착되고 사용된 것은 글루코사민 염산염이었다. 황산염과 염산염이 관절 연골 생성을 위한 핵심 구성 요소가 아니기 때문에 글루코사민이 황산염 또는 염산염 운반체를 가지고 있는지 여부는 생물학적 가용성의 측면에서 차이가 없다는 결론을 내릴 수 있다. 글루코사민 황산염이 글루코사민 염산 보다 유리하다는 증거는 없다고 하였다. 그런데도 유럽 류마티즘학회와 국제 골관절염연구회의 골관절염 치료 가이드라인은 글루코사민 황산염과 콘드로이틴 황산염이 무릎 골관절염 치료에 사용할 수 있다고 추천한다.

에스 아데노실메티오닌(SAMe)

에스 아데노실 메티오닌(S-adenosyl-L-methionine, SAMe)은 유럽에서 처방약으로 구분되어 우울증, 간질환, 퇴행성관절염, 섬유근육통 치료에 쓰인다. 미국에서는 건강보조제로 구분되어 처방전 없이 구매(OTC)할 수 있다. SAMe는 관절연골의 수분감소를 방지하여 관절을 윤활하게 해주며, 연골의 퇴화와 손상을 방지한다. 뿐만 아니라 글루코사민처럼 연골의 생성을 증가시킨다. SAMe가 결핍되면 관절연골의 말랑말랑한 탄력이 저하되어 관절의 충격을 완충시키는 기능이 떨어진다. 1987년 파도바(Carlo Di Padova)의 종설논문에 의하면 참여한 22,000명 대상으로 한 연구에서 SAMe는 진통 및 항염증 활성을 나타내며, 위장관과 기타 장기에 대한 부작용을 최소화하거나 나타내지 않으면서 관절 연골세포에 의한 프로테오글리칸 합성을 자극한다고 하였다. 골관절염에 대한 SAMe의 치료 활성의 강도는 비스테로이 항염증 약물(NSAIDs)만큼 효과적이었다. 1987년 뮬러-파스벤더(Müller-Fassbender H)는 무릎, 엉덩이 및/또는 척추의 골관절염 환자 36명을 대상으로 SAMe(하루 1,200mg)를 이부프로펜(ibuprofen, 4주간 1,200mg)과 같은 항염진통제와 비교한 연구결과에서도 SAMe가 항염 진통제만큼 관절염에 효과가 있었다. 퇴행성관절염에는 400mg씩 하루 2번 복용하면 도움이 된다. SAMe를 생성해 주는 비타민 B_{12}, 엽산과 함께 복용하면 더 효과적이다. SAMe는 많이 먹어도 독성이 없다. 그러므로 전형적인 SAMe 용량은 하루 1,200mg이다. 그렇지만 임산부는 의사와 상의하여 복용하고, 수유모는 복용하지 않는 게 안전하다.

오메가-3 지방산

생선에서 발견되는 불포화지방산인 오메가-3 지방산은 강력한 항염증 효과를 갖는다. 매릴랜드 대학 통합의학 센터의 크리스 다다모(Chris D'Adamo) 박사는 오메가-3 지방산은 퇴행성골관절염보다 류마티스성 골관절염에 더 효과가 있는 것으로 보인다고 말했다. 류마티스 관절염은 주로 염증에 의해 유발되기 때문이다. 2017년 체계적인 연구 검토결과 오메가-3 지방산 보충제가 류마티스성 관절염의 통증, 뻣뻣함, 붓기를 감소시킨 것으로 나타났다. 그러므로 오메가-3 보충제를 사용함으로써 진통제 사용을 줄이고, 부작용을 피하는데 도움이 된다. 애리조나대학의 공중 보건 예방 건강 증진 담당이사인 파샤드 파니 마르바스티(Farshad Fani Marvasti) 의사는 관절염이 경증일 경우 이부프로펜을 복용하기 전에 오메가-3 지방산을 찾는 것이 더 나을 수 있다고 하였다. 2019년 마리케 리프(Marieke Loef) 등은 종설논문에서 오메가-3 다가불포화지방산 보충제를 사용한 사람 중재 연구는 통증과 기능에 유익한 효과를 나타낼 수 있으며, 구조적 손상 감소와 관련이 있을 수 있다고 하였으며, 반면 포화지방산이 골관절염에 미치는 악영향이 관찰됐다고 하였다. 또한 기존의 연구들은 특히 오메가-3 다가불포화지방산이 골관절염의 징후와 증상에 좋은 효과를 나타냈으나, 강력한 결론을 도출하기 위해 더 많은 사람 중재 연구가 필요하다고 하였다. 이와는 달리 2020년 맥팔레인(MacFarlane LA) 연구팀은 미국 성인 25,871명을 대상으로 한 VITAL(Vitamin D and Omega-3 Trial) 임상시험에서 결과는 비타민 D와 오메가-3 지방산을 평균 5.3년 동안 보충해도 만성 무릎 통증이 있는 미국 성인의 많은 표본에서 무릎 통증을 감소시키거나 기능 또는 경직성을 개선하지 않는다고 보고하였다.

아마 씨(flax seed)나 치아 씨[사막 식물인 살비아 히스파니카(Chia seed, *Salvia hispanica* L.)의 씨로 고대 마야와 아즈텍 문명에서 주식으로 이용했다]와 같은 식물성 오메가-3 지방산을 함유하고 있지만, α-리놀렌산 형태이다. EPA나 DHA와 같은 오메가-3 지방산은 건강상 이점을 대부분 가지고 있다. 그러므로 어유를 구입할 때 보충물에 EPA와 DHA 함량이 나열되어 있는지 확인하고, EPA와 DHA를 각각 최소 1g씩 섭취해야 한다고 하였다. 철저한 채식주의자 경우 해조류 기반(algae-based)의 오메가-3 지방산을 통해 효과를 볼 수 있다.

보스웰리아

물이 메마른 건조한 기후에서도 잘 자라는 나무인 보스웰리아(*Boswellia serrata*)는 보스웰릭산(boswelic acid)이라는 성분이 풍부하게 함유되어 있어 관절 통증 및 관절염을 완화시키는데 도움을 준다. 보스웰리아는 인도 고산지대 및 중동과 아프리카에서 주로 자라는 나무껍질의 수액을 굳힌 것으로 무릎 연골 보호와 소염 진통에 특히 효능이 있다. 보스웰리아는 유향 나무(감람 나무과에 속하는 식물로 아리비안 남단의 오만과 예멘 소말리아등이 원산지이다) 한 그루에서 1년에 500g

밖에 나오지 않을 만큼 귀한 것으로 사막의 진주로 불리기도 한다. 동의보감에는 아픈 곳을 멈추고 새살을 돋게 하며, 헌 곳을 낫게 한다는 기록이 있다. 보스웰리아의 주성분인 보스웰릭산은 염증을 유발하는 물질의 활성을 억제하여 체내 연골세포의 생존을 높여 줌으로써 초기 관절염부터 퇴행성관절염에 특히 좋다고 알려져 있다. 보스웰리아 효능으로 보스웰릭산 성분이 허리 디스크로 인한 허리 통증 및 무릎연골 외상으로 인한 증상과 예방에 좋은 효능을 준다. 또한 연골판 파열의 치료나 예방에도 효능이 있다. 2003년 인도의 한 의과대학의 킴마카르(Kimmatkar N) 연구팀이 무릎 관절염 환자 30명을 대상으로 한 실험에서 보스웰리아 추출물을 8주간 섭취시킨 환자 그룹에서 무릎통증이 감소하였으며, 무릎 관절이 붓는 빈도수 또한 감소하였다. 보스웰리아는 염증 억제효과가 있어 인도 허브 연구소에서 발표한 자료를 보면 보스웰리아를 6개월간 꾸준히 섭취하고 이후 한 달간은 섭취를 중단시켰는데, 보스웰리아 섭취를 중단 한 후에도 염증 억제 효능 유지가 확인되었다. 2018년 류(Xiaoqian Liu) 등은 종설논문에서 손, 엉덩이 및 무릎 관절에 보스웰리아가 효과가 있다고 하였다. 보스웰리아는 염증 생성을 차단하는데 좋은 역할을 하여 염증 활동을 막는다. 또한 보스웰리아는 어혈을 제거하여 혈액 순환을 원활하게 하는데 도움을 주며, 부기와 통증을 줄여주는데 효능이 있으며, 성질이 따듯해 염증을 줄여줄 뿐만 아니라 해독작용에도 좋다. 보스웰리아에 함유된 인플라신(inflacin, 항산화 성분으로 피부세포가 산화하는 것을 방지하여 노화를 방지한다)이라는 성분이 피부를 좋게 하여 피부결 개선 효능을 기대할 수 있다. 또한 상처가 빨리 회복되는데도 도움을 주며, 생리통과 피부염에도 좋은 작용을 한다. 보스웰리아는 가격보다 함량이 높은 것을 고르는 게 좋은데, 영양소 함량 검사를 통과한 공인된 WCS(warrant contents standard의 약자로 제조과정이 한 곳에서 원스톱 시스템으로 이루어졌음을 보증하는 표기)가 표기되었는지 확인하고, 보스웰릭산 함량이 정확히 기재되어 있는 것이 좋다. 과다 섭취할 경우 부작용이 있을 수 있다. 일일 섭취 권장량은 1,000mg이며, 캡슐 1정당 450~500mg으로 된 것이 많다. 과다 섭취(4g 이상) 경우 복통, 설사, 구토 등의 위장 장애와 피부발진, 간 손상 등의 부작용이 있을 수 있다. 특히 임신 중이거나 수유부 여성 경우 섭취를 자제하는 것이 좋고, 항응고제 처방을 받은 경우 보스웰리아 부작용에 유의해야 한다.

강황

강황은 퇴행성관절염 같은 급성 염증에 처방약 코르티손만큼이나 효과가 좋다. 염증을 직접 억제할 뿐만 이니라, 부신에서 코르티솔호르몬의 분비를 촉진시켜 염증을 가라앉힌다. 터마신(turmacin)은 강황 가루에는 아주 미량만 존재하기 때문에 물을 이용한 전통적인 추출을 통해서만 얻을 수 있다. 즉 수용성 강황 추출물이다. 터마신은 강황 추출물로 2014년 한국 식약처로부터 첫 관절건강에 대한 개별인정 기능성 원료로 인정받았다. 터마신은 인도의 아유베르다(Ayuverda)에 관절에 사용했다는 기록이 있다. 카레의 성분인 강황 분말로는 터마신 성분 섭취가 쉽지가 않다. 강황에서 터마신 성분을 추출하여야 하는데, 강황 600kg에서 30.5g(0.005%)의 강황 추출물인 정제된 터마신을 얻을 수 있다. 관절에 통증이 일어나는 원인은 사이토카인 같은 염증 물질 때문이다. 이 염증 물질만 잘 조절하여도 관절 통증을 줄일 수 있다. 터마신이 이러한 작용을 가지고 있다. 또한 강황의 커큐민(curcumin)에는 소염제 성분이 풍부하게 들어 있어서 몸에서 일어나는 염증에 대하여 세포를 건강하게 보호해준다. 커큐민은 터마신과 달리 40kg에서 Ikg 정도 나온다. 커큐민은 COX-2 억제약인 셀레콕시브(Celecoxib)와 같은 정도의 효과를 나타낸다. 2014년 쿱

니랏사이쿨(Kuptniratsaikul V) 연구팀은 367명의 무릎 관절염 환자에서 커큐민 추출물 1,500mg을 복용할 경우 위장관 장애 없이 이브프로펜(ibupropen) 1,200mg의 효과를 나타낸다고 하였다. 또한 붓기와 뻣뻣함도 줄여준다. 커큐민의 단점은 몸에 흡수가 잘 되지 않는다는 것이다(체내 흡수율 1% 이하). 커큐민은 지용성이며 입자 크기가 커서 흡수율이 낮다. 그러므로 지방과 함께 복용하거나 기름 기반으로 섭취해야 한다. 후추가 흡수력을 높일 수 있기 때문에(20배까지) 후추 추출물인 피페린(piperine)을 첨가하기도 한다. 그러나 피페린은 간 손상을 유발할 수 있으며, 카마바제핀(carbamazepine, Tegretol), 페니토인(phenytoin, Dilantin)과 같은 약물의 흡수를 증가시켜 더욱 강력해 질 수 있다. 터마신은 담낭 수축을 촉진하는 효과가 있어 담석/담도폐쇄 등이 있는 경우 통증을 유발할 수 있다. 또한 자궁을 수축시키므로 임산부, 수유부는 주의가 필요하며 산모는 복용하지 않는 게 좋다. 혈압약이나 당뇨약을 복약하는 사람은 저혈압, 저혈당이 될 수 있으니 적정량만 섭취하는 게 좋다. 입자 크기가 큰 커큐민을 수용성 나노화 기술로 10억분의 1로 입자를 쪼개 지용성 커큐민을 수용화 시킨 제품들도 나오고 있다. 이러한 수용성 커큐민은 복용 후 메스꺼움, 복부 불편감, 가스 차는 증상, 설사가 발생할 수 있다. 만약 증상이 발생하면 복용 횟수를 줄이거나, 증상이 반복되면 복용을 중지해야 한다. 또한 복용 후 비특이적 가려움증, 발진, 두드러기가 발생할 수 있다. 복용 즉시 이런 반응이 일어나면 알레르기 반응일 수 있다. 이 경우 즉시 의사의 진료를 받는 것이 좋다. 강황은 혈액응고 방지제를 복용하거나 수술이 예정된 경우 섭취 시 주의를 기울여야 한다. 간 질환이 있는 경우에도 간에 부담을 주기 때문에 조심하는 것이 좋다, 강황은 수용성 옥살산에서 높은 농도로 존재하기 때문에 옥살산은 칼슘과 결합해 신장결석으로 발전할 수 있다.

무브프리(MoveFree)

한동안 미국에 가면 꼭 사들고 왔던 무브프리(MoveFree)는 관절 건강에 좋은 3가지 물질이 들어 있는데 II형 콜라겐(관절 통증 감소, 뼈 강화), 붕소(칼슘, 마그네슘 흡수에 도움, 비타민 D 활성), 히알루론산(체내 연골과 관절을 부드럽게 하여 퇴행성 관절에 도움)이 들어 있다. 최근 제품에는 글루코사민 1,500mg, 콘드로이틴 200g, 유니플랙스 250mg, 조인트 플루이드 3.3mg이 들어 있으며 윤활유인 히알루론산을 함유하고 있다. 유니플랙스(Uniflex, Fruitex-B로 특허가 된 calcium fructoborate, 식물에서 발견되는 미량 유기 붕소로 다른 형태의 붕소와 달리 생체 이용률이 높으며, 뼈에 필수적이며 호르몬과 무기물 균형을 돕고 골밀도와 관련된 호르몬 증가와 신체 내 비타민 D 수치를 증가시킨다)는 바이오플라보노이드로 항산화 작용으로 연골과 관절 조직의 파괴를 악화시키는 유해산소로부터 관절을 보호한다. 조인트 플루이드(Joint Fluid, 관절 완충 작용을 유지하는데 도움이 된다)는 관절을 윤활하게 하고, 활기를 되찾게 하고, 물을 공급하여(rehydrate)하여 수선한다. 히알루론산은 관절 내 존재하는 활액을 연골 안으로 끌어들이는 기능 외에도 연골 파괴 효소의 작용을 억제하여 기존 연골이 일찍 파괴되는 것을 예방한다, 또한 콜라겐 생성을 촉진하여 글루코사민과 함께 상승작용을 한다.

관절 건강에 도움이 되는 식품

다양한 식품이 관절 건강에 도움이 된다. 브로콜리는 시금치보다 칼슘 함량이 4배 이상 높은 음식이다. 칼슘은 관절과 척추에 도움을 주는 성분이다. 브로콜리에는 카로틴(carotene)이라는 성분이 있어서 피부와 점막의 저항력을 강하게 만들고 트러블 방지에도 도움을 준다. 수분과 식이섬유가 풍부한 토마토는 열량이 낮으며 칼로리도 적어서 다이어트에 도움이 되는 식품으로 널리 알려져 있다. 또한 신진대사를 촉진시키며 플라보노이드와 카로티노이드(carotenoid) 성분이 다이어트 시에 허리와 무릎에서 발생하는 통증을 낮춰주는 것으로 알려져 있다. 당근에는 베타카로틴(β-carotene)이라는 성분이 풍부하다. 이 성분은 항산화 효과를 나타내서 노화방지와 암 예방에 도움을 주는 성분이다. 또한 당근이 하체를 따뜻하게 함으로써 기혈의 흐름을 원활하게 만들어 주기 때문에 허리디스크에 매우 좋은 음식이다. 계란에는 비타민 D가 풍부하게 들어있다. 비타민 D가 결핍되었을 때 칼슘과 인산 부족으로 인하여 허리와 목 디스크 등의 원인이 될 수 있다. 따라서 뼈의 건강을 위해서는 비타민 D가 필수적인 성분이다. 계란 속 흰자는 단백질이 주성분이고 노른자는 지방과 단백질이 주성분이다. 식초에는 구연산(citric acid)이라는 성분이 들어있다. 이 성분은 근육 속 젖산을 분해하는 효과가 있다. 또한 식초의 산 성분이 우리 몸의 혈액순환을 촉진시키고 피로를 해소해준다. 식초나 오미자, 모과, 매실 등은 간의 에너지 영양소(탄수화물, 지방, 단백질)가 우리 몸에서 분해되는 과정인 크랩스 사이클(Kreb's cycle, 고등동물의 세포내 미토콘드리아 내에서 일어나는 순환적 호흡을 통해 NADH + H^+나 $FADH_2$와 환원력과 ATP와 같은 에너지를 생성한다)을 도와줘서 독소를 해독시키는데 정말 좋은 음식이다. 부추는 따뜻한 성질을 가지고 있는 식품이다. 비타민 A와 C가 풍부하게 들어있어서 꾸준하게 섭취할 경우 근골격계가 튼튼해지며 숙면에도 큰 도움을 준다. 섬유소도 풍부하게 들어있기 때문에 변비 때문에 생기는 요통을 치료하는데 좋은 식품이다. 오렌지, 귤, 자몽 등과 같은 오렌지류 과일에 함유된 항산화제 성분은 무릎의 퇴행성관절염을 예방하는 효과가 있다. 그러나 사이클로스포린(cyclosporin, 면역억제제이자 천연물질로 구강으로 섭취하거나 정맥주사를 통해 투여되며, 류마티스 관절염, 건선, 크론병, 신증후군 나아가 이식 거부를 예방하기 위한 장기이식을 위해 사용한다)이나 고혈압 약을 복용하는 경우 자몽을 같이 먹는 것을 금해야 한다. 모과는 퇴행성관절염에 좋은데 동의보감에 "모과는 간으로 들어가 힘줄과 뼈를 튼튼하게 해 준다"라고 적혀있다. 칼슘, 철, 인 등의 미네랄 성분이 풍부하여 무릎관절을 보호해주면서 통증을 없애준다. 율무는 노약자의 경우 붓고 쑤시는 염증성 관절염에 효과가 있다. 메가도스 비타민 C를 매일 복용하는 경우 뼈의 건강을 유지하는데 효과적이라 알려져 있다. 비타민 C가 항산화 작용을 나타낼 뿐만 아니라 척추 연골의 형성에 중요한 역할을 수행하는 것으로 인식되어 왔다. 그러나 2004년 6월 7일 사이언스데일리(ScienceDaily)에서 미국 듀크대 부속병원의 버지니아 크라우스(Virginia Klaus) 연구팀은 관절염&류마티즘(Arthritis & Rheumatism)을 통해 고용량 비타민 C를 장기간 과량 복용할 겨우 오히려 골관절염을 악화시킬 수 있다는 동물실험 결과가 도출되었다고 하였다. 버지니아 크라우스 박사는 이번 연구 결과가 비타민 C가 골관절염을 예방할 수 있다는 것을 시사한 기니피그에 대한 이전의 단기 연구와 사람에서의 역학 연구와 상반된다고 말했다. 기니피그는 사람과 매우 비슷한 방식으로 무릎 골관절염을 발병했다. 연구원들은 기니피그 대상으로 8개월 동안 저농도, 중간 농도 및 고농도 비타민 C를 투여하면서 무릎 관절염의 진행에 미치는 영향을 조사한 결과 고농도 투여군의 경우 저농도 또는 중간 농도 투여군에 비해 훨씬 중증의 관절염이 관찰 됐다고 밝혔다. 그럼에도 불구하고 크라우스는 비타민 C 과량 복용과 골관절염 진행의 상관성은 아직 확실하지 않다고 밝혔다.

참고문헌

1. Madhu K, Kukarni C, Saji MJ : Safety and efficacy of Curcuma longa extract in the treatment of painful knee osteoarthritis: A randomized placebo-controlled trial. Inflammopharmacology. 2013 Apr;21(2):129-36. doi: 10.1007/s10787-012-0163-3.
2. Butawan M, Benjamin RL, Bloomer RJ : Methylsulfonylmethane: Applications and Safety of a Novel Dietary Supplement. Nutrients. 2017 Mar 16;9(3):290. doi: 10.3390/nu9030290.

3. Kim LS, Axelrod LJ, Howard P, Buratovich N, Waters RF : Efficacy of methylsulfonylmethane (MSM) in osteoarthritis pain of the knee: a pilot clinical trial. Osteoarthritis Cartilage. 2006 Mar;14(3):286-94. doi: 10.1016/j.joca.2005.10.003.
4. Apostu D, Lucaciu O, Mester A, Oltean-Dan D, Baciut M, Baciut G, Bran S, Onisor F, Piciu A, Pasca RD, Maxim A, Benea H : Systemic drugs with impact on osteoarthritis. Drug Metab Rev. 2019 Nov;51(4):498-523. doi: 10.1080/03602532.2019.1687511.
5. Brien S, Prescott P, Bashir N, Lewith H, Lewith G : Systematic review of the nutritional supplements dimethyl sulfoxide (DMSO) and methylsulfonylmethane (MSM) in the treatment of osteoarthritis. Osteoarthritis Cartilage. 2008 Nov;16(11):1277-88. doi: 10.1016/j.joca.2008.03.002.
6. Parcell S : Sulfur in human nutrition and applications in medicine. Altern Med Rev. 2002 Feb;7(1):22-44.
7. Lubis AMT, Siagian C, Wonggokusuma E, Marsetyo AF, Setyohadi B : Comparison of Glucosamine-Chondroitin Sulfate with and without Methylsulfonylmethane in Grade I-II Knee Osteoarthritis: A Double Blind Randomized Controlled Trial. Acta Med Indones. 2017 Apr;49(2):105-111.
8. Crawford P, Crawford A, Nielson F, Lystrup R : Methylsulfonylmethane for treatment of low back pain: A safety analysis of a randomized, controlled trial. Complement Ther Med. 2019 Aug;45:85-88. doi: 10.1016/j.ctim.2019.05.022.
9. Samantha Coulson, Phillip Vecchio, Helen Gramotnev, Luis Vitetta : Green-lipped mussel (Perna canaliculus) extract efficacy in knee osteoarthritis and improvement in gastrointestinal dysfunction: a pilot study. Inflammopharmacology. 2012 Apr;20(2):71-6. doi: 10.1007/s10787-012-0128-6.
10. Abshirini M, Coad J, Wolber FM, von Hurst P, Miller MR, Tian HS, Kruger MC : Green-lipped(greenshell™) mussel(Perna canaliculus) extract supplementation in treatment of osteoarthritis: a systematic review.Inflammopharmacology. 2021 Aug;29(4):925-938. doi: 10.1007/s10787-021-00801-2.
11. Coulson S, Palacios T, Vitetta L : Perna canaliculus(Green-Lipped Mussel): Bioactive Components and Therapeutic Evaluation for Chronic Health Conditions. Prog Drug Res. 2015;70:91-132. doi: 10.1007/978-3-0348-0927-6_3.
12. Brien S, Prescott P, Coghlan B, Bashir N, Lewith G : Systematic review of the nutritional supplement Perna Canaliculus(green-lipped mussel) in the treatment of osteoarthritis. Clin Rheumatol. 2006 May;25(3):275-84. doi: 10.1007/s10067-005-0001-8.
13. Coulson S, Butt H, Vecchio P, Gramotnev H, Vitetta L : Green-lipped mussel extract(Perna canaliculus) and glucosamine sulphate in patients with knee osteoarthritis: therapeutic efficacy and effects on gastrointestinal microbiota profiles. Inflammopharmacology. 2013 Feb;21(1):79-90. doi: 10.1007/s10787-012-0146-4.
14. Ajeeshkumar KK, Vishnu KV, Navaneethan R, Raj K, Remyakumari KR, Swaminathan TR, Suseela M, Asha KK, Sreekanth GP : Proteoglycans isolated from the bramble shark cartilage show potential anti-osteoarthritic properties. Inflammopharmacology. 2019 Feb;27(1):175-187. doi: 10.1007/s10787-018-00554-5.
15. Paterson KL, Kasza J, Bennell KL, Wrigley TV, Metcalf BR, Campbell PK, Hunter DJ, Hinman RS : Moderators and mediators of effects of unloading shoes on knee pain in people with knee osteoarthritis: an exploratory analysis of the SHARK randomised controlled trial. Osteoarthritis Cartilage. 2018 Feb;26(2):227-235. doi: 10.1016/j.joca.2017.11.002.
16. Pei YA, Chen S, Pei M : The essential anti-angiogenic strategies in cartilage engineering and osteoarthritic cartilage repair. Cell Mol Life Sci. 2022 Jan 14;79(1):71. doi: 10.1007/s00018-021-04105-0.
17. Bruyère O, Altman RD, Reginster JY : Efficacy and safety of glucosamine sulfate in the management of osteoarthritis: Evidence from real-life setting trials and surveys. Semin Arthritis Rheum. 2016 Feb;45(4 Suppl):S12-7. doi: 10.1016/j.semarthrit.2015.11.011.
18. Reginster JY, Neuprez A, Lecart MP, Sarlet N, Bruyere O : Role of glucosamine in the treatment for osteoarthritis. Rheumatol Int. 2012 Oct;32(10):2959-67. doi: 10.1007/s00296-012-2416-2.
19. Altman RD, Abramson S, Bruyere O, Clegg D, Herrero-Beaumont G, Maheu E, Moskowitz R, Pavelka K, Reginster JY : Commentary: osteoarthritis of the knee and glucosamine. Osteoarthritis Cartilage. 2006 Oct;14(10):963-6. doi: 10.1016/j.joca.2006.06.010.
20. Rachael Ruane, Peter Griffiths : Glucosamine therapy compared to ibuprofen for joint pain. Br J Community Nurs. 2002 Mar;7(3):148-52. doi: 10.12968/bjcn.2002.7.3.10214.
21. Clegg DO, Reda DJ, Harris CL, Klein MA, O'Dell JR, Hooper MM, Bradley JD, Bingham CO 3rd, Weisman MH, Jackson CG, Lane NE, Cush JJ, Moreland LW, Schumacher HR Jr, Oddis CV, Wolfe F, Molitor JA, Yocum DE,

Schnitzer TJ, Furst DE, Sawitzke AD, Shi H, Brandt KD, Moskowitz RW, Williams HJ : Glucosamine, chondroitin sulfate, and the two in combination for painful knee osteoarthritis. N Engl J Med. 2006; 354(8): 795-808.

22. Herrero-Beaumont G, Ivorra JA, Del Carmen TM, Blanco FJ, Benito P, Martin-Mola E, et al. : Glucosamine sulfate in the treatment of knee osteoarthritis symptoms: a randomized, double-blind, placebocontrolled study using acetaminophen as a side comparator. Arthritis Rheum 2007;56:555-67.

22. DiNubile N : Glucosamine and Chondroitin Sulfate: What Has Been Learned Since the Glucosamine/chondroitin Arthritis Intervention Trial. Orthopedics. 2018 Jul 1;41(4):200-207. doi: 10.3928/01477447-20180511-06.

23. National Center for Complimentary and Alternative Medicine : The NIH Glucosamine/Chondroitin Arthritis Intervention Trial (GAIT). J Pain Palliat Care Pharmacother. 2008, 22(1):39-43. doi: 10.1080/15360280801989351.

24. Hochberg MC, Martel-Pelletier J, Monfort J, Möller I, Castillo JR, Arden N, Berenbaum F, Blanco FJ, Conaghan PG, Doménech G, Henrotin Y, Pap T, Richette P, Sawitzke A, du Souich P, Pelletier JP; MOVES Investigation Group : Combined chondroitin sulfate and glucosamine for painful knee osteoarthritis: a multicentre, randomised, double-blind, non-inferiority trial versus celecoxib. Ann Rheum Dis. 2016 Jan;75(1):37-44. doi: 10.1136/annrheumdis-2014-206792.

25. Reginster JY, Deroisy R, Rovati LC, Lee RL, Lejeune E, Bruyere O, Giacovelli G, Henrotin Y, Dacre JE, Gossett C : Long-term effects of glucosamine sulphate on osteoarthritis progression: a randomised, placebo-controlled clinical trial. Lancet. 2001 Jan 27;357(9252):251-6. doi: 10.1016/S0140-6736(00)03610-2.

26. Deal CL, Moskowitz RW : Nutraceuticals as therapeutic agents in osteoarthritis. The role of glucosamine, chondroitin sulfate, and collagen hydrolysate. Rheum Dis. 1999 May;25(2):379-95. doi: 10.1016/s0889-857x(05)70074-0. Clin North Am

27. Setnikar L, Palumbo R, Canali S, Zanolo G. Pharmacokinetics of glucosmine in man. Arzneimittelforschung 1993;43:1109-13.

28. Muller-Fabbender H, Bach GL, Haase W, Rovati LC, Setnikar I. Glucosamine sulfate compared to ibuprofen in osteoarthritis of the knee. Osteoarthritis Cart 1994; 2:61-9.

29. Noack W, Fischer M, Forster KK, Rovati LC, Setnikar I. Glucosamine sulfate in osteoarthritis of the knee. Osteoarthritis Cart 1994; 2:51-9.

30. Vlad SC, LaValley MP, McAlindon TE, Felson DT : Glucosamine for pain in osteoarthritis: why do trial results differ? Arthritis Rheum 2007;56:2267-77.

31. Rutjes AW, Nüesch E, Reichenbach S, Jüni P : S-Adenosylmethionine for osteoarthritis of the knee or hip. Cochrane Database Syst Rev. 2009 Oct 7;2009(4):CD007321. doi: 10.1002/14651858.CD007321.pub2.

32. Carlo Di Padova : S-Adenosylmethionine in the treatment of osteoarthritis: Review of the clinical studies. Am J Medicine 1987, 83(5)60-65.

33. Müller-Fassbender H : Double-blind clinical trial of S-adenosylmethionine versus ibuprofen in the treatment of osteoarthritis. Am J Med. 1987 Nov 20;83(5A):81-3. doi: 10.1016/0002-9343(87)90857-6.

34. Ifigenia Kostoglou-Athanassiou, Lambros Athanassiou, Panagiotis Athanassiou : The Effect of Omega-3 Fatty Acids on Rheumatoid Arthritis . Mediterr J Rheumatol. 2020 Jun 30;31(2):190-194. doi: 10.31138/mjr.31.2.190.

35. Loef M, Schoones JW, Kloppenburg M, Ioan-Facsinay A : Fatty acids and osteoarthritis: different types, different effects. Joint Bone Spine. 2019 Jul;86(4):451-458. doi: 10.1016/j.jbspin.2018.07.005.

36. MacFarlane LA, Cook NR, Kim E, Lee IM, Iversen MD, Gordon D, Buring JE, Katz JN, Manson JE, Costenbader KH : The Effects of Vitamin D and Marine Omega-3 Fatty Acid Supplementation on Chronic Knee Pain in Older US Adults: Results From a Randomized Trial. Arthritis Rheumatol. 2020 Nov;72(11):1836-1844. doi: 10.1002/art.41416.

37. Kimmatkar N, Thawani V, Hingorani L, Khiyani R : Efficacy and tolerability of Boswellia serrata extract in treatment of osteoarthritis of knee-a randomized double blind placebo controlled trial. Phytomedicine. 2003 Jan;10(1):3-7. doi: 10.1078/094471103321648593.

38. Liu X, Machado GC, Eyles JP, Ravi V, Hunter DJ : Dietary supplements for treating osteoarthritis: a systematic review and meta-analysis. Br J Sports Med. 2018 Feb;52(3):167-175. doi: 10.1136/bjsports-2016-097333.

39. Kuptniratsaikul V, Dajpratham P, Taechaarpornkul W, Buntragulpoontawee M, Lukkanapichonchut P, Chootip C, Saengsuwan J, Tantayakom K, Laongpech S : Efficacy and safety of Curcuma domestica extracts com-

pared with ibuprofen in patients with knee osteoarthritis: a multicenter study. Clin Interv Aging. 2014 Mar 20;9:451-8. doi: 10.2147/CIA.S58535.
40. https://www.sciencedaily.com/releases/2004/06/040604030442.htm

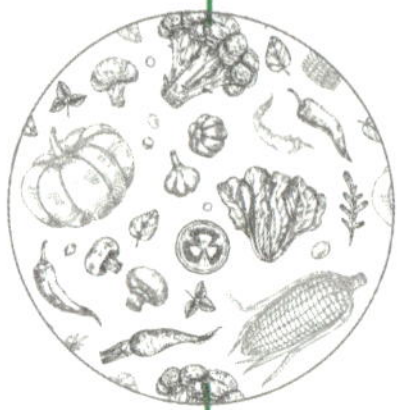

04
심혈관질환과 영양제

가까운 지인이 얼마 전 뇌출혈로 반신마비가 되어 걱정이 많이 된다. 평소에 운동을 좋아해서 골프를 치러 나가는 날 점심을 먹다가 쓰러졌다 한다. 건강에 자신이 있어서인지 평소 혈압 조절에 별로 신경을 쓰지 않고 살았다. 심장병은 태어날 때부터 있는 선천성 심장병과 살아가면서 발생하는 후천성 심장병이 있다. 심혈관질환은 심장과 주요 동맥에 발생하는 질환을 말한다. 주요 혈관계 질환은 대동맥, 폐동맥, 경동맥, 뇌혈관, 콩팥동맥, 하지동맥, 대퇴동맥 등 주요 동맥이 막히거나 터져서 출혈이 일어나는 질환으로 주요 원인은 죽상동맥경화증, 고혈압, 퇴행성변화, 유전 등으로 볼 수 있다. 요즘 들어 주변에서 심장마비로 갑작스럽게 사망하는 사람들이 늘어나고 있다. 심장마비는 결국 혈관과 관련 있는 병인데 실제로 사망 원인의 절반 이상이 혈관과 관련된 질병이라 한다. 혈관을 깨끗하게 하지 못하도록 하는 주범은 바로 혈관

속의 독소 때문이다. 이 혈관독소가 혈관 속을 돌아다니면서 혈관을 손상시키고, 혈액을 탁하고 끈적끈적하게 만드는 주범으로 알려져 있다. 또한 혈관 벽을 두껍고 딱딱하게 만들어서 고혈압의 원인이 되고, 혈관내피에 염증을 일으켜서 혈전을 만들고, 심근경색이나 뇌졸중의 원인이 된다. 대표적인 혈관독소로는 LDL 콜레스테롤, 고지혈증, 활성산소, 혈당, 흡연, 요즘은 초미세먼지도 혈관 속에 흡수되어서 혈관질환을 일으키는 혈관독소로 알려져 있다.

심혈관질환의 대표적인 질환

혈액이 혈관벽에 가하는 힘을 혈압이라고 하며, 여러 번 측정한 혈압의 평균치에서 수축기혈압이 140mmHg 이상이거나, 확장기혈압이 90mmHg 이상이면 고혈압으로 진단한다. 이러한 고혈압은 혈관벽을 손상시켜 혈관을 망치는 주요 원인으로 평상 시 혈압 관리가 중요하다. 허혈성 심장질환은 다양한 원인으로 심장 근육에 필요한 만큼의 산소가 심장근육으로 공급되지 않아 심근이 제 기능을 하지 못하는 상태의 질환으로 가장 흔한 원인은 심장에 혈액을 공급하는 심장동맥이 좁아지거나 막히는 것이다. 관상동맥질환은 심장근육에 산소와 영양분을 공급하는 관상동맥에 이상이 발생하여 일어나는 질환으로 대표적인 질환이 협심증과 심근경색이 있다. 심근경색은 심장에 혈액을 공급하는 관상동맥이 막혀 심근이 괴사하는 질환으로 동맥경화에 의해 좁아진 심장동맥에 붙었던 기름찌꺼기가 터지면서 혈액과 만나 혈전을 형성하여 혈액의 흐름을 완전히 막아 심근이 괴사되면서 가슴 통증을 유발한다. 협심증은 가슴이 조여 오는듯한 흉통이 생기면서 동맥경화에 의해 관상동맥의 내부 지름이 좁아져 심근에 필요한 만큼의 혈액이 공급되지 않는 질환이다. 죽상경화증은 혈관에 기름이 끼고 혈관벽이 딱딱해지는 병으로 혈관의 가장 안쪽 막인

내막에 콜레스테롤이 침착하고 세포증식이 일어나서 죽처럼 물렁한 죽종이 형성되어 혈관의 내면은 껄끄러워지고 벽은 두꺼워져 혈액이 흐르는 내부 지름이 좁아져서 혈액순환 장애가 발생한다.

혈관독소

우리 몸 곳곳을 돌아다니는 혈관은 무려 12만km에 달한다. 혈액을 온몸으로 순환시키는 혈관이다. 혈관 역시 우리가 나이가 들어갈수록 똑같이 노화한다. 점점 딱딱해지고, 탄력을 소실하며, 건강하지 못한 식습관으로 인해 나쁜 콜레스테롤과 중성지방이 혈관 내피에 들러붙어 혈전을 생성하여 혈관질환을 유발한다. 혈관이 막하거나 터질 경우 뇌애 산소와 영양분이 공급되지 않아 심한 경우 목숨을 잃고, 목숨을 건진다 해도 신체 일부의 마비, 시력저하, 언어장애 등의 후유증이 이어질 수 있다. 혈관에 가득한 혈관독소는 오늘날 우리 몸속의 시한폭탄이며 혈관을 파괴하는 것이다. 흔히 우리가 알고 있는 나쁜 콜레스테롤인 저밀도지단백질(low density lipoprotein, LDL) 콜레스테롤과 중성지방, 활성산소, C 반응 단백질(C-reactive protein, CRP), 흡연, 초미세먼지 등이 혈관독소이다. LDL 콜레스테롤은 혈관의 염증을 많이 유발하며, 장기간 쌓이면 뇌혈관, 심장혈관을 긁고 좁게 만들어 문제를 일으킨다. 비만이나, 담배 피는 사람, 심장질환, 당뇨가 있을 경우 정기검진을 통해 LDL-콜레스테롤을 검사하는 것이 좋다. 중성지방은 혈액을 혼탁하게 해서 피의 흐름을 안 좋게 하고 혈관독소를 증가시킨다. 중성지방이 쌓이게 되면 내장이나 간에 들어가 염증을 유발할 수 있으며, 췌장에서는 염증과 당뇨병을 일으키는 원인이 되기도 한다. 우리가 살아가기 위한 에너지를 만들기 위해 호흡을 하고 이 산소를 이용해 에너지를 만든다. 이때 불완전한 산소가 나와 일정 이상 쌓이게 되면 혈관독소가 된다. 즉 이러한 활성산소는 유리 몸에 필요하지만 일정 이상 생성되면 문제를 일으킨다. 공해물질이나 유해물질, 자외선에 많이 노출될 경우, 담배를 피거나 과음을 할 경우, 초가공식품을 먹거나 과식, 고지방식이를 할 경우에 활성산소가 잘 생길 수 있다. CRP는 신체에 염증반응이 일어나거나 암 등으로 조직 파괴가 일어난 경우 혈중에 나타나는 단백질이다. 이 수치가 올라가면 뇌혈관질환의 30%, 관상동맥질환의 45%가 증가한다. 붉은색 고기 등을 많이 먹으면 음식들이 혈관을 자극해 CRP를 생성하기도 한다.

혈관을 막는 주범 호모시스테인

혈관을 막는 또 하나의 주범은 바로 호모시스테인(homocysteine)이다. 세계적으로 발생하는 심혈관 질환과 뇌졸중의 15%가 호모시스테인 수치 상승으로 인해 일어난다고 추정한다. 혈관 건강을 해치는 호모시스테인이 처음 발견된 것은 1970년대이다. 처음에는 그리 주목받지 못했지만 20년이라는 세월이 흐른 뒤 그 위험성이 드러나기 시작했다. 호모시스테인과 연관되어 흥미롭지만은 않은 이야기가 있다. 이 내용은 레이 스트랜드(Ray D Strand) 박사의 건강수명을 늘리는 영양의학 가이드(What Your Doctor Doesn't Know about Nutritional Medicine May be Killing You)의 '제 6장 호모시스테인 : 새로운 무법자'에서 많은 부분을 발췌하여 정리하였다.

1970년대 미국 하버드의대 병리학과의 촉망받는 병리학자였던 킬머 맥컬리(Killmer McCully) 교수는 선천적으로 아미노산 분해를 못하는 유전적 질환을 가지고 태어난 아이들을 조사하는 과정에서 8살도 채 안된 2명이 심장마비로 사망했고, 부검 결과 이 아이들의 동맥 모양이 마치 80대 노인의 동맥과 유사한 것을 발견했다. 이 아이들의 동맥은 완전히 손상되어 중증 동맥경화증 소견을 보였다. 맥컬리 교수는 이러한 현상을 이해하기 위해 보다 자세히 연구한 결과, 아이들의 혈액에 호모시스테인이 엄청나게 많이 축적된 것을 알게 되었다. 호모시스테인은 메티오닌에서 대사과정을 거쳐 만들어지고, 만들어진 호모시스테인은 다시 메티오닌으로 돌아가거나 시스테인으로 대사가 된다. 메티오닌과 시스테인은 해롭지 않은 물질이지만, 호모시스테인은 혈관에 유해한 물질이다. 정상적인 경우 호모시스테인이 생성되어도 그 양이 많아지기 전에 다시 메티오닌으로 돌아가게 하거나, 시스테인으로 전환한다(그림 1). 그러나 이 아이들의 경우 그 과정에 필요한 대사 효소의 유전적 결함으로 호모시스테인이 축적되어 혈관이 막힌 것이다. 이 결과를 본 맥컬리 교수는 연구를 계속하여 유의미한 결과를 도출하였는데, 선천적 질환이 없어도 호모시스테인 수치가 조금 높게 유지되는 사람들은, 더 낮게 유지되는 사람들보다 혈관 질환이 더 잘 발생한다는 것이다. 나아가 호모시스테인 수치를 나추기 위해 비타민만으로도 충분하다는 것을 알았다.

소속 대학의 병리학과 과장이던 벤자민 케슬(Benjamin Castle) 교수는 맥컬리 교수를 전폭 지원했고, 그의 업적을 저명한 전문가 패널에 소개하기도 하였다. 맥컬리 박사의 호모시스테인 이론은 1970년대 초반에 여러 의학 저널에 발표되면서 많은 사람들의 관심을 끌었다. 그러나 이러한 관심이 젊은 맥컬리 교수에게 비극을 초래했다. 1970년대 중반에 이르러 맥컬리 교수는 관련 학회와 단체, 다른 교수들로부터 보이지 않는 시샘으로 탄압을 받기 시작했다. 벤자민 캐슬 교수가 정년퇴직을 하고 새로 부임한 학과장은 맥컬리 박사에게 스스로 연구자금을 받아 연구하거나, 이직할 것을 요구하였다. 실험실을 지하실로 옮긴 맥컬리 교수는 오랫동안 연구에 몰두하였지만 결국 시간과 돈이 바닥났다. 마침내 1979년 학과장은 호모시스테인과 심장질환과의 관계에 대한 이론이 증명되지 않았으니 더 이상 그에게 일자리를 줄 수 없다고 통보하였다. 하버드의대 동기이자 MIT 동맥경화센터 소장으로 있던 한 학자는 그의 이론을 "말도 안 되는 헛소리"이고 "대중에게 저지른 사기행위"라고 힐난했다. 매사추세츠종합병원의 홍보실장은 맥컬리 교수에게 호모시스테인의 이론을 병원이나 하버드와 연관시키지 말라고 요청했다.

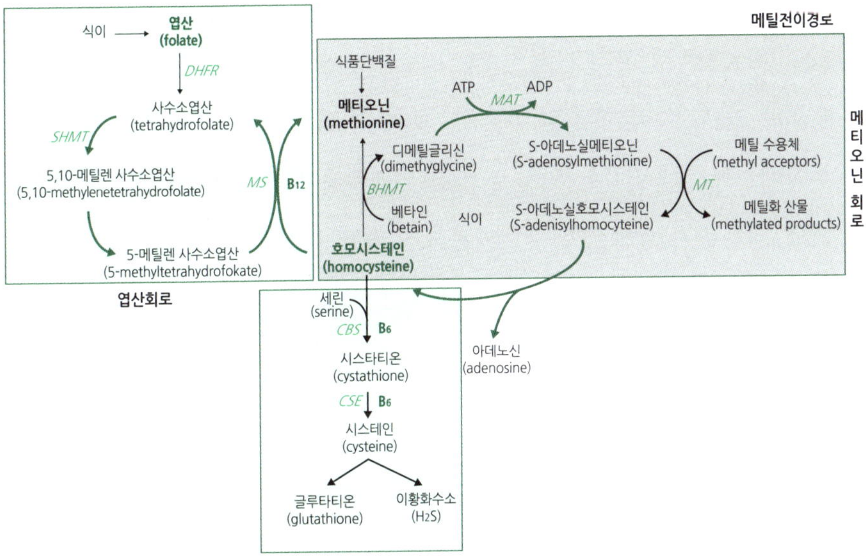

그림 1. 호모시스테인 대사경로. 이 대사경로에는 엽산(비타민 B_9), 비타민 B_6(피리독신) 및 비타민 B_{12}(코바라민)이 꼭 필요하다. 그러므로 이들 비타민이 결핍될 경우 호모시스테인이 축적되게 된다. DHFR, 이수소엽산 환원효소(dihydrofolate reductase); SHMT, 세린수산화메틸전이효소(serine hydroxymethyltransferase); MS, 메티오닌 합성효소(methionine synthase); BHMT, 베타인 호모시스테인 S-메틸전이효소(betaine homocysteine methyltransferase); MAT, 메티오닌 아데노실 전이효소(methionine adenosyltransferase); MT, 메틸전이효소(methyltransferase); CBS, 시스타티온 ß-합성효소(cystathione ß-synthase); CSE, 시스타티온효소(cystathionase), B12, 코바라민(cobalamine); B6. 피리독신(pyridoxine)

이렇게 중요한 호모시스테인의 위험성을 처음 알리고 연구한 맥컬리 교수에게 왜 이런 일이 일어났을까? 그 당시 혈관 질환을 일으키는 원인으로 강력하게 주목받기 시작한 콜레스테롤은 대형 제약사의 연구 대상이었다. 대형 제약사들은 대규모 연구를 통해 콜레스테롤 수치를 낮출 수 있는 약물을 발명했고, 특허도 출원 하였다. 그러한 시점에 등장한 맥컬리 교수의 호모시스테인 이론은 이에 대한 명백한 도전으로 생각하였다. 또한 맥컬리 교수가 이야기 한 비타민 B_6, B_9, B_{12}로 혈관질환을 개선할 수 있다고 하였지만, 이들 비타민은 특허도 낼 수 없어서 돈을 벌 수 없기 때문에 대형 제약사들은 이러한 사실을 받아들일 수가 없었다. 미국심장협회 회장을 한 토마스 제임슨(Thomas Jameson) 박사는" 그 당시 콜레스테롤 이외의 다른 방향으로 가는 연구들은 큰 힘에 의해 의도적으로 방해를 받는 듯 했다"고 회고 하였다. 결국 대형 제약사들은 콜레스테롤을 낮추는 약물로 엄청난 매출을 올리기 시작했다. 시대를 잘못 만난 맥컬리의 호모시스테인 이론은 이렇게 사장되는 듯 했다. 그러다 20년 만에 반전이 일어났다.

호모시스테인의 부활

1990년 하버드 공중보건대학원 역학 및 영양하자인 메이어 스탬퍼(Meyer Stampfer)는 한 건강연구에 참여한 의사 1,5000명의 혈중 호모시스테인 수치를 살펴보았다. 호모시스테인 수치가 경미하게 상승해도 심장질환을 일으킬 위험이 증가한다고 보고하였다. 호모시스테인 수치가 가장 높았던 남성들은 가장 낮았던 범주의 남성들에 비해 심장발작을 일으킬 위험이 3배나 높았다. 이 연구는 호모시스테인이 심장질환에 독립적인 위험인자가 될 가능성을 보여준 첫 대규모 연구였다. 또한 1995년 2월 제이콥 셀헙(Jacon Selhub) 연구팀은 호모시스테인의 혈장 수치가 높으면 뇌에 혈액을 공급하는 2가지 주요 동맥인 경동맥의 협착 위험이 증가한다고 보고하였다. 호모시스테인 수치가 높은 환자들은 대부분 엽산, 비타민 B_{12} 및 비타민 B_6의 수치가 낮다고 지적했다. 결국 호모시스테인 수치를 낮추기 위해서 비타민을 섭취해야 한다는 20년 전 맥컬리 교수의 연구가 옳았음이 증명되었다. 호모시스테인이 높은 사람에게 권장되는 비타민의 양은 엽산 1000㎍(mcg), 피리독신 25~50mg, 코바라민 50~150㎍이다. 이들 영양제를 2~3개월 정도 먹고 나서 호모시스테인 수치가 얼마나 떨어졌는지 확인한다. 또 다른 대규모 환자-대조군 연구인 유럽협동행동프로젝트(ECAP)는 그레이엄(Graham IM) 등에 의해 호모시스테인 수치가 높을수록 심장발작을 일으킬 위험이 커진다고 보고했다. 연구자들은 호모시스테인 수치가 높으면서 동시에 기타 주요 위험인자(고혈압, 콜레스테롤 상승 또는 흡연)를 1개 이상 지닌 환자들은 혈관질환 위험이 극적으로 증가한다는 사실이다. 영국에서 왈드(Wald NJ) 연구팀은 남자에서 허혈성 심장질환으로 사망한 사람은 그렇지 않은 사람에 비해 혈중 호모시스테인 함량이 13.1mmol/L 대 11.8mmol/L로 의미 있게 높음을 발견하였다.

2,003년 초반에 미국에서 연구한 결과로 미국의사협회지(JAMA)에 혈관이 막혀서 병원을 찾은 사람들을 대상으로 연구를 하였다. 일반적으로 혈관을 막는 주범으로 알려진 대표적인 것으로 고혈압, 고지혈증, 당뇨, 흡연 등이 있다. 혈관질환 환자 8만 명을 대상으로 연구를 한 결과, 그 중에서 20% 정도가 이런 4가지 대표적인 원인(고혈압, 고지혈증, 당뇨, 흡연)을 한 가지도 가지고 있지 않았다. 그리고 40% 정도는 위 4가지 원인 중에 한 가지만 가지고 있었다. 그런데도 이 환자들은 혈관질환으로 병원을 찾은 것이다. 왜 이런 사람들이 혈관

질환에 걸리게 된 것인지 연구를 하니 혈관질환을 일으키는 원인 중에 이 4가지 이외에도 호모시스테인이라는 물질이 있었다. 이 후로 호모시스테인이 많은 사람들에게 알려지게 되었다.

이러한 많은 연구결과가 발표되자 연구자들은 호모시스테인이 심장질환에 독립적인 위험인자라는 주장을 받아들였다. 미국 국립심폐혈액연구소(NHLBI)의 클로드 랑팡(Claude L'enfant) 소장과 같은 콜레스테롤 진영의 보수적인 지지자들조차도 "호모시스테인 상승의 위험이 완전히 증명된 것은 아니지만, 이것은 굉장히 중요한 연구 분야이다"라고 인정했다. 영양보건을 위한 조언을 하는 앤드류 웨일(Andrew Weil) 박사는"호모시스테인 수치가 높은 사람들이 알츠하이머 병에 걸릴 위험이 정상인보다 2배 더 높다는 증거가 있다"고 하였다. 즉 2002년 2월 14일자 뉴잉글랜드의학저널(NEJM) 논문을 인용하여 높은 혈중 호모시스테인 수치를 갖는 사람은 알츠하이머병에 걸릴 위험이 정상인에 비해 2배가 높다고 하였다. 또한 호모시스테인은 심장마비와 뇌졸중과도 관련이 있는 독성 아미노산이다. 동물성 단백질이 많고, 과일과 엽채(엽산과 다른 비타민 B의 좋은 공급원)가 적은 사람들은 호모시스테인 수치가 높은 경향이 있다. 비록 비타민 B와 엽산이 알츠하이머를 예방한다는 증거는 없지만, 웨일은 알츠하이머병을 예방하는 데 도움이 되는 엽산 400mg을 제공하는 종합비타민 복용을 추천하였다. 2002년 세사드리(Seshadri S) 연구팀은 프레이밍햄 연구(Framingham Study)의 총 1,092명의 치매 환자(여성 667명, 남성 425명, 평균 연령, 76세)를 대상으로 기준선에서 측정된 혈장 총 호모시스테인 수치와 8년 전에 측정된 혈장 총 호모시스테인 수치와 및 후속 조치 시 새로 진단된 치매의 위험과의 관계를 조사했다. 연령, 성별, 지단백질 유전자형, 호모시스테인 이외의 혈관 위험인자, 엽산 및 비타민 B_{12} 및 B_6의 혈장 수준을 이용하였다. 이 결과에 의해 이들은 혈장 호모시스테인 수치의 증가는 치매와 알츠하이머병의 발생에 대한 강력하고 독립적인 위험 요인이라 하였다. 2014년 웨스턴오스트레일리아 대학(University of Western Australia)과 로얄 퍼스 병원(Royal Perth Hospital)의 알메이다(Almeida OP) 연구팀은 50세 이상의 358명의 사람들을 대상으로 우울증 증상을 가진 노인들의 호모시스테인 수치가 인지장애와 연관된다는 것을 밝혔다. 연구자들은 심각한 우울증과 높은 호모시스테인 수치를 가진 사람들이 인지기능 테스트에서 훨씬 더 나쁜 결과를 보이는 것을 발견하였다. 심각한 우울증 없이 호모시스테인 수치가 높은 사람들은 몇몇의 테스트에서 인지기능 저하를 보일 가능성이 2배 더 높았다.

호모시스테인을 시스테인이나 메티오닌으로 재메틸화(remethylation)하는 역할을 하는 효소가 있는데, 이를 조절하는 효소가 메틸렌테트라하이드로폴레이트환원효소(methylene tetrahydrofolate reductase, MTHFR) 이다. 이 효소가 심각하게 결핍된 영유아 36명을 조사한 결과 트리메틸글리신(trimethylglycine, TMG)으로 치료받은 26명 중 10명만 사망했다. 조기치료를 받은 환자는 사망자가 발생하지 않았으나 치료받지 않은 환자는 사망하였다.

호모시스테인(homocysteine)

호모시스테인이란 무엇일까? 우리는 날마다 단백질을 섭취한다. 그런데 이 단백질은 여러 종류의 아미노산으로 잘게 분해된 후에 우리 몸에 흡수가 된다. 이 여러 종류의 아미노산 중에서 메티오닌(methionine)이라는 아미노산이 있는데 필수아미노산이다. 이 메티오닌은 흡수되어 대사과정을 거치게 되는

데, 이 대사과정을 거치면서 호모시스테인이라는 물질이 만들어지게 된다. 호모시스테인은 독성이 아주 강한 물질이다. 그렇기 때문에 이 호모시스테인은 다시 원래의 메티오닌으로 환원되거나 아니면 시스테인(cysteine)이라는 물질로 변하게 된다. 단백질 대사과정에서 생기는 중간물질인 호모시스테인이 최종 대사산물인 시스테인이나 또는 원래의 모습인 메티오닌으로 바뀌면 인체에 아무런 해가 없다. 메티오닌이나 시스테인은 우리 몸에 꼭 필요한 물질이기 때문이다. 그런데 이러한 대사과정이 제대로 작동하지 않으면 메티오닌이나 시스테인으로 전환하지 못한 호모시스테인이 우리 혈관에서 온갖 말썽을 부리게 된다. 심장질환의 대표적인 위험 요인이 되고, 골다공증, 동맥경화증, 혈전형성, 심장마비, 관상동맥질환, 뇌졸중, 치매 및 알츠하이머 질환 등이 발생되는 것이다. 호모시스테인이 혈관내벽을 긁어서 상처를 내는데 계속 반복하면 상처가 생겼다 나았다 하는 과정을 반복하면서 혈관이 두꺼워지고, 딱딱해지고, 또한 뇌신경을 퇴화시켜 치매를 유발하기도 한다. 그래서 호모시스테인을 제2의 콜레스테롤이라 부르기도 한다. 오늘날 사망 원인의 거의 50% 이상이 혈관질환과 직접적인 관련이 있기 때문에 이 호모시스테인이 우리 인체에 이로운 물질인 메티오닌이나 시스테인으로 전환되도록 해야 한다. 혈관질환의 주범인 고혈압이나 고지혈증, 당뇨는 약물로도 조절할 수가 있고, 흡연은 담배를 끊을 수도 있지만 호모시스테인은 약물로 치료할 수 있는 물질이 아니다. 호모시스테인이 메티오닌이나 시스테인으로 전환하기 위해서는 전환효소의 도움이 있어야 하는데, 이 전환효소의 작용을 도와주는 것이 바로 피리독신(비타민 B_6)과 엽산(비타민 B_9), 그리고 코바라민(비타민 B_{12}), 이 3가지 비타민이 바로 전환효소의 작용을 돕는다. 그래서 이 3가지 비타민을 혈관질환 예방의 3총사라고 부르기도 한다. 혈관질환을 예방하기 위해서는 비타민 B_6, B_9, B_{12}의 공급으로 호모시스테인 수치를 낮추는 것이 가장 쉽고 좋은 방법이다.

호모시스테인 정상수치

많은 연구자들이 정상범위를 5~15μmol 사이를 제시한다. 호모스시테인의 수치는 혈액검사로 알 수 있는데 건강한 사람의 호모시스테인 수치는 7μmol 이하이다. 가능하다면 5~7μmol 이하로 유지하는 것이 최선이다. 정상 호모시스테인의 정상 수치는 12μmol 이다. 12μmol을 넘으면 혈관질환이 발생할 위험이 높다. 호모시스테인의 수치가 높은 사람에게 권장 복용량은 비타민 B_6 100mg, 비타민 B_{12} 1mg, 그러니까 1,000㎍이며, 엽산 1mg을 섭취하면, 일반적으로 4~6주 내에 호모시스테인 수치가 정상화 된다. 이들 비타민 B를 구입할 경우에는 성분 라벨을 보아 활성형인 지를 확인하고 구입하는 것이 좋다. 비타민 B_6의 경우 피리독신(pyridoxin)은 비활성형이고, 피리독살 5-인산(pyridoxal 5-phosphate, P5P), 피리독살인산(pyridoxal phosphate) 또는 피리독사민인산(pridoxamine phosphate)이 활성형 이다. 비타민 B_9인 엽산(folic acid)은 비활성형 이고, 메틸테트라하이드로폴레이트글루코사민(methyltetrahydrofolate glucosamine, 상품명 Quatrefolic)이나 5-메틸테트라하이드로폴레이트(5-methytetrahydrofolate, L-5 MTHF)가 활성형 이다. 비타민 B_{12}는 시아노코바라민(cyanocobalamin)이 비활성형 이고, 메틸코바라민(methylcobalamin)이 활성형 이다. 일반적으로 비타민의 경우 생체 내에서 효소의 보조인자로 작용할 경우 활성형이 되어야 작용하기 때문이다. 엽산의 경우 천연 엽산(folate)의 흡수율은 합성 엽산(folic acid)의 60% 수준밖에 되지 않기 때문에 굳이 자연산 엽산을 구매할 필요가 없다. 엽산의 경우 DFE라는 용어를 사용하는 경우가 있다. DFE는 dietary folate equivalent(식품 섭취를 통한 당량)로 합성 염산이 천연 엽산보다 흡수율이 더 높기 때문에 식품으로 섭취할 때와 비슷한 효과를 내는 동등한 용량을 제시하기 위한 단위이다. 엽산의 경우 단위는 보통 mcg(microgram)을 사용하는데 1mcg DFE는 음식에 들어 있는 천연 엽산 1mcg, 식후에 섭취한 합성 엽산 0.6mcg, 공복에 섭취한 합성 엽산 0.5mcg와 같다. 즉, 공복에 일반적인 합성 엽산 0.5mcg을 먹는다고 가정할 때, 그와 동일한 정도의 엽산을 천연으로 먹으려면 1mcg를 먹어야 한다는 것이다. 그러므로 천연 엽산을 복용할 경우 용량이 좀 더 높은 600~800mcg 제품을 선택하는 것이 좋다.

심혈관 질환 영양제

혈관 영양제로는 다음과 같은 것들이 있다. 호모시스테인이라는 혈관의 독이 혈관의 염증을 유발해서 혈관에 상처를 내고 경화를 일으켜 죽상동맥경화에 의해 혈관을 막는 원인이 된다. 활성형 엽산(methylenetetrahydrofolate, MTHF)을 섭취하면 호모시스테인을 해독해서 수치가 내려간다. 일반 천연 유래 엽산 같은 경우 섭취를 해도 활성형 엽산으로 대사가 잘 일어나지 않기 때문에 흡수율을 위해 4세대 엽산인 MTHF로 섭취하는 것이 중요하다.

코엔자임 Q10(CoQ10 또는 코큐텐)은 세포가 에너지 대사를 할 때 조효소로 활용되어 항산화 성분과 항염증 작용을 갖는다. 코엔자임 Q10은 뇌, 심장, 간, 신장 같은 큰 장기에 많이 분포한다. 40대 이후 코엔자임 Q10의 합성이 떨어지기 때문에 코엔자임 Q10의 공급이 중요하다. 심장세포의 에너지를 만드는데 도움이 되고 심장세포의 손상이나 염증, 심장 관상동맥의 산화적 손상을 예방한다. 하루에 120mg을 투여하면 심혈관질환 및 심근경색 재발확률이 투여그룹은 각각 24%와 13%, 투여하지 않은 그룹은 각각 45%와 25%이다.

오메가-3 지방산은 혈관을 보호해 주는 보충제로 항염증 효과, 혈액순환 효과, 항혈전효과, 세포막 안정화를 시키는 효과가 있어 다양한 성인병을 예방하여 오랫동안 섭취하는 것이 중요하다. 하루 EPA + DHA 1g을 꾸준히 섭취한다. 마늘 추출물은 고지혈증 약과 비슷한 콜레스테롤 합성을 조절하는 작용이 있으며, COX 효소(프로스타글란딘을 합성하는 효소이며, 프로스타글란딘이 염증을 일으키는 원인이다)의 작용으로 항혈전작용이 있고, 혈관을 이완시켜 혈압을 강하하는 효과, 항산화 효과, 글루타티온 환원 효과, 항염증 작용과 항산화 작용이 있다. 이러한 작용으로 관상동맥 석회화를 예방하는 데 도움이 된다. 2400mg 숙성 마늘을 12개월 투여하는 경우 심장 관상동맥의 석회화 위험도를 3.3배 낮추었다.

비타민 D가 부족하면 인슐린 저항성이 높아져서, 체내 염증 활성도가 높아지고, 고혈압과 고지혈증과 당뇨가 발생한다. 비타민 D는 인슐린 저항성 개선 효과가 있어서 관상동맥 혈액 순환을 도와주는 작용을 한다. 비타민 D는 처음 섭취 경우 4,000~5,000IU로 6개월 꾸준히 섭취하는 것이 중요하며, 유지목적으로 복용할 경우 1,000~2,000IU 용량으로 섭취한다.

비타민 B_6와 B_{12} 및 엽산

비타민 B_{12}와 비타민 B_9인 엽산은 호모시스테인을 메티오닌으로 전화시키는 메틸 전환효소와, 호모시스테인을 시스테인으로 전화하는 시스테인 합성효소를 도와주는 보조효소로 작용한다. 비타민 B_6는 호모시스테인을 시스테인으로 전환하는 것을 도와준다. 결과적으로 비타민 B_{12}, B_6, B_9 등이 메티오닌으로부터 시스테인 합성 과정에 관여하는데, 부족할 경우 호모시스테인이 증가한다. 최종적으로 형성된 시스테인은 강력한 항산화제인 글루타티온 합성에 이용된다.

과도한 단백질 섭취는 혈액을 탁하게 하고, 응고 위험도 높기 때문에, 신체는 여분의 단백질과 그 대사산물을 피부 밑의 결합조직과 장기의 결합조직 및 모세혈관의 기저막(상피세포, 근육세포, 신경조직과 그것들의 바깥쪽 결합조직의 경계에 있는 점액다당질과 단백질로 구성된 두께 50~100 ㎚의 얇은 막이다)에 저장한다. 기저막의 저장 용량이 다 채워지면 모세혈관에 더 이상 단백질을 축적할 수가 없다. 동물성 단백질의 과다 섭취가 계속되면 신체는 과도한 단백질을 동맥의 벽에 저장하기 시작한다. 이 단계에서 주요 관상동맥이 두꺼워지고 손상되면 관상동맥은 기능이 떨어진다. 관상동맥이 막히고 신장에 공급되는 산소 공급이 끊기면 호흡이 어려워지고, 통증과 마비가 생길 수 있다. 마침내 심근경색이 일어나는 것이다. 따라서 몸에 저장되는 과도한 단백질은 언제라도 터질 수 있는 시한폭탄 역할을 한다. 나이가 들면서 대사 작용이 약화가 되기 시작한다. 그로 인해 DNA 파괴가 시작되어 암, 간질환, 심혈관질환, 뇌질환 등을 앓게 된다. 이러한 문제들을 해결하기 위해 건강한 DNA 세포의 유지와 복구를 위해서 노화인자인 메틸화 반응을 촉진하는 성분들이 있다. 영양소 중에서 메틸 엽산, 피리독살 5'-인산[pyridoxal 5'-phosphate. P5P, 우리 몸에서 약 168 가지의 중요한 효소 과정을 일으키는 활성 형태의 비타민 B_6이다. P5P는 필수 아미노산을 비필수 아미노산으로 전환시키는 역할을 하는 탈아미노반응(deamination)으로 알려진 과정을 촉진한다], 비타민 B_{12}, 트리메틸글리신(trimethylglycine, TMG), 쌤이(SAMe, S-adenosyl methionine)는 메틸화 과정에 관여함으로써 건강한 세포 유지와 고장이 난 세포의 수리를 위해 작용한다. 트리메틸글리신은 아미노산 글리신에 메틸기 3개가 붙어 있는 분자이다.

심혈관 질환에 비타민 B_6, B_{12} 및 엽산이 만능일까

심혈관질환 위험인자로 알려져 있는 호모시스테인(homocysteine)을 저하시켜도 심혈관 질환이 감소하지 않는다는 연구 보고서도 있다. 호모시스테인의 혈중 수치를 비타민 B와 엽산으로 낮춘다고 해도 심혈관 질환 위험이 낮아지지 않는다는 것이다. 첫 번째 연구(HOPE)에서 캐나다 맥매스터대학(McMaster University)의 에바 론(Eva Lon) 연구팀은 세계 13개국에서 혈관 질환이나 당뇨병을 지닌 55세 이상 환자 5,522명을 참여시켜 매일 엽산 2.5mg, 비타민 B_6 50mg과 비타민 B_{12} 1mg을 병용하는 그룹 또는 위약을 복용하는 그룹에 무작위 배치해 평균 5년간 치료했다. 그 결과 혈장 호모시스테인 수치는 병용군에서 0.3mg/L 감소한 반면, 위약군에서는 0.1mg/L 증가했다. 그럼에도 심혈관 원인으로 인한 사망, 심근경색 및 뇌졸중의 발생률은 두 군간에 유의한 차이가 없었다. 병용요법은 심혈관성 사망 위험을 4%, 심근경색 위험을 2% 저하시키는데 불과했다. 다만 병용군은 위약군에 비해 뇌졸중 위험이 25% 감소했으나 불안정형 협심증으로 입원할 위험이 24% 높은 것으로 나타났다. 2 번째 무작위 연구(NORVIT)에서 보나(Kaare Harald Bønaa) 연구팀은 7일 이내에 급성 심근경색을 일으킨 환자 3,749명을 대상으로 엽산 0.8mg, 비타민 B_{12} 0.4mg, 비타민 B_6 40mg, 또는 위약을 매일 투여하면서 평균 40개월 동안 추적했다. 그 결과 엽산과 비타민 B_{12} 병용은 호모시스테인 수치를 27% 저하시켰지만 심근경색 재발, 뇌졸중 및 심장동맥질환으로 인한 급사 위험은 감소시키지 못했다. 비타민 B6도 마찬가지였으며 엽산, 비타민 B_{12}와 비타민 B_6 병용은 오히려 이러한 위험을 증가시켰다.

이러한 일치되지 않는 결과는 왜 일어날까? 심혈관질환의 주범으로 고혈압,

고지혈증, 당뇨, 흡연이 지적되고 있으며, 호모시스테인은 새로운 독립인자로 환자의 원인에 따라 연구에서 이러한 결과가 도출될 수 있으리라 짐작된다.

트리메틸글리신(trimethylglycine, TMG)

TMG는 건강한 호모시스테인 수치를 정상 범주 내에서 유지할 수 있게 한다. TMG는 콜린의 산화에 의해 2단계로 생합성이 된다, 그리고 콜린 탈수소 효소의 작용에 의해 생성 된다. 2007년 시모네 유센(Simone JPM Eussen) 연구팀은 엽산 또는 위약을 24주 동안 투여한 대조 시험에서 비타민 B_{12}와 엽산을 처음 받은 그룹에서 총 호모시스테인 농도가 36% 감소하고, TMG가 38% 증가했다. 연구 시작 시 혈장 TMG 수치가 높을수록 여러 인지 영역에서 더 나은 성능과 관련이 있었지만 치료 기간 후 베타인 증가가 피험자의 1/3에 속했던 참가자는 2/3 미만인 사람들과 비교했을 때 더 나은 기억력 성능을 보였다. 2009년 호프만(Hoffman JR) 연구팀은 활동적인 대학생들을 대상으로 한 연구에서 15일 동안 TMG를 이용한 보충은 운동에 대한 피로감 감소와 관련이 있다고 하였다. 2011년 트레파노브스키(Trepanowski J) 연구팀은 저항력 훈련을 받은 남자들을 포함한 교차 연구에서 14일 동안 2.5g TMG 보충은 벤치 프레스(bench press, 대표적인 가슴 근육 운동)를 하는 동안 총 반복과 부하의 증가와 관련이 있다고 하였다. 2013년 아피첼라(Jenna M Apicella) 연구팀은 훈련된 남성들을 포함하는 2주의 TMG 보충은 순환 코티솔의 감소와 강화된 동화작용(anabolic) 내분비 프로파일과 연관되었고, 단백질 합성의 증가를 보였다고 하였다. 2015년 파스타(Pasta V) 연구팀은 보스웰리아, 마이오이노시톨(myoinositol), TMG의 6개월 병용 투여를 받은 76명의 폐경 전 여성에 대한 위약 통제 연구는 6개월 후 유방 밀도가 60% 감소했고, 위약을 받은 여성은

9% 감소하였다.

붉은색 비트 뿌리에서 발견된 최초의 식이성 TMG는 베타인(betaine) 분자로 알려져 있으며, 시금치 또는 퀴노아(Quinoa, 잉카어로 곡물의 어머니라는 의미를 가지며, 7,000년 전부터 남미 산악지대에서 이용되어 온 식물에서 얻는 곡물)에서도 발견이 된다. 베타인(betaine)은 트리메틸글리신과 무수 베타인(betaine anhydrous)과 같은 의미로 사용된다. 베타인의 주요 기전은 메틸 공여체로서의 역할인데, 메틸기를 직접 공여하여 호모시스테인을 L-메티오닌으로 환원하거나, S-아데노실 메티오닌(S-adenosyl methionine, SAMe) 또는 활성 엽산을 증가시킨다. 이 두 분자는 계속해서 신체의 다른 부위에 메틸기를 공여할 수 있다. 이로 인해 베타인의 보충은 전신 메틸화를 간접적으로 지원할 수 있고, 호모시스테인의 감소를 직접 지원할 수 있다. 증가된 세포 내 베타인 농도는 세포 수화작용 및 스트레스 요인에 대한 회복력을 촉진한다. 베타인은 장내 미생물에 의해 체내에서 형성되는 물질로 특정 식품에서 발견되며, 신진대사 과정에서 콜린에서 발생한 아미노산 파생물이다. 베타인은 심혈관 질환 예방, 빈혈예방, 시력회복, 항혈당작용, 간 해독작용, 혈압 강하, 근육 증진, 지방질 대사, DNA 세포 유지 및 복구, 카르니틴 생성, SAMe 생성 등 아미노산 대사에 관여를 하는 잠재적 효능이 있는 아미노산이다.

2003년 스틴지(Steenge GR) 연구팀은 건강한 성인 남녀 12명 씩 3그룹(위약 그룹, 베타인 그룹, 엽산그룹)으로 나누어 6주 동안 매일 6g의 베타인, 800mg의 엽산과 6g의 위약(락토오스), 위약 6g을 섭취하게 하였다. 메티오닌 부하시험(체질량 100mg 메티오닌/kg)은 보충 6주 전후에 수행되었다. 공복 혈장 호모시스테인은 베타인 그룹에서 1.8mmol/L까지 감소하였고, 엽산 그룹에서는 2.7mmol/L까지 감소하였다. 그러나 위약 그룹은 0.5mmol/L 증가하였다. 결과적으로 베타인은 약간 높은 호모시스테인을 가진 피실험자에서 메티오닌을 섭취한 후 혈장 호모시스테인 농도의 상승을 방지하는 데 매우 효과적인 것으로 보인다. 베타인이 혈중 호모시스테인 농도를 안정화 시킬 수 있는 잠재력이 심혈관질환의 위험을 낮추는지는 알려져 있지 않다.

2009년 압델말렉(AbdelMalek MF) 연구팀은 베타인을 매일 20g의 고용량으로 섭취하는 경우 지방간 및 관련 간 섬유화 치료에서 효과를 나타낸다고 하였다. 비알콜성 지방간염(nonalcoholic steatohepatitis, NASH) 환자를 대상으로 한 파일로트 연구에서 1년 동안 하루에 2번 베타인을 투여하면 대부분 환자에서 간 효소, 지방증 정도, 괴사 염증 등급 및 섬유증 단계가 개선된다. 무작위 연구에서 NASH 환자는 매일 20g의 TMG를 투여 받거나, 1년 동안 위약을 투여한 결과 TMG를 투여 받은 환자의 지방증 등급이 낮아졌다. 2002년 린드너(Lindner A) 연구팀은 만성 신부전 환자를 대상으로 한 교차 시험에서 3개월 동안 TMG, 엽산, 비타민 B_6 치료는 엽산 및 비타민 B_6 단독 치료보다 메티오닌 부하 검사 후 18% 낮은 호모시스테인 수치를 나타낸다.

2002년 유슐라 슈바브(Ursula Schwab) 연구팀은 저에너지 식이요법으로 치료받은 42명의 비만 백인 대상자(남자 14명, 여자 28명)는 베타인 보충 그룹(6g/일) 또는 대조군 그룹으로 나눈 실험을 진행하였다. 베타인 그룹에서 호모시스틴(homocystine, 호모시스테인의 대사산물) 수치가 현저히 감소되었다. 12주 동안 저칼로리 식단을 섭취한 비만 남성과 여성은 TMG를 하루 6g을 섭취한 경우 4주 후에 8.76μmol/L, 16주 후에 7.93μmol/L의 혈장 호모시스테인 감소를 보였다. 2004년 관상 동맥 조영술을 받은 90명의 환자를 대상으로 한 홈(Holm PI) 등의 연구에 따르면 메티오닌 부하 후 총 혈장 호모시스테인의 증가는 혈장 베타인 및 메티오닌 부하 후 베타인과 반비례하는 것으로 나타났다. 2005년 멜세분스트라(Alida Melse-Boonstra) 연구팀은 남성 308명과 폐경 후 여성을 대상으로 한 이중맹검 시험에서 공복 총 호모시스테인 수치는 역으로 나타나 혈장 TMG 수치와 관련이 있음을 보였다. 혈장 TMG는 엽산 보충 12주 후에 증가하는 것으로 관찰되었다. 혈장 베타인 농도는 건강한 사람의 공복 총 호모시스테인 농도를 결정하는 중요한 결정 요인이다. 2003년 올토프(Margreet R Olthof) 연구팀은 1.5g, 3g, 6g의 TMG 또는 6주 동안 매일 위약을 투여한 건강한 남녀 4개 그룹을 대상으로 한 연구에서 TMG를 투여 받은 사람들의 공복 혈장 호모시스테인 수치는 각각 12μmol이다. 위약과 비교하여 치료 기간이 끝날 때 15% 및 20% 더 낮아졌다. 보충 하루 후 수행된 메티오닌 부하 테스트 결과 호모시스테인이 각각 16%, 23%, 35% 더 낮았다. 위약 그룹보다 6주가 끝날 때 실시한 테스트 결과 23%, 30%, 40% 감소하였다.

2008년 에트킨슨(Atkinson W) 연구팀은 8명의 건강한 남성을 대상으로 한 연구에서 약 517mg의 베타인이 포함된 고 베타인 식사 또는 동일한 양의 베타인과 622mg 콜린이 포함된 식사는 6시간 후 혈장 호모시스테인의 감소를 보였다. 높은 베타인과 콜린 식사를 했을 때 500mg 베타인 보충제를 받은 사람들은 낮은 베타인과 콜린 대조군 식사를 받는 것과 비교하여 메티오닌 부하 테스트와 관련되어 증가된 혈장 호모시스테인의 농도 감소를 보였다. 심장근육세포의 산소 요구량을 감소시킴으로써 심장의 기능을 향상하고 허혈 상태에서 심장을 보호한다. 매일 3g 이상 섭취한 결과 호모시스테인 수치를 감소시키며 억제하였다. 호모시스테인 수치가 정상인 사람의 경우 10% 감소하거나, 높은 사람의 경우 20~40% 감소하는 것으로 밝혀졌다.

결과적으로 베타인이 풍부한 식단은 심혈관질환 위험을 낮출 수 있다. 구기자의 핵심 성분이 베타인이다. 시금치의 경우 100g당 645mg, 비트에는 100g당 297mg, 새우에 100g당 218mg으로 높으며, 닭고기, 계란, 돼지고기, 소간 등에도 베타인이 포함되어 있다. 호모시스테인은 심혈관 건강 문제가 있는 사람에서 상승하는 것으로 알려져 있으며, 심혈관 합병증의 생체 지표이다. 그러나 상관관계가 원인을 나타내는 것은 아니므로 호모시스테인이 문제의 지표일 뿐인지 아니면 실제로 심혈관 기능 장애를 촉진할 수 있는지는 분명하지 않다. 호모시스테인을 감소시키는 것은 심장을 보호할 것으로 생각되지만, 베타인 보충제와 인간의 심혈관 보호 사이의 직접적인 연관성은 아직 확립되지 않았다.

심혈관 질환에 좋은 식품

심장 질환에 좋은 음식은 다음과 같다. 안토시아닌(anthocyanin)은 포도, 블루베리, 가지, 적양배추, 아로니아 등에 들어 있으며, 활성 산소를 제거하여 항산화에 도움을 주고 심장질환과 뇌졸중의 위험을 감소시킨다. 알리신(allicin)은 마늘에 들어 있으며, 혈전을 방지하고 혈액을 맑게 하며 혈액 순환에 도움을 준다. 오메가-3 지방산은 등푸른 생선인 고등어, 청어, 참치 등에 들어 있고, 중성 지방과 전도장애를 없애고 피를 맑게 해준다. 오메가-3 지방산 속 DHA, EPA 성분은 혈액을 깨끗이 하고 혈관 속 기름을 깨끗하게 청소해주는 기능을 한다. 비타민 E는 땅콩, 아몬드 등과 같은 견과류에 들어 있으며, 심장을 튼튼히 하고 혈관 노화 방지에 도움을 준다. 또한 혈액의 흐름을 좋게 하며, 혈관을 막는 LDL 콜레스테롤의 배출을 돕는다. 칼슘은 우유를 포함한 유제품, 멸치, 뱅어포, 굴, 미꾸라지, 다시마, 두부 등에 들어 있으며, 심장 근육 기능 유지와 신경 기능 조절에 필요하다. 기름기 적은 단백질은 콩과 소고기에 많으며, 기름기 적은 육류 단백질은 우리 몸에 꼭 필요하므로 심장병 환자, 노인도 충분히 섭취해야 한다. 콩은 고단백 식품이며, 엽산과 수용성 식이섬유, 식물성 스테로이드가 있어 혈압을 낮춘다. 고단백질인 달걀은 심장의 위험 요소인 호모시스테인을 줄여주는 비타민 B_{12}가 풍부하고 면역력 증진과 심장병 예방에 도움이 된다. 라이코펜은 토마토, 파파야에 풍부하며, 비타민이 풍부하고 항산화 물질(라이코펜)이 풍부한 토마토는 소화기 계통 암치료와 심장 질환에 좋은 영향을 준다. 파파야는 토마토보다 2.6배 더 생물학적 작용을 한다. 발효식품인 김치는 요즘에는 세계 많은 나라에서도 관심을 끌고 있다. 최근 100명을 대상으로 한 연구결과에 따르면 김치를 많이 먹은 사람은 단 7일 만에 나쁜 콜레스테롤(LDL)이 크게 감소된 것으로 나타났다. 와인은 최근에 여러 연구를 통해 와인(레드와인)이 심장 건강에 도움이 되는 것으로 밝혀졌다. 통계적으로도 동물성 지방을 많이 먹는 프랑스 사람들이 심장병 발병률이 낮은 이유가 바로 와인을 즐겨 먹기 때문이다. 와인에 들어 있는 소량의 알코올과 더불어 폴리페놀계 산화 방지제인 레스베라트롤(resveratrol)이 들어 있어 심장 질환 예방에 도움이 되는 것으로 알려졌다. 이는 LDL 콜레스테롤을 감소시키며 활성 산소를 차단하여 손상된 DNA를 회복한다. 의외일 수 있지만 다크 초콜릿 역시 심장 질환 예방에 도움이 되는 것으로 알려져 있다. 다크 초콜릿에 함유되어 있는 폴리페놀의 일종인 플라보노이드 성분은 혈액 응고나 혈전을 예방하는 효과가 있으며, 이를 통해 혈액순환이 원활해지며 혈압을 안정시켜 주는 역할을 한다. 단 이와 같은 효과는 카카오 함량이 70% 이상인 다크 초콜릿에 해당되는 것을 명심하는 것이 좋다. 레드 비트는 땅 속의 붉은 피라고 불리고 있지만, 고대 로마 시대부터 이용되어 온 약용 식물이다. 각종 프로그램에서도 혈관 질환의 개선 및 예방에 좋다고 소개되고 있는 식품이지만, 실제로 비트 주스를 섭취 했더니 일주일 만에 나쁜 콜레스테롤인 LDL 수치가 감소한 결과가 나왔다. 섭취 전에는 정상치를 초과했는데, 1주일 복용 후에는 정상적인 범위가 되었다고 한다. LDL 콜레스테롤 수치를 낮추는데 탁월한 레드비트는 효능 외에도 다양한 장점이 있다. 미국심장학회에서 심혈관 질병에 도움이 되는 식품으로 추천 받은 적도 있다. 그 이유는 레드비트에 풍부한 베타인과 질산염 성분이 있기 때문이다. 베타인은 앞서 말한 나쁜 콜레스테롤과 중성 지방을 제거해준다. 혈압을 낮추고 독소를 배출해 줄 뿐만 아니라 세포를 회복시키는 역할도 하는 것이다. 체내의 세포를 손상시키는 활성 산소를 77.7% 정도 제거해 준다고 알려져 있다. 활성산소를 제거해주어 혈관의 노화를 방지하고 손상도 막아준다. 고혈압과 심혈관을 예방하는 기능도 있다. 베타인은 동맥경화의 결정적 원인인 호모시스테인 농도를 낮추어 준다. 혈관을 강화시켜 항산화 항염에 효과적이기 때문에 혈관독소의 해결방법으로 레드비트를 들 수 있을 것이다. 질산염은 좁아진 혈관의 벽을 넓히는 작용을 한다. 피가 굳어진 혈전이라고 해서 혈관에 쌓이게 되면 혈압이 높아지게 된다. 혈관에 고인 혈전을 녹여 혈류를 원활하게 하는 것으로 혈압이 내려가는 레드비트의 효능도 볼 수 있다.

심혈관 질환에 나쁜 식품

심장 질환에 나쁜 음식은 다음과 같다. 붉은 고기, 가공육, 동물 내장, 정제

탄수화물, 가당 음료(탄산 등)가 포함된 식단으로, 가공육은 살코기가 아닌 지방 부위를 많이 이용하기 때문에 콜레스테롤 함량이 높고, 보존을 위해 나트륨도 많이 넣어서 심장 혈관에 좋지 않다. 미국심장학회지(Journal of the American College of Cardiology)에 실린 하버드 공중보건 대학원(Harvard T.H. Chan School of Public Health)의 준리(Jun Li) 연구팀 논문에서 심장병이 걸릴 위험이 높은 음식을 소개했다. 고염증성 식품[붉은 고기, 가공육, 동물 내장, 정제 탄수화물, 가당 음료(탄산 등)]이 많이 포함된 식단을 섭취한 이들은 항염증성 식품을 주로 섭취한 이들에 비해 심장병에 걸릴 확률이 38% 크다는 사실을 밝혔다. 프랑스 국립 의학 연구소의 영양역학 연구팀은 가당 음료를 하루 평균 3/4컵 이상 마시는 사람이 그렇지 않은 사람에 비해 심장 질환을 앓을 위험이 크다는 사실을 발견했다. 연구를 이끈 마틸드 투비에(Mathilde Touvier) 박사는 "건강하다는 수식어를 단 다이어트 소다나 '100%' 과일 주스라 해도 매일 마신다면 해롭기는 마찬가지"라고 경고했다. 트랜스 지방이 많은 음식으로는 튀김, 도넛, 밀가루, 가공육 등이 있다. 심장 건강에 가장 안 좋은 음식은 트랜스 지방이다. 트랜스 지방은 체내 염증 물질을 증가시켜 혈관의 기능을 망가뜨리고, 심장 세포에도 직접적인 영향을 끼쳐 협심증 등을 유발할 수 있다.

호모시스테인 검사가 필요한 사람

심장 발작이나 기타 심혈관계 문제가 발생한 적이 있거나 심장질환 가족력이 있는 사람, 갑상선기능 저하증이나 낭창(루푸스, lupus), 신장질환이 있는 사람은 의사에게 호모시스테인 검사를 요청할 필요가 있다. 또한 호모시스테인 농도를 높일 수 있는 약물인 테오필린(theophyllin, 천식 약물), 메토트렉세이트(methotrexate, 암이나 관절염 약물), L-도파(L-DOPA, 파킨슨병 약물)를 복용 중인 사람은 반드시 호모시스테인 수치를 검사받아야 한다.

우리 몸은 혈액을 통해 구석구석 필요한 성분을 공급한다. 에너지 생성에 필요한 산소, 호르몬, 효소를 비롯하여 각종 영양소가 모두 혈관을 따라 운반이 된다. 철분이 부족하여 빈혈이 생기거나, 혈관이 딱딱해지고 막히는 상황이 모두 혈액 순환이 잘되지 않아 일어나는 문제이다. 혈액순환이 잘 되지 않으면 당연히 산소 공급이 안 되고, 혈액을 통해 운반되는 호르몬과 영양소의 흐름이 원활하지 못하므로 에너지를 생성하지 못하여 피곤해진다. 또한 곳곳의 세포 역시 노화가 일어나며, 혈관이 딱딱해지고 막히면 동맥경화나 심장질환, 뇌질환이 발생한다. 결국에는 수명이 짧아질 수 있다. 혈액순환이 잘 안 되고 미네랄의 균형이 깨지면 눈꺼풀이 떨리고, 어깨가 뭉치며, 수족냉증, 손발 저림, 뒤꿈치 저림, 쥐가 나는 등 다양한 증상이 동반된다. 이러한 증상이 나타난다고 전부 혈액 순환 장애가 있다고 할 수 없으며, 혈액 순환에 문제가 있으면 이런 증상들이 나타난다. 혈관에 문제가 있을 경우 추천되는 영양제는 다음과 같다. 산소 공급을 돕고, 빈혈 완화, 헤모글로빈이나 저장 철분 수치가 낮은 경우에 철분 섭취, 철분의 흡수를 돕기 위해 소량의 구리가 함유된 아연 영양제를 추천하며, 비타민 C는 철분의 흡수를 도우며, 빈혈 예방을 위해 엽산과 비타민 B_{12}, 혈관 염증의 완화, 혈관 확장을 위해서는 포타슘이 함유된 마그네슘 제품, 혈관의 염증 완화, 혈관 확장, 항산화 작용을 위해 비타민 C, 비타민 E, 셀레늄, 베타카로틴(흡연자는 금물), 알파리포산(α-lipoic acid), 포도씨 추출물을 추천하며, 마늘 추출물이나 양파 추출물은 혈관의 염증 완화와 혈관 확장 효과를 가지며, 아르기닌은 혈관확장과 대사관련 호르몬 조절에 관여하고, 오메가-3 지방산과 감마리놀렌산은 혈관 확장과 염증제거, 피크노제놀(pycnogenol, 프랑스 해송에서 만들어 진 항산화제), 영지버섯자실체 추출물은 혈액순환 개선, 글루코사민 황산은 혈관 내의 세포들이 엉겨 붙는 것을 억제한다.

참고문헌

1. McCully KS : Vascular pathology of homocysteinemia: implications for the pathogenesis of arteriosclerosis. Am J Pathol. 1969, 56:111- 28.
2. Nygård O, Vollset SE, Refsum H, Stensvold I, Tverdal A, Nordrehaug JE, Ueland M, Kvåle G : Total plasma homocysteine and cardiovascular risk profile. The Hordaland Homocysteine Study. JAMA. 1995 Nov 15;274(19):1526-33. doi: 10.1001/jama.1995.03530190040032.
3. Seshadri S, Beiser A, Selhub J, Jacques PF, Rosenberg IH, D'Agostino RB, Wilson PW, Wolf PA : Plasma homocysteine as a risk factor for dementia and Alzheimer's disease. N Engl J Med. 2002 Feb 14;346(7):476-83. doi: 10.1056/NEJMoa011613.
4. Loscalzo J : Homocysteine and dementias. N Engl J Med. 2002 Feb 14;346(7):466-8. doi: 10.1056/NEJM200202143460702.
5. Osvaldo P Almeida, Leon Flicker, Margaret Rees : Depression, dementia and cognition in older people. Maturitas. 2014 Oct;79(2):133-5. doi: 10.1016/j.maturitas.2014.07.016.
6. Li Y, Huang T, Zheng Y, Muka T, Troup J, Hu FB. Folic acid supplementation and the risk of cardiovascular diseases: a meta-analysis of randomized controlled trials. J Am Heart Assoc. 2016; 5:e003768.
7. M J Stampfer, M R Malinow, W C Willett, L M Newcomer, B Upson, D Ullmann, P V Tishler, C H Hennekens : A prospective study of plasma homocyst(e)ine and risk of myocardial infarction in US physicians. JAMA. 1992 Aug 19;268(7):877-81.
8. J Selhub, P F Jacques, A G Bostom, R B D'Agostino, P W Wilson, A J Belanger, D H O'Leary, P A Wolf, E J Schaefer, I H Rosenberg : Association between plasma homocysteine concentrations and extracranial carotid-artery stenosis. N Engl J Med. 1995 Feb 2;332(5):286-91. doi: 10.1056/NEJM199502023320502.
9. I M Graham, L E Daly, H M Refsum, K Robinson, L E Brattström, P M Ueland, R J Palma-Reis, G H Boers, R G Sheahan, B Israelsson, C S Uiterwaal, R Meleady, D McMaster, P Verhoef, J Witteman, P Rubba, H Bellet, J C Wautrecht, H W de Valk, A C Sales Lúis, F M Parrot-Rouland, K S Tan, I Higgins, D Garcon, G Andria, et al. : Plasma homocysteine as a risk factor for vascular disease. The European Concerted Action Project. JAMA. 1997 Jun 11;277(22):1775-81. doi: 10.1001/jama.1997.03540460039030.
11. Eva Lonn, Salim Yusuf, Malcolm J Arnold, Patrick Sheridan, Janice Pogue, Mary Micks, Matthew J McQueen, Jeffrey Probstfield, George Fodor, Claes Held, Jacques Genest Jr, Heart Outcomes Prevention Evaluation (HOPE) 2 Investigators : Homocysteine lowering with folic acid and B vitamins in vascular disease. N Engl J Med. 2006 Apr 13;354(15):1567-77. doi: 10.1056/NEJMoa060900.
12. Kaare Harald Bønaa, Inger Njølstad, Per Magne Ueland, Henrik Schirmer, Aage Tverdal, Terje Steigen, Harald Wang, Jan Erik Nordrehaug, Egil Arnesen, Knut Rasmussen, NORVIT Trial Investigators. Homocysteine lowering and cardiovascular events after acute myocardial infarction. N Engl J Med. 2006 Apr 13;354(15):1578-88. doi: 10.1056/NEJMoa055227.
13. Gery R Steenge, Petra Verhoef, Martijn B Katan : Betaine supplementation lowers plasma homocysteine in healthy men and women. J Nutr. 2003 May;133(5):1291-5. doi: 10.1093/jn/133.5.1291.
14. Ursula Schwab, Anneli Törrönen, Leena Toppinen, Georg Alfthan, Markku Saarinen, Antti Aro, Matti Uusitupa : Betaine supplementation decreases plasma homocysteine concentrations but does not affect body weight, body composition, or resting energy expenditure in human subjects. Am J Clin Nutr. 2002 Nov;76(5):961-7. doi: 10.1093/ajcn/76.5.961.
15. Nicholas J. Wald, Hilary C. Watt, Malcolm R. Law, Donald G Weir, Joseph McPalin : Homocysteine and Ischemic Heart Disease REsults of a prospective study with implications regarding prevention. JAMA Interm Med.1998;158(8):862-867. doi:10.1001/archinte.158.8.862
16. Simone JPM Eussen, Per M Ueland, Robert Clarke, Henk J Blom, Willibrord HL Hoefnagels, Wija A van Stav-

eren, Lisette CPGM de Groot : The association of betaine, homocysteine and related metabolites with cognitive function in Dutch elderly people. Br J Nutr. 2007 Nov;98(5):960-8. doi: 10.1017/S0007114507750912.

17. Jay R Hoffman, Nicholas A Ratamess, Jie Kang, Stefanie L Rashti, Avery D Faigenbaum : Effect of betaine supplementation on power performance and fatigue. J Int Soc Sports Nutr. 2009 Feb 27;6:7. doi: 10.1186/1550-2783-6-7.
18. Jenna M Apicella, Elaine C Lee, Brooke L Bailey, Catherine Saenz, Jeffrey M Anderson, Stuart A S Craig, William J Kraemer, Jeff S Volek, Carl M Maresh : Betaine supplementation enhances anabolic endocrine and Akt signaling in response to acute bouts of exercise. Eur J Appl Physiol. 2013 Mar;113(3):793-802. doi: 10.1007/s00421-012-2492-8.
19. V Pasta, G Gullo, A Giuliani, A H Harrath, S H Alwasel, F Tartaglia, A Cucina, M Bizzarri : An association of boswellia, betaine and myo-inositol (Eumastós) in the treatment of mammographic breast density: a randomized, double-blind study. Eur Rev Med Pharmacol Sci. 2015 Nov;19(22):4419-26.
20. Manal F Abdelmalek, Schuyler O Sanderson, Paul Angulo, Consuelo Soldevila-Pico, Chen Liu, Joy Peter, Jill Keach, Matt Cave, Theresa Chen, Craig J McClain, Keith D Lindor : Betaine for nonalcoholic fatty liver disease: results of a randomized placebo-controlled trial. Hepatology. 2009 Dec;50(6):1818-26. doi: 10.1002/hep.23239.
21. Armando Lindner, Daniel D Bankson, Catherine Stehman-Breen, J Dennis Mahuren, Stephen P Coburn. Vitamin B6 metabolism and homocysteine in end-stage renal disease and chronic renal insufficiency. Am J Kidney Dis. 2002 Jan;39(1):134-45. doi: 10.1053/ajkd.2002.29904.
22. Margreet R Olthof, Trinette van Vliet, Esther Boelsma, Petra Verhoef : Low dose betaine supplementation leads to immediate and long term lowering of plasma homocysteine in healthy men and women. J Nutr. 2003 Dec;133(12):4135-8. doi: 10.1093/jn/133.12.4135.
23. Pål I. Holm, Øyvind Bleie, Per M. Ueland, Ernst A. Lien, Helga Refsum, Jan E. Nordrehaug, Ottar Nygård : Betaine as a Determinant of Postmethionine Load Total Plasma Homocysteine Before and After B-Vitamin Supplementation. Arteriosclerosis Thrombosis Vascular Disease 2004, 24(2):301:307.
24. Alida Melse-Boonstra, Pål I Holm, Per M Ueland, Margreet Olthof, Robert Clarke, Petra Verhoef : Betaine concentration as a determinant of fasting total homocysteine concentrations and the effect of folic acid supplementation on betaine concentrations. Am JClin Nutr 2005, 81(6):1378-1382, doi.org/10.1093/ajcn/81.6.1378
25. Wendy Atkinson, Jane Elmslie, Michael Lever, Stephen T Chambers, Peter M George : Dietary and supplementary betaine: acute effects on plasma betaine and homocysteine concentrations under standard and postmethionine load conditions in healthy male subjects. Am J Clin Nutr. 2008 Mar;87(3):577-85. doi: 10.1093/ajcn/87.3.577
26. Eloi Chazelas, Charlotte Debras, Bernard Srour, Léopold K Fezeu, Chantal Julia, Serge Hercberg, Mélanie Deschasaux, Mathilde Touvier : Sugary Drinks, Artificially-Sweetened Beverages, and Cardiovascular Disease in the NutriNet-Santé Cohort. J Am Coll Cardiol. 2020 Nov 3;76(18):2175-2177. doi: 10.1016/j.jacc.2020.08.075.
27. Jun Li, Dong Hoon Lee, Jie Hu, Fred K Tabung, Yanping Li, Shilpa N Bhupathiraju, Eric B Rimm, Kathryn M Rexrode, JoAnn E Manson, Walter C Willett, Edward L Giovannucci, Frank B Hu : Dietary Inflammatory Potential and Risk of Cardiovascular Disease Among Men and Women in the U.S. J Am Coll Cardiol. 2020 Nov 10;76(19):2181-2193. doi: 10.1016/j.jacc.2020.09.535.
28. Stacy M : The Rise and Fail of Kilmer McCully. New York Times. August 1997.
29. https://www.drweil.com/health-wellness/body-mind-spirit/mental-health/vitamins-to-prevent-alzheimers/

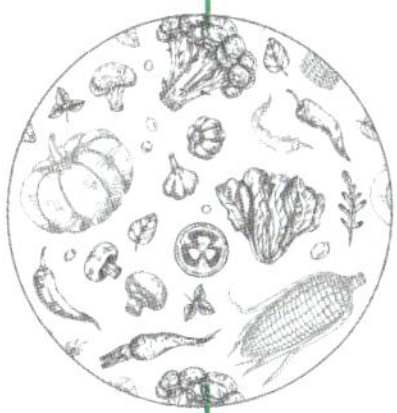

05
소금은 정말 고혈압을 일으킬까?

한번쯤 해외에 나가 피자를 먹어 본 사람의 경우 우리보다 훨씬 짭짤한 것을 알 수 있다. 그런데 우리는 짜게 먹지 말라는 이야기를 수도 없이 들어와 당연히 소금을 많이 먹는 것은 나쁜 것으로 뇌리에 박혀있다. 정말 소금은 어느 정도 먹는 것이 적절하고, 어느 정도 이상 먹으면 나쁠까? 사람이 소금을 이용하기 시작한 것은 기원 전 6,000년경으로 추정하고 있다. 50~60년 전만해도 어릴 적 자다가 오줌을 싸면 다음 날 아침에 키(쌀 등 곡식을 까불러서 쭉정이나 검불 등을 골라내는 것)를 머리에 쓰고 이웃집을 돌며 소금을 얻으러 다니는 아이를 자주 볼 수 있었다. 우리 조상들이 얼마나 지혜로웠는지 놀라지 않을 수 없다. 소금이 부족한 경우 콩팥이 약해져 소변을 자주 보게 되는데, 아이에게 경각심도 주고 건강도 동시에 신경을 쓴 것이다. 망신을 주기 위한 것보다 심적인 강한 충격을 주어 오줌 싸는 버릇을 고치려고 한 것이라 생각된다. '베스트셀러 작가 이도수 교수의 글로벌 문화 체험담 100일간 인도인으로 살아보기'에

남인도의 작고 평화로운 휴양지 마을인 타밀나두(Tamil Nadu)주 마하발리뿌람(Mahabalipuram)에 해변 사원이 있는 데 이곳에 가면 언어와 풍습이 우리나라와 비슷한 흔적들이 많다고 하며, 이 지역에는 소변 못 가리는 꼬마에게 키를 덮어 씌워 이웃집에 소금을 꾸러 보내는 풍습이 오늘날에도 그대로 전해진다고 하였다. 소금은 변변한 약이 없던 시절에 상처에도 바르고, 몸에 회충을 구제하기 위해서도 먹었으며, 이 닦을 때는 치약처럼 사용하였고, 관장약, 구토제, 안약까지 다양한 곳에 사용하였다. 소금은 불과 150년 전까지만 해도 가장 귀하고 비싼 물건이었다.

소금과 고혈압

세계보건기구에서 정한 권장량 소금 5g(작은술 하나 정도, 소듐 기준 2000mg, 3세 미만 유아의 경우 700mg)은 과연 적합할까? 1일 섭취권장량 자체가 과학적 근거가 부족하다는 비판도 많다. 2005년 소듐(sodium은 미국식, 독일식은 Natrium) 저감화 가이드라인을 정하고 많은 단체에 영향을 주었던 미국 의학학술원(IOM) 조차도 2014년 5월 연구에서 1일 섭취량 2,300mg 이하가 건강에 좋은지 과학적 근거가 부족하다는 보고서를 내놓았다. 현재까지도 소금의 하루 필요량에 대해서 의견이 다양하다. 그럼에도 불구하고 더운 지방에 사는 사람과 추운 지방에 사는 사람, 주로 육식을 좋아하는 사람과 채식을 좋아하는 사람, 차별 없이 모두 똑같은 양의 소금 섭취를 권장하고 있다. 그러나 기후와 토질 등의 자연환경과 섭취하는 음식에 따라 사람마다 소금 섭취량이 달라야 한다는 것이 일반적인 상식이다. 체질이나 나이, 직업, 거주지역 등 각자의 환경에 따라 소금 요구량이 같을 수가 없기 때문이다. 소금을 많이 섭취할 필요가 있는 사람도 있고, 적게 섭취할 필요가 있는 사람도 있을 수 있으며, 어떤 날은 소금을 많이 섭취할 필요가 있고, 또 어떤 날은 적게 섭취할 필요가 있을 수 있다. 김은숙, 정진기가 쓰고 그린 "백년 면역력을 키우는 짠 맛의 힘"에 있는 내용을 보자. 월급을 소금으로 줄 정도로 귀한 대접을 받던 소금이 오늘날 왜 이리 괄시를 받는 처지가 되었을까? 짜게 먹으면 고혈압에 걸린다는 사실이 과학적으로 증명된 사실처럼 인식되면서 소금은 '소리 없는 살인자' '성인병의 근본 원인'과 같은 어처구니없는 꼬리표를 달게 되었다. 소금이 우리 몸과 삶에서 어떤 일을 하는지 제대로 알기도 전에 사람들은 소금에 대한 오해를 세뇌하듯 받아들였다. 음식을 먹는데 맛을 내기 위해 없어서는 안 되는 소금이지만 건강을 위해 멀리해야만 하고 심각한 중독을 부른다는 오해를 하고 있다. 의료계와 학계뿐만 아니라 정부까지 나서 강력하게 소금을 적게 섭취하라는 정책을 펴고 있다. 사람들은 이런 주입식 교육을 받으며, 확실한 과학적 근거가 있을 거라 생각한다. 그러나 사실은 그렇지가 않다. '소금이 고혈압의 원인이다'라고 소금 유해론을 처음으로 제기한 사람은 1904년 암바드(Ambard L)와 베자드(Beaujard E)란 학자에 의해서이다. 이 두 사람은 환자에게 소금을 섭취케 하여 환자의 혈압을 조사한 결과 고혈압 환자의 경우 염분이 거의 없는 과일 식사로 혈압이 떨어졌다는 임상결과를 얻어냈다. 그래서 소금이 혈압상승을 유발한다고 발표한 것이다. 하지만, 이 실험은 소금의 종류에 따라 인체에 미치는 영향이 다르다는 사실을 파악하지 못했기 때문에 근본적으로 그릇된 결과를 얻을 수밖에 없었다. 순수한 염화나트륨은 혈압을 올리는 데 관여하는 앤지오텐신 전환효소(Angiotensin Converting Enzyme, ACE)를 활성화 시키는 것으로 알려져 있다. 하지만, 미네랄이 풍부하게 함유된 소금은 혈압에 미치는 영향이 다르다. 우리나라 보건 당국이 세계보건기구와 미국이 내세운 기준을 근거로 저염식 정책을 펼치는 동안 미국에서는 한국이나 일본처럼 소금 섭취를 늘려야 한다고 주장하는 목소리도 나오고 있다. 소금 섭취량이 많은 한국과 일본, 프랑스 등이 비만 인구도 적고, 심혈관계 질환 발생률이 낮다면서 미국의 저염식 정책을 중단해야 한다고 주장하기도 한다. 2013년 미국 고혈압학회 회장이었던 데이비드 맥캐런(David A. McCarron) 박사는 "소금 섭취는 뇌가 결정할 문제이지 정책적으로 관여할 일이 아니다(Physiology, not policy, drives sodium intake)"라고 일갈했다.

소금에 대하여

2011년 5월 20일에 서울대학교 화학생물공학부 커뮤니티 자유게시판에 올린 최창균의 '소금은 생명이다'를 인용해보자. 태아가 자라는 엄마 뱃속의 양수는 바닷물과 같다. 소금이 아니라면 태아는 안전하게 자랄 수 없다. 사람 몸 안에도 소금이 들어있다. 인체 내 혈액의 염분(소금) 농도는 0.9%이고, 세포의 염분 농도 역시 0.9%이다, 병원에 입원해 맞는 생리식염수 역시 0.9%이다(우리는 이것을 등장액이라 한다). 0.9%를 유지해야 삼투압에 의해 물을 끌어들이지 않게 되며, 혈액의 산성화도 막고 신진대사를 도와준다. 우리 몸 어디에도 암이 발생하지만 심장은 소금 농도가 높기 때문에 심장에는 암이 발생하지 않는다. 엄밀한 의미에서 심장에도 암 발생 확률이 낮지만 발생하지 않는다고 볼 수는 없다. 심장이 폐나 위와 달리 외부물질과 직접 접촉하지 않기 때문이다. 즉 심장은 평생 움직이기 때문에 외부자극을 반복적으로 받지 않기 때문이다. 살아 있는 세포가 없는 머리카락, 손톱, 발톱 외에는 다 암이 생길 수 있다. 옛날부터 심장을 염통, 즉 소금통이라 불렀다. 사람은 음식을 섭취하지 않고도 40여일 정도 살 수도 있고 뜨거운 사막에서 먹을 거 하나 없어도 생명을 유지할 수 있지만, 숨을 쉬지 않거나 물과 소금을 먹지 않을 경우 살 수가 없다. 인간 생명의 고향인 엄마의 뱃속에 있는 양수는 바닷물이다. 봉급을 뜻하는 셀러리(salary)의 어원은 소금을 뜻하는 라틴어 'sal'이다. 로마시대에 공무원의 봉급을 소금으로 지급했는데 이를 라틴어로 'salarium'이라 하였다. 이때 소금을 직접 준 것이 아니고 소금 교환권을 주어 시장에서 바꾸어 사용할 수 있도록 하였다. 이것이 샐러리의 어원이다. 군인의 영어 'soldier' 역시 봉급을 받는 군인이란 뜻이다. 샐러드(salad) 역시 소금에서 유래한 말이다. 채소에 소금을 뿌린 음식을 'salade'라고 했다. 실크로드 이전에 이미 소금길(salt road)이 있었다. 로마제국이 건설한 세계 최초의 무역로인 살라리아 가도(Via Salaria)는 바다로부터 소금을 나르는 소금길이다. 히말라야 고산지대에는 아직도 소금길이 남아있다. 유목민들이 야크 때를 몰고 목숨을 걸고 수백km 떨어진 소금호수에 가서 소금을 채취해 시장으로 운반했다. 고대 이집트에서 미이라를 만들 때 시신을 소금물에 절인 뒤에 만들었다.

천일염과 가공염

2010년 1월에 캘리포니아대학교 비빈스 도밍고(Kirsten Bibins-Domingo K) 연구팀은 '하루에 소금 3g을 줄이면 한 해에 뇌출혈 66,000명, 심장마비 99,000명을 예방할 수 있고, 9,2000명의 목숨을 살릴 수 있으며, 240억 달러의 예산을 절약할 수 있다고 하였다. 소금을 나쁘게 인식하는 비극은 염화나트륨(NaCl)에서 시작된다. 즉 논문에서 말하는 소금은 천일염이나 죽염이 아니라 정제염 또는 암염이다. 정제염은 바닷물을 전기분해하여서 이온수지 막으로 중금속과 불순물을 제거하고 얻어낸 염화나트륨의 결정체이다. 암염은 다이아몬드와 같은 결정구조를 하고 있는 광물로 천연에서 산출되며, 화학성분은 염화나트륨이다. 그러므로 정제염이나 암염은 염화나트륨만 있고, 칼슘이나 포타슘[영어식은 potassium이고 독일식은 칼륨(kalium)이다]과 같은 미네랄이 거의 들어 있지 않다. 바닷물은 각종 미네랄이 용해되어 있어 그 자체가 미네랄의 보고이다. 그렇기 때문에 바닷물을 증발시켜 만든 천일염 역시 염화나트륨뿐만 아니라 다양한 미네랄이 들어 있다. 천일염 가운데 미네랄이 풍부한 것은 갯벌 염전에서 만들어 진다. 우리나라 천일염과 프랑스 게랑드(Guérande) 천일염이 대표적이다. 1998년 부산대학교 박건영, 하정옥 연구팀은 우리나라 천일염/정제소금에는 각각 칼슘 1037ppm/161ppm, 포타슘 3701ppm/870ppm, 마그네슘 10,266ppm/10ppm, 인 89ppm/0.3ppm, 황 7,459ppm/33ppm으로 정제소금에 비해 월등하게 높다. ppm이란 parts per million의 약자로 백만분율로 백만분의 1을 나타내는 단위로 미량성분의 농도를 나타낼 때 사용한다. 즉 1L 속에 1mg이 들어 있는 것이다. 참고로 히말라야 핑크솔트에는 1~10mg의 요오드가 들어 있다. 그러므로 많이 섭취해도 칼슘, 포타슘, 인, 셀레늄, 망간, 아연 등의 미네랄이 작용하여 몸 안에 과다하게 들어온 소듐을 배설시키기 때문에 문제가 없다. 프랑스 게랑드 천일염보다도 미네랄 함량(칼슘과 마그네슘)이 무려 3배나 높다. 1995년 비락연구실의 소금에 관한 보고서에서 보면 특히 우리나라의 천일염은 세계 최고의 미네랄을 함유하고 있다. 국내에 유통되고 있는 식탁용 소금은 여러 종류가 있는데, 소금은 KS 규격에 따라 정제염의 규격을 원용하면 크게 천일염과 정제염으로 나누어지고, 정제염은 기계염과 가공염으로 분류된다. 천일염은 서해안의 해수를 모아 태양열과 바람에 의해 수분을 증발시켜 염의 결정을 얻은 것이다. 이에 비해 고도로 정제된 기계염은 바닷물을 끌어들여 이온교환수지 막을 이용해 염화나트륨만을 추출한 소금(시약용 NaCl 및 기계염, 한주소금)으로 기계적으로 대량 생산을 한다. 대표적인 가공염들은 가열공정을 거쳐 가공하는 방법이 공통적인데 천일염을 세라믹 반응로에서 800℃ 이상 고온으로 2번 구워 불순물과 간수, 유해성분을 제거한 것(구운 소금)과 이보다 높은 온도인 1,300℃ 이상 고온으로 3번 구운 것(생금)이 있다. 볶은 소금은 낮은 온도에서 구워서 만든 소금으로 400℃ 이상이면 구운 소금, 그보다 낮으면 볶은 소금이다. 우리나라 사찰 등지에서 제조되어 오던 가공염의 일종인 죽염은 천일염을 대나무 속에 다져넣고 대나무 입구는 진흙을 반죽하여 봉한 후 가마에서 8번 1,000~1,300℃로 가열한 후, 9번째 송진가루를 장작 위에 뿌려 1,300~1,700℃로 가열하여 소금은 용융되고 식으면 죽염의 결정이 된다. 천일염 속의 핵 비소는 대나무 속의 유황 성분, 송진, 철 성분 등과 반응하여 알칼리성으로 바뀐다. 죽염 옹호자들의 주장에 따르면 핵 비소는 인체를 병들게 하는 모든 독소의 왕자라면서 적당량 섭취 경우 활인물로서 암을 유발하는 세균을 포함한 모든 독성을 소멸시킬 수 있는 힘이 있다고 한다. 서해안 염전에서 만들어지는 천일염만이 유일하게 이 핵 비소의 성분을 함유한다고 주장한다. 우리나라 서해안 천일염의 염화나트륨 함량은 80~85%이고. 15~20%는 미네랄 성분이다. 천일염이 우수한 것은 정제염에 없는 바로 이 15~20%의 미네랄 때문이다. 요오드화 소금은 요오드가 첨가된 소금이다. 우리나라에서는 거의 볼 수가 없으며 유럽이나 미국에서는 대부분 소금이 요오드가 첨가된 요오드화 소금이다. 해조류를 먹지 않는 유럽 등에서는 요오드 부족으로 인한 지적 장애를 예방하기 위해 시중에 판매하는 소금에 요오드를 의무적으로 미량 섞어서 판매한다. 한국과 일본에서는 해조류를 먹을 뿐만 아니라 천일염에도 풍부하기 때문에 요오드화 소금을 먹지 않아도 된다.

소금의 맛

그런데 우리는 어떤 소금을 먹고 있을까? 인간의 몸속에 필요한 것은 미네랄이 풍부한 천일염이다. 당연히 미국 의사들의 이론은 염화나트륨만 있고 미네랄이 없는 정제소금을 먹지 말라는 것이다. 그런데도 우리나라 의사들이 미국 의학의 영향을 받아 천일염과 구분하지 않고 염화나트륨(NaCl)이 소금이라 생각하여 소금을 당연히 먹지 말라 하는 것이다. 그런데도 불구하고 미국 의사 월렉(Joel Wallach)이 쓴 책 '죽은 의사는 거짓말을 하지 않는다(Dead Doctor don't Lie)'라는 책을 보면 소금을 섭취하게 했더니 환자들이 약을 끊었다는 임상실험을 설명하기도 한다. 미국 의학 학문을 배운 의사들이나 영양학자들의 지시에 의해 모든 국민들은 소금을 제한하며 먹고 있다. 그나마 먹는 소금도 천일염이 아니라 맛소금, 꽃소금 등 정제염이다. 소금은 과식이란 게 불가능하다. 왜냐하면 많이 넣으면 짠 것이 아니라 써서 먹을 수 없다. 우리는 천일염을 사 오랫동안 저장하는 과정에 간수를 빼게 되는데, 간수란 짠맛을 내는 소금이 거의 없고 염화마그네슘($MgCl_2$)과 황산마그네슘($MgSO_4$)이 주성분이며 소량의 염화칼륨과 염화나트륨이 들어 있다. 일반적으로 간수가 쓴 맛($MgCl_2$ 때문)을 가지고 있기 때문에 소금의 맛이 좋도록 간수를 제거한다. 삼풍식연 지성규 회장이 2013년 식품저널에 기고한 '소금의 짠맛은 나트륨 때문이 아니다'라는 기고문에 보면 소금의 맛은 짠맛이지만 소금의 질이 높으면 각종 미네랄 덕분에 짠맛과 함께 단맛을 느낄 수 있다. 염화나트륨 함량이 80% 정도에서 단맛이 난다. 소금의 맛은 제조과정에서 소듐과 염소의 존재 비율에 따라 맛이 달라진다. 중성을 기준으로 소듐 함량이 많아지면 단맛이 나고, 염소량이 많아지면 신맛을 동반한 기분 좋지 않은 쓴맛을 갖게 된다. 그렇기 때문에 '소금의 짠맛은 소듐 맛이다'라고 하는 것은 잘못이다. 짠 맛을 느끼게 하는 것은 소듐 때문이 아니라 염소를 동반한 중성염의 맛이기 때문이다. 천일염의 소듐 함량은 80~85%이고, 정제염은 98~99%이다. 식품 공전에서 식염의 수분 규격을 보면 천일염은 15% 이하, 재제소금은 9% 이하, 구운 소금이나 용융소금과 정제소금은 4% 이하, 가공소금은 5.5% 이하로 되어 있다. 간혹 기계공정으로 탈수를 하여 간수를 제거하는 경우도 있다. 이를 탈수 천일염이라 한다. 간수란 바닷물로 소금을 생산하는 과정 중에 소금이 되지 않고 남은 액체이며, 소금이 공기 중의 수분을 흡수하여 물이 생성되기도 하는 데 이 역시 간수라 한다. 맛좋은 소금은 간수가 적당히 빠져 손에 물기가 느껴지지 않을 정도로 꼬들꼬들해야 단맛이나 맛좋은 소금이라 할 수 있다. 어떤 사람도 써서 못 먹을 만큼 소금을 많이 먹지 않기 때문이다. 그리고 짜게 먹으면 몸이 물을 달라고 보채기 때문에 이때 물을 마시면 된다.

소금 생산 지역

세계적으로 소금 생산 비율을 따지면 바다에서 얻는 비율은 그리 높지 않다. 전 세계 소금의 약 90%가 암염일 정도로 대부분 호수에서 얻는 소금인 호염이나 광산에서 캐는 경우 암염이 많았다. 우리나라 경우 서해안에 염전이 많다 보니 바다에서 소금을 얻기가 쉽다고 생각들을 한다. 바다에 접해 있더라도 비가 많이 오거나 바닷물을 온전히 가둘 수 있는 지형이 아니거나 하는 등의 이유로 염전을 제대로 형성할 수 없는 곳이 더 많다. 우리나라 제주도 역시 소금을 만들 수 없어 갯바위를 이용해 소금을 조금 얻을 수 있었다. 제주도 애월읍 구엄리 해변의 구엄 포구 옆에 돌 염전이 있다(그림 1). 파도가 갯바위 끝에서 부서지고, 너럭바위 형태의 바위가 있어 가능했다. 문명시대 이후에도 암염은 천일염에 비해 우위에 있었는데, 암염은 순도가 높은 결정질 염화나트륨인데 비하여 천일염은 해수에 포함된 다른 미네랄의 영향으로 더 쉽게 조해되거나, 불순물로 포함된 유기물 등에 오염되는 경우도 빈번했다. 이는 바다에서 얻은 소금을 보존용으로 쓰기 위해선 오랜 기간 동안 놔둬 간수를 빼는 과정을 거치는데, 암염은 보존 기간이 훨씬 길기 때문에 보다 정제된 소금을 얻을 수 있는 것이다. 문제는 여기서 언급한 천일염의 특성이 전근대 소금의 주용도인 식품보존에는 나쁜 특성이었다는 것이다. 결국 암염 광산이 아예 존재하지 않는 경우를 제외하면, 전근대 시대에는 천일염 생산이 가능한 환경에서도 암염이 선호되는 경우가 일반적이었다. 하와이에는 하와이안 바다 소금(Hawaiian sea salt)이 유명한데, 만들 때 알레아(alaea)라는 점토나 숯가루를 섞는 게 특징이다. 알레아를 섞으면 점토의 산화철 성분으로 붉은 색을 띄고, 숯을 섞으면 검게 된다. 볼리비아 우유니 소금사막(Solar de Uyuni)은 환상적인 풍경을 자랑하는 명소이다(그림 1). 고원 해발 3,656m 지점의 바람이 휘몰아치는 건조지대에 자리 잡고 있다. 이곳에서 나는 소금은 수만 년간 빙하수에 씻기어 간수가 없고 높은 순도와 맛을 자랑하는, 인근 지역의 경제를 지탱하는 대표적인 특산물이다. 남미 아르헨티나 메다노스(Médanos) 지역의 대평원의 소금호수에서 생산되는 소금이 'Tresal' 등의 상표로 국내에서도 안데스 청염이란 이름으로 수입되어 있다. 뉴스코리아 2021년 12월 3일 수정된 '[컬럼] 소금에 대한 우리의 오해'를 살펴보자. 갯벌이 있다고 모두 미네랄 함량이 높은 소금이 생산되는 것은 아니다. 중국 보하이만(Bohai Gulf, 발해만)의 염전도 갯벌 염전이지만 미네랄 함량은 굉장히 낮은데 미네랄이 풍부한 황토가 없으며 미생물이 풍부하지 않기 때문이다. 토판 천일염이 식품으로 금지되자 정제염보다 천일염이 더 맛 좋고 몸에도 좋다는 사실을 깨닫기 시작했고 천일염이 만들어지는 갯벌로 만든 토판에는 수많은 미생물이 살고 미생물은 인체에 해로운 중금속 등 물질을 삼키고 이로운 물질을 갯벌에 토해낸다. 식물이 이산화탄소를 먹고 산소를 내뿜는 광합성을 하듯이, 이 과정에서 염전은 정화가 되는 연구 결과를 가지고 정부를 설득하여 정부는 2008년 3월부터 천일염을 다시 식품으로 인정하였다. 소금(천일염)은 죄가 없었는데 그 억울함을 밝히는데 너무나 오랜 시간이 걸렸다.

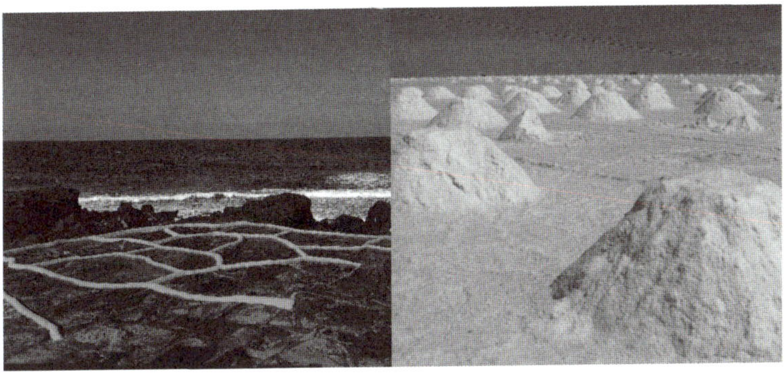

그림 1. 제주도 구엄리 돌 염전과 우유니 소금사막

천일염의 이점

우리나라에서 채소나 생선의 절임, 김치를 담글 때나 된장, 고추장, 젓갈을 만들 때 정제염을 쓰지 않고 국내산 천일염을 사용한다. 정제염으로 김치를 담굴 경우 김치가 쉽게 물러터진다. 중국산 천일염 역시 미네랄이 적게 들어 있어(칼슘 920mg/kg, 포타슘 1,42mg/kg, 마그네슘 4,490mg/kg으로 거의 반 정도이다.) 비슷한 사태가 벌어진다. 우리나라 천일염은 미네랄이 풍부할 뿐만 아니라 알칼리성이다. 소금이 우리 몸에 들어오면 염소이온(Cl^-)과 수소이온[H^+, 프로톤(proton)이라고도 한다]이 반응하여 위액의 염산(HCl)이 되어 살균작용이나 소화 작용을 돕는다. 또한 소금은 피와 섞여 몸 구석구석을 돌면서 세포 속의 노폐물을 새 물질로 바꾸어 주어 신진대사를 촉진한다. 이밖에도 소금은 신경이나 근육의 움직임을 조절하기도 한다. 만약 몸 안에 소금이 부족하면 신진대사가 원활하지 못하여 혈액이 산성화 되고, 면역력이 약해져 병들게 된다. 사람이 밥을 먹고 소화를 시킬 수 있는 것도 소금 속의 염소 성분이 위액의 재료가 되기 때문이다. 소금 섭취량이 부족할 경우 위액의 농도가 묽어져 소화 장애가 일어날 수 있다. 천일염이나 죽염을 먹으면 소화가 잘되는 것도 이런 이치이다. 소금은 주성분인 염화나트륨뿐만 아니라 바다에서 비롯된 다양한 미네랄을 함유하고 있는 해수를 원료로 만들기 때문에 소금의 종류에 따라 제조하는 방법이 다를 뿐 아니라 함유하고 있는 미네랄도 다르다. 1988년 마리우스(Maurice ES)와 베론(Vernon RY)은 이러한 미네랄 중 포타슘, 마그네슘 및 칼슘은 혈압을 낮추는 효과가 있다고 하였으며, 특히 포타슘은 혈관확장 효과, 알도스테론(aldosterone, 부신에서 분비되는 스테로이드계 호르몬으로, 체내 염분과 수분의 평형조절에 관여하는 중요한 조절자인 전해질 코르티코이드로 작용하며, 지방, 탄수화물, 단백질 대사에도 영향을 미친다), 레닌[renin, 신장에서 분비되어 단백질을 분해하고 혈압을 높이는 효소로 혈액 속에서 레닌은 소량의 혈장단백질에 작용하여 안지오텐신 I을 방출한다. 안지오텐신 I의 10개로 된 아미노산 사슬에서 두 아미노산을 떼어내는 전환효소의 작용으로 옥타펩타이드(이전에는 하이퍼텐신 또는 안지오토닌이라고 했음)인 안지오텐신 II가 만들어진다] 분비저해, 안지오텐신 II(angiotensin II, 소동맥을 수축시켜 심장 수축기와 이완기의 혈압을 모두 상승시킨다)의 기능 억제작용이 있다.

1960년 쉬뢰더(Schroeder HA)의 논문에서 칼슘과 마그네슘을 많이 함유하고 있는 경수(硬水, hard water)를 마시는 지역의 주민들이 연수(軟水, soft water)를 마시는 지역 주민보다 고혈압 및 순환계 질환으로 인한 사망률이 낮다고 하였다. 1982년 미국 오리건 주의 포틀랜드 의과대학 교수 데이비드 맥캐론(David McCarron) 박사를 중심으로 한 연구진이 미국인 중 10,372명의 식생활과 건강상태를 연구한 결과를 과학 잡지인 사이언스지에 발표했다. 여기에서 혈압이 높은 사람은 혈압이 정상적인 사람에 비해서 19.6%나 칼슘의 섭취량이 부족하다는 내용이었다. 고혈압은 식품 속에 포함되어 있는 염분을 과잉 섭취하기 때문에 일어나는 것이 아니라 칼슘 섭취량의 부족 때문에 일어난다는 것이었다. 1987년 조프레즈(Joffres MR) 등, 1974년 이토카와(Itokawa Y) 등, 1985년 애클리(Ackley S) 등은 혈압의 항상성 유지를 위한 칼슘과 마그네슘 대사의 중요성을 보고한바 있다. 일본 고베대학의 타카노리 노고우치(Nogouchi T) 연구팀은 미네랄 소금과 정제염 섭취 시 인체에 어떤 변화가 일어나는지를 실험하였다. 미네랄 소금을 한 달 동안 섭취한 쥐의 소변을 채취해 소듐 배설량을 측정한 결과 정제염을 섭취한 쥐는 소듐이 40% 정도 체내에 축적되었지만, 미네랄 소금을 섭취한 쥐는 대부분의 소듐이 소변을 통해 배설되었다. 이 실험들은 소금의 종류에 따라 동물의 생리 반응이 상당히 다르다는 것을 보여준다.

저염식이 문제

아래는 2017년에 9월 30일 현대해양에 기고된 목포대 김학렬 교수가 '소금에 대한 오해와 진실…나트륨이 위해 식품이라구요? 지나친 저염식이 더 큰 문제' 라는 기고문을 약간의 설명을 첨가하여 그대로 인용하였다. 세계보건기구(WHO)가 권장하는 성인 1일 소듐 섭취량은 2,000mg 이하이다. WHO 위원회 연구자인 메니엘리와 배타비(Meneely GR와 Battarbee HD)는 소듐과 함께 소금 섭취를 줄여야 하는 이유에 대해 첫째, 인류 조상은 주로 채식 위주의 식생활로 하루 소듐 섭취가 600mg 이하로 현재보다 훨씬 적게 섭취했기에 우리 몸이 아직 적응을 잘 못하기 때문에 적게 섭취해야 하며, 둘째, 고혈압이 있는 미국 성인에서 소금 섭취량을 줄이면 20% 혈압이 낮아지고 증세가 호전된다고 주장하고 있다. 1976년 메니엘리와 배타비, 2014년 닐(Neal B)은 인류의 조상들이 소금을 거의 섭취하지 않았다는 생각, 즉 일반적으로 하루 1,500mg 미만의 소금을 섭취했다고 했으며, 1985년 이튼(Eaton SB)과 콘너(Konner M)는 구석기시대(약 260만 년 전에서 약 1 만 년 전) 동안 인류의 소듐 섭취량은 하루에 700mg에 불과하다고 하였다. 그러나 1999년 스폰하이머(Sponheimer M)와 리토프(Lee-ThorP JA)는 구석기시대에 우리 조상은 이미 육류가 주식이었기 때문에 소듐 섭취에 문제가 없다는 상반된 연구결과를 보고하고 있다. 2013년 맥캐론(McCarron

DA) 등은 전 세계 90% 인구가 1일 섭취하는 소듐 섭취량은 2,500~4,950mg 범위이며, 낮은 섭취량(2,500mg 이하)이 높은 섭취량(4,950mg 이상)에 비해 심혈관계질환에 이익이 된다는 연구 근거는 미약하기 때문에 소듐 섭취량을 줄여야 한다는 과학적 근거는 없다고 하였다. 즉, 적정 건강 유지를 위한 소듐 섭취량은 1일 2.5~5.0g이기 때문에 공중 보건 건강 제안으로 변화를 요구하는 것은 공정하지 못하다는 것이다. 다만 한국인의 소듐 섭취량 3.9g이 세계 평균치인 3.4~3.6 g보다 높기 때문에 음식을 조절함으로써 소듐 섭취량을 감소시킬 필요성이 있는 것이다. 특히, 한국인은 1일 소듐 섭취량의 75% 이상을 가공식품과 인스턴트식품으로 섭취하고 있다. 일상생활에서 쉽게 섭취하는 가공식품(어묵, 햄, 쏘시지 등)에는 소금이 아닌 화학 소듐[안식향산소듐(sodium benzoate), MSG(monosodium glutamate) 등]이 다량 포함돼 있기에 이러한 식품 섭취를 제한하고, 제철에 나는 채소 등을 이용한 식재료에 건강에 좋은 소금(인공적으로 가공하지 않은 천연소금)으로 간을 맞추어 만들어 먹을 것을 권장한다. 많은 사람들이 질문해온 문제 중에 하나가 한국의 전통발효식품(젓갈, 고추장, 된장 및 간장) 또는 김치에 소듐 함량이 많다는 우려의 목소리가 높다. 이는 떠돌아다니는 풍문과 다르다. 예를 들면, 1일 김치 70g 정도의 양을 섭취한다고 가정해보자. 김치에는 약 1.3%의 소금이 들어있으며, 여기에 포함된 소듐 함량은 세계보건기구(WHO) 1일 권장량의 1/4 정도인 0.52g에 해당된다. 그러나 소듐은 포타슘과의 길항작용에 의해 자연스럽게 배설되는데, 김치의 주재료가 되는 배추, 무, 파, 고추, 마늘 등에 풍부한 포타슘이 체내 소듐 배설을 촉진해 적절하게 조절하는 것이다. 실제로 선행연구 결과에서도 김치 섭취량이 많을수록 소변으로 배출되는 소듐 함량이 증가되는 것으로 보고된 바 있다. 결과적으로 소듐은 위해식품이 아니다. 굳이 위험성을 따지자면 지나친 저염식이 문제다. 신체에 염도가 낮아지면 혼수상태, 심지어 사망에 이를 수도 있다는 사실을 잊지 말아야 할 것이다.

이후 연구에서도 저염의 문제점을 지적했다. 즉, 불행하게도, 자유로운 생활을 하는 개인에서 지속적으로 낮은 소듐 섭취를 달성한 무작위 대조 실험에서 결정적인 증거는 아직 없으며, 어떤 연구도 소듐 섭취를 줄임으로써 임상 결과를 명확하게 감소시켰다는 것을 보여주지는 못했다. 한편, 소듐을 측정하기 위해 서로 다른 방법을 사용하여, 그리고 서로 다른 모집단에 의해 수행된 12개 이상의 최근 역학 연구는 중간 정도의 평균 섭취 보다 낮은 소듐 섭취는 심혈관계 질환 및 사망의 위험성을 낮추었다는 것을 보여주는 것은 없다. 이러한 연구 중 가장 크고 다양한 연구는 21개국에서 온 5개 대륙과 70개 센터에 걸쳐 102,000명의 개인이 9년 동안 수행한 PURE study였다. 이 연구는 소듐의 적당한 섭취(3-5 g/일)가 가장 적절했으며, 보다 낮은 섭취량이나 높은 섭취량은 오히려 높은 사망률과 심혈관 질환과 관련이 있음을 보여주었다.

저소듐혈증

인체는 약 70%가 수분으로 구성돼 있으며, 이 물은 혈액의 정화작용 뿐만 아니라 혈액과 조직의 순환을 담당하고 있다. 다시 말해서 면역세포의 활동과 바이러스 침투를 막아내는 가장 중요한 요소가 물이며, 물이 제대로 기능을 발휘하려면 '소금'이 있어야 한다는 것이다. 즉, 70% 수분이 0.9%의 염도를 조절하지 못하고 소금의 농도가 낮아지면 현기증과 근육 경련 및 혼수상태를 야기할 수 있으며, 심지어 사람을 죽음에 이르게 할 수도 있다. 결과적으로 소금을 구성하고 있는 소듐은 체내에서 혈액량 유지, 혈압조절 기능 외에도 소화 및 흡수작용에 반드시 필요한 물질이며, 생명유지 활동에 없어서는 안 될 아주 중요한 물질인 것이다. 인체혈장의 정상 소듐 수준은 135~145mEq/L이지만, 혈장 소듐 농도가 125mEq/L 정도로 떨어지면 소금 결핍증이 일어나 출혈성 심장질환을 비롯한 간질환, 신장질환, 폐렴을 일으키고, 심할 경우 뇌에 부종을 일으키며 사망할 수도 있다. 이는 마라톤 경기 후 심한 갈증을 일으켜 물을 과하게 마심으로써 일어나는 저소듐혈증과 같은 것이다. 혈액에 소금 함유 수준을 낮추어 일어나는 소듐 결핍증은 메스꺼움, 구토, 두통, 순간적인 기억상실, 혼돈, 혼수, 피로, 식욕감소, 성급함, 근육약화, 경련, 발작, 그리고 자각감소와 혼수상태를 일으킨다.

소금과 소듐은 다르다

많은 사람들이 오해하고 있는 부분 중에 하나가 소금(염화나트륨, NaCl)이 곧 소듐(Na, 나트륨)이라는 인식이다. 정확하게 표현하자면 소금은 염소(60%)와 나트륨(40%)으로 구성된 염화나트륨(NaCl)이다. 따라서 소금 섭취량과 소듐 섭취량은 다른 것이다. 소금 섭취량에서 나트륨 함량을 계산하려면 2.5로 나누어야 한다. 즉, 1일 소금 섭취량이 10.0g이라면 소듐 섭취량은 4.0g이 되는 것이다. 소금을 구성하고 있는 염소(Cl)와 소듐(Na)은 물(물은 녹아서 H^+와 OH^- 상태로 존재한다)과 만나 모두 강력한 산성(염소가 H^+와 만나 HCl을 형성하기 때문에)과 염기성(소듐이 OH^-와 만나 NaOH를 형성하기 때문에) 성질을 나타내며, 60%의 염소를 무시하고 40%를 차지하고 있는 소듐의 행위로 소금을 잘못 오해하거나, 단백질과 염소, 단백질과 소듐의 작용을 정확하게 알지 못하고, 소듐이 혈압을 상승시킨다는 잘못된 인식은 오해와 편견을 낳을 뿐이다. 한 예로 소금에서 소듐의 존재 비율을 높이기 위해 800℃ 이상의 고온에서 열처리해 염소의 비율을 줄이고 소듐의 비율을 높여 생리기능에 도움을 얻고자 태우고, 용융하여 구운 소금을 만드는 것이다. 고온에서 소금을 구워 불순물 및 유독성분을 모두 제거하고, 소금이 알칼리성으로 변해 맛이 순하고 부드럽다. 소금은 400℃에서 소금 결정이 깨지기 시작하여 섭씨 800.6℃에서 녹기 시작하는데 결정이 깨지는 과정에서 소금의 성분 중 염소원소가 분해되면서 염소 가스를 방출한다. 이때 소듐 함량도 반으로 줄어든다. 소금을 섭취하므로 일어나는 혈압상승은 소듐(Na)에 의한 것이 아니라 염소(Cl)에 의한 것이다. 염소의 물리적 성질은 단백질로 구성된 혈관에 수축과 경화현상을 일으켜 혈압을 상승시킨다. 반면 알칼리인 소듐은 탄력을 증강해 혈압을 낮추는 역할을 한다. 소금의 60%를 차지하고 있는 염소는 비등점(액체가 끓기 시작하는 온도)이 34 ° C로, 40%를 차지하는 소듐의 비등점이 877.5°C이기 때문에 염소는 엄청나게 강력한 화학반응을 일으킨다. 이 같은 염소의 강력한 반응이 소금에 존재하는 40%의 소듐을 억제하면서 60%를 차지하는 염소의 작용이 더욱 크게 표출된다. 결국 소금으로 인한 질병은 소듐에 의한 것이 아니라 염소의 활성에 있다. 염소가 혈압 상승의 주요인이 된다는 것은 알긴산(alginate)과 키토산(chitosan)을 이용한 소금에서도 쉽게 증명된다. 다시마, 미역 등에 다량 함유된 알긴산은 소금과 함께 섭취할 경우, 양이온을 흡착해 배설시키는 기능을 갖고 있으며, 반면 갑각류에 함유된 키토산은 음이온을 흡착해 배설시키는 기능을 갖고 있다. 이러한 이론적 근거를 바탕으로 고혈압 쥐(spontaneously hypertensive rat, SHR)를 이용해 5주 동안 키토산이 함유된 소금을 섭취시킨 결과, 수축기 및 확장기 혈압이 크게 감소되는 결과 수축기와 이완기의 혈압 모두 천일염을 먹인 쥐가 정제염을 먹인 쥐보다 낮게 유지됨을 알 수 있었다. 천일염에 함유된 마그네슘, 칼슘, 칼륨 등이 혈압을 올리는데 관여하는 잉여분의 나트륨 배설을 촉진하기 때문이다. 2011년 김학렬 등은 사람을 대상으로 임상 실험한 결과에서도 동일한 효과가 있는 것을 증명한 바 있다. 이러한 실험결과는 혈압상승 요인이 소듐이라기보다 염소에서 기인한다는 것을 단편적으로 보여준다. 개인의 식생활과 건강유지를 위해서 무엇보다 중요한 것은 화학적 소듐이 다량 함유된 가공식품의 섭취를 줄이고 제철에 나오는 식재료를 이용해 음식을 섭취하는 습관이 중요하다. 건강에 좋다고 외치는 어떤 기능성 물질이라도 대체물질이 있다. 그러나 소금은 대체식품이 없다. 즉, 먹지 않으면 생명을 잃게 되는 것이다. 소금은 의약품이 아니며, 또한 건강기능성 식품도 아니다. 소금은 음식의 맛을 좌우하는 식품 첨가제이면서 생명유지를 위해서 꼭 섭취해야 하는 필수 전해질인 것이다.

소금에 대해 좀 더 알기

다음은 제임스 디니콜란토니오(James DiNicolantonio)가 쓴 소금의 진실(the Salt Fix: Why the Experts Got It All Wrong-and How Eating More Might Save Your Life)의 요약으로 필요한 경우 약간 첨가를 하였다. 2003년 포크노우(Folkow B)는 소금 수준에 대한 생리적 조절자는 경동맥과 대동맥에 위치하는 체적 센서(volume sensor)라는 수용체로 신호를 유발하는 압력 변화를 감지할 수 있어 콩팥이 체내 소듐 저장량에 따라 더 많은 소금과 물을 유지하거나 배설한다. 사람 콩팥은 하루 1.4~1.6kg의 소금(소듐 580~653g)을 걸러낼 수 있는데, 이 양은 우리가 매일 섭취하는 소금 양 보다 150배 정도 많다. 콩팥은 5분마다 6g(소듐 2,300mg)을 걸러낼 수 있다. 우리가 먹는 하루 소금 양은 콩팥이 매일 걸러내는 양에 비하면 아주 적은 양이다. 단지 콩팥이 받는 스트레스는 매일 걸러내는 1.6kg의 소금을 보존하고 모두 재흡수 해야 하는 데서 온다. 이 재흡수를 위해 다량의 에너지인 ATP가 필요하다. 재흡수를 위해 소듐 펌프는 콩팥이 소비하는 기초 에너지의 70% 정도를 사용한다. 저염식을 하는 경우 막대한 에너지를 소비하여 콩팥에 엄청난 스트레스를 주게 되고, 에너지 저장량을 서서히 고갈시켜 운동부족으로 비만을 유발할 수 있다. 1993년 오버랙(Overlack A) 등은 저염 식이는 콩팥의 에너지를 고갈시키는 방식과 마찬가지로 심장에도 작용하여 소금 섭취를 제한하면 심장 박동수가 증가하여 우리 몸 전반에 걸쳐 산소 순환을 감소시켜 심장에 산소 필요성을 증가시킨다고 하였다. 소금을 충분히 섭취하면 적절한 체액의 소듐 균형이 형성되어 탈수, 저혈압, 현기증, 낙상, 인지장애를 예방할 수 있다.

소금의 역사

사람은 적어도 지난 8,000년 동안 메마른 사막 호수의 밑바닥에서 소금을 긁어내거나 땅에서 소금을 캐내는 방식으로 소금을 생산했다. 로마의 모든 중요한 도시근처에는 소금 공급원이 있었다. 컬란스키(Kurlansky M)는 '소금 : 세계역사(Salt: A World History)'라는 책에서 로마인은 하루 평균 소금 섭취량이 현대인보다 2.5배 이상인 소듐 10g에 해당하는 소금 25g을 소비했다고 하였다. 고대 인류는 땅속에 염정(소금우물)을 판 후 수확한 소금물을 졸여서 소금 결정체를 만들었다. 또 다른 방법으로 마른 강바닥에서 소금 퇴적물을 채취하기도 하였고, 인공 호수와 연못에서 바닷물을 적극적으로 증발시키고, 암염을 채굴하며, 사막의 토양이나 습지 식물이 타고 남은 재에서 소금을 얻었다. 16세기 유럽인들은 하루에 소금 약 40g을 소비한 것으로 추정된다. 18세기에 이르러서는 주로 소금에 절인 대구와 청어를 통해 섭취량이 70g까지 증가했다. 이 양은 현재 서구인들의 소금 섭취량보다 4~7배나 많은 양이다. 이러한 사실들은 지난 수백 년 동안 유럽 전역에서 오늘날보다 적어도 2배에서 심지어 최대 10배 정도 높았다. 1900년대 초 미국의 고혈압 발생률은 약 10% 정도였으며, 현대인의 고혈압 발생률은 지난 50년간 현저하게 안정적인 소금 섭취량에도 불구하고 3배나 높아졌다. 1500년대 유럽에서 하루 약 40~100g 정도의 소금 섭취량이 높았는데, 이 기간에 심장질환에 대한 보고서는 볼 수 없고 1600년대 중반에야 심장질환에 대한 첫 보고서가 있다. 이후 1900년대 초에 이르러 심장병 발생률이 심각한 수준으로 상승했다. 심장질환의 증가는 소금 소비량과 비례하지 않고, 오히려 반비례 관계이다.

소금이 혈압을 높인다는 가설

소금이 혈압을 높인다는 가설은 거의 120년이나 된다. 1904년과 1905년에 프랑스 과학자 암바르(Ambard L)와 보차르(Beauchard E)가 단지 6명의 환자로부터 얻은 발견을 근거로 소금-혈압 가설을 제안해서 인정받고 있다. 이 과학자들이 환자에게 소금을 더 공급했을 때 혈압이 상승함을 보고하였다. 그 후 1907년 로웬슈타인(Lowenstein C)은 신장염 환자에서 얻은 상반된 결과를 발표했다. 21세기가 가까워 질 무렵 양쪽 연구의 질은 동등하지 않았지만 과학자들이 소금 섭취의 상대적 이익과 위험을 놓고 논쟁을 벌였다. 1920년대 초에 뉴욕출신 의사인 프레드릭 앨런(Frederick M Allen) 연구팀이 혈압을 낮추는 '소금 제한'이라는 잠재적인 치료전략을 들고 나오자 가장 먼저 미국 의학계의 주목을 받았다. 이들은 1920년대에 여러 편의 논문을 발표하며, 소금제한이 고혈압 환자의 약 60%에서 혈압을 낮추었다는 것이 핵심이다. 이들은 소금이 콩팥을 자극하여 혹사시킴으로써 정상적인 콩팥 기능을 가진 사람도 혈압이 높아질 수 있다고 하였다. 그렇지만 이들은 증거를 제시하지 못하였다. 이들은 단지 콩팥의 부담을 줄이기 위해서 소금제한을 하여야 한다고 하였다. 그러나 이 시기에 많은 출판사의 책에서 소금제한은 고혈압 치료에 좋은 선택이라는 견해를 반박하여 이 견해는 서서히 잊혀졌다.

이후 20년이 지나 이 이론은 부활했고, 이를 자신의 것으로 하고자 월터 켐프너(Walter Kempner)에 의해 도용된 것처럼 보였다. 실제로는 월터 켐프너는 작업량이 증가된 신장의 부담을 줄이기 위해 엄격한 식이제한을 처방했으며, 여기에 소금제한도 포함되어 있다. 그는 소듐만을 줄이는 것만으로 충분하지 않고, 콜레스테롤을 줄이는 것도 충분하지 않으며, 체액량을 줄이기 위해 마시는 물을 줄이거나 아미노산을 줄이는 것도 충분하지 않으며, 전방위 전쟁이 일어나야 한다고 하였다. 그는 라이스 다이어트(Rice diet)를 주장하였는데 1940년대에 고탄수화물, 고섬유질, 저지방, 저염식이다. 쌀, 과일, 과일주스, 차, 디카페인 커피, 설탕, 비타민과 철분 보충제 등으로 구성되어 있다. 라이스 다이어트의 12가지 식이 중 하나가 저염 식이였다. 그렇기 때문에 저염 식이가 고혈압 치료에 효과적인 증거로서의 켐프너의 외삽법(과거의 추세가 장래에도 그대로 지속되리라는 전제 아래 과거의 추세를 연장하여 미래 일정 시점에서의 상황을 예측하고자 하는 미래 예측 기법이다)은 소금 논쟁에서 가장 터무니없이 잘못 이해된 연구 사례이다, 라이스 다이어트 요법은 혈장 속 염소 이온을 97mEq/L에서 91.7mEq/로 급격히 낮춰 체내 소금을 위험하게 고갈시키는 것으로 밝혀졌다. 염소 이온 양이 100mEq/L 미만이 되면 이 자체만으로도 사망할 수 있다. 환자 500명 중 178명(36%)은 효과가 없었다고 밝혔지만, 그 후 저염 라이스 다이어트는 고혈압에 대한 일반적인 치료법으로 인정받았고, 1950년 차시스(Chasis H)와 골드링(Goldring W) 등의 소금과 단백질 제한 연구결과가 오늘날에도 저염 식이 요법이 고혈압, 신장질환, 심장마비 치료에 효과적이라는 증거로 인용되고 있다. 그러나 라이스 다이어트를 이용해 시도했던 본태성 고혈압 환자들을 대상으로 한 연구에서 83%가 혈압이 떨어지지 않았다. 이후 켐프너의 연구결과에 대한 허점을 발견하는 다양한 실험이 있었고, 1983년 뉴욕 프레즈비테리언/웨일 코넬 메디칼 센터(Presbyterian/Weill Cornell Medical Center)의 고혈압센터를 설립한 존 라라그(John Laragh)와 펙커(Pecker MS)는 더 잘 통제된 상황에서 연구를 수행했고, 켐프너 연구에 긍정적인 연구들을 검토하여 64%의 효능을 주장했던 것에 비해 라이스 다이어트는 20~40%밖에 효과적이지 않다고 발표했다.

1954년 달(Dahl LK)과 러브(Love RA)는 에스키모와 같이 누가 보아도 저염 식이를 하는 특정 인구집단이 고혈압 환자가 별로 없다는 사실에 관심이 많았다. 이와는 반대로 소금을 많이 섭취하는 일본인의 경우 고혈압 비율이 훨씬 높았다. 소금은 정상적인 쥐의 혈압에 별 영향을 미치지 못한다. 그래서 달은 소금에 민감한 쥐를 만들어 소금-혈압가설을 증명하는 데 이용하였다. 이 논문은 서구사회에서 소듐을 많이 섭취하면 고혈압이 증가한다는 생각을 되살린 것으로 인정되었다. 기본적으로 역학연구에 대한 이들의 주장을 근거로 달과 러브는 저염 식이를 한 원시 사회가 더 날씬하고, 더 활동적이며, 고혈압이 잘 발생하지 않았다는 증거로 인용되었다. 이들은 원시사회에서 많을 설탕을 섭취하지 않았다는 사실을 인정하지 않았다. 그 당시에는 비만 자체가 고혈압으로 이어질 수 있다거나, 비만이나 고혈압이 설탕에 의해 발생할 수 있다는 생각은 대중적인 이론이 아니었다. 1983년까지 설탕이 사람의 혈압을 높인다는 것을 보여주는 단 하나의 출판물도 없다. 1950년대 중반까지 많은 반대 의견이 있었음에도 불구하고 소금은 혈압을 상승시키는 악마처럼 여겨졌다.

소금 제한

1977년 식이목표에 소금제한을 통합시키는 데는 조지 메니엘리(George Meneely)와 해럴드 배타비(Herold Battarbee)가 가장 큰 영향을 주었다. 이들은 소금제한이 고혈압을 예방하고 치료하는 데 도움이 된다는 주장을 지지하는 가장 영향력 있는 과학자들이었다. 이들은 고소듐/저포타슘 식단이 고혈압의 주된 원인이라 믿었다. 이들은 과다한 소금이 세포외액의 용적을 확장하여 혈압의 증가로 이어진다고 하였으나, 얼마만큼의 소금 양이 고혈압을 유래하는 지에 대하여는 언급하지 않았다. 1976년 고소듐과 저포타슘 환경과 고혈압이라는 논문에서 소금이 고혈압을 유발한다는 견해는 단지 이론에 불과하다고 인정했다. 다음 해에 식이목표가 발표되었는데, 이들의 논문은 당시 소금과 혈압과의 관계를 연구한 가장 포괄적인 견해 중 하나였다. 이들이 단지 이론에 불과하다고 함으로써 2 사람은 소금제한 옹호자들로부터 악명을 얻게 되었다. 그러자 이들은 소금-혈압 관련성은 단지 이론이라는 사실을 주장에서 제외하였다. 아마도 이들은 자기들 업적에 대한 영향이 반감되지 않기를 원했기 때문이라 생각된다. 이후 이들은 미국 상원의원 보충 의견에 인용되었는데, 이들은 상원위원회에서 오히려 소금제한을 지지한다고 증언하였다. 그럼에도 불구하고 상원위원회나 1977년 식이목표에서 별로 주목을 받지 못하였다. 이들의 이론이 고소듐, 저포타슘 섭취의 조합이 고혈압으로 이어진다는 것이고, 여전히 유전적으로 민감한 사람에서만 그렇다는 것이었지만, 소금이 고혈압을 유발한다는 큰 제목에 가려져 버렸다. 그 후 40년 동안 미국인의 건강에 막대한 영향을 미쳤다. 일반 대중은 모든 사람이 소금제한으로 이익을 얻고, 고혈압을 예방하며, 치료하기 위한 안전한 개입이라 들었다. 그러나 이러한 내용은 문헌상으로 그 이전이나 그 이후에도 절대 지지하지 않았던 내용이다. 1977년 영양 및 인간 욕구에 대한 조지 맥거번(George McGovern)의 상원특별위원회(United State Senate Select Committee on Nutrition and Human Needs)는 식이목표를 발표하였는데, 이 보고서에서 모든 미국인이 하루 소금 섭취량을 3g(소듐 1.2g)으로 제한할 것을 권고했다. 식이목표가 발표된 후 청문화가 2번 열렸는데, 청문회 회의록에서 보면 소금섭취에 대한 한도치가 미국 국립아카데미와 조지 메니엘리와 헤럴드 배타비에 의존되어 단 3g의 소금섭취 한도를 권고했다. 1년도 채 지나지 않아 식이목표 2판이 발간될 무렵 소금 섭취량은 3g에서 5g(소듐 2g)으로 증가되었다. 이것은 아마도 요오드화 소금 3g을 모두 섭취하더라도 하루 요오드 권장량(150 mcg=㎍)을 달성하지 못하는 양이었다.

소듐의 식이목표

소금 논쟁 내내 끊임없이 상반된 연구결과들이 발표되었다. 소금이 혈압을 높인다는 연구결과도 있었지만, 그와 반대로 그렇지 않다는 연구들도 발표되었다. 그럼에도 불구하고 소금-혈압 가설을 지지하는 사람들은 이에 대해 회의를 가진 자들의 주장을 가치가 없다고 주장하였으며, 소금-혈압 가설을 옹호하는 사람들도 많았다. 미국의 유명한 생리학자인 가이튼(Arthur Guyton) 등은 1972년 벨기에 브뤼셀에서 개최된 36차 국제 중환자 치유와 응급의학 심포지움(International Symposium on Intensive Care and Emergency Medicine)에서 소금 섭취량 증가로 인한 물 유입에 의한 세포외액의 증가 때문에 고혈압이 발생한다고 믿었다. 그러나 가이튼은 체내의 여분의 소금이 콩팥에 의해 쉽게 배출된다는 것을 잘 알고 있어 콩팥이 제 기능을 하지 못하여 고혈압이 일어난다고 하였다. 그러나 무엇에 의해 콩팥이 장해를 받고 소금 민감성 고혈압이 일어나는지 알지 못하였다. 집단 상호 간을 대상으로 한 연구에서 소금 소비와 혈압 사이의 연관성이 나타나지만, 동일 집단 내에서는 이런 관계를 찾을 수가 없었다. 메니엘리와 배타비는 포화효과(saturation effect)를 주장하였는데, 한 전체 집단이 과도한 양의 소금을 먹을 때 소금 섭취량과 혈압을 연관 시킬 수 있는 어떤 인자도 차폐되고, 이러한 효과가 실제로 포타슘 섭취를 낮추며, 설탕과 정제된 탄수화물을 더 많이 소비하도록 할 가능성이 더 높을 것이라 하였다. 이러한 주장이 설득력이 있는 것 같았지만, 저염 식이옹호자들 마저도 소금제한을 주장하기가 어렵게 되었다. 4명 중 1명만이 엄격한 소금제한을 준수할 수 있어 오히려 쓸모없는 공중보건 정책이 된다는 것이다. 당시 옹호자들은 일반 사람들이 저염 식이를 실천하기가 어렵다는 것을 받아들이지 않았다. 오히려 옹호자들은 단지 대중이 소금을 먹고 싶은 식욕을 억제하기 위해 더 열심히 노력할 필요가 있다고 하였다.

식이목표를 발표한 지 6년 후인 1983년 뉴욕 프레즈비테리언/웨일 코넬 메디칼 센터의 설립자인 존 라라그 연구팀은 국가 전체가 그러한 엄격한 지침을 채택하도록 만들었으며, 저염 식이 옹호자들이 지침을 빨리 만들도록 지속적으로 서둘렀기 때문에 잘못 이해된 몇 가지 문제점이 있다는 것을 폭로하는 논문을 발표하였다. 즉 라라그 연구팀은 고혈압 치료를 위해 적당한 소금 제한을 권고 받은 환자 수가 200명 미만이며, 연구기간이 짧고, 환자들이 회복하기 어려운 말기 상태임을 고려하지 않았다고 폭로하였다. 이런 잘못된 연구결과에도 불구하고 공중보건 명령에 따라 많은 미국인들이 소금제한 지시를 따랐다. 1977년 식이요법 목표가 소금섭취를 제한하라고 말한 지 거의 15년이 지난 1991년에야 저염 섭취 권고를 시험하는 최초의 체계적인 검토가 발표되었다. 이 체계적인 검토가 후에 미국 고혈압 지침이 일반 대중의 저염 식이를 촉진한 이유의 근거가 되었다.

1991년 로우(Law MR) 등의 연구에서 하루에 소듐 2,300mg의 감소가 정상혈압군의 경우에는 수축기/이완기에 10/5mmHg 감소되었고, 고혈압군에서는 14/7mmHg까지 감소시켰기 때문이다. 로우 연구팀은 혈압의 점재적인 감소만을 근거로 저염 식이가 영국에서 연간 7만 명의 사망자를 예방할 수 있다고 계속 주장하였다. 그러나 이후 새롭고 더 강력해진 메타분석 결과 수축기 혈압에 미치는 영향이 1/10, 이완기 혈압에 미치는 영향이 1/50로 감소되어(즉, 정상 혈압군에서 수축기/이완기 혈압이1/0.1mmHg로 감소하였다) 미미한 영향을 끼쳤다고 발표(Graundal NA 등, 1998; Midgley JP 등, 1996)하였음에도 불구하고 1993년 미국의 고혈압 지침은 초기의 메타분석을 인용하여 적절한 소듐(1,150mg의 소듐) 섭취의 감소가 고혈압군에서는 7mmHg, 정상혈압에서는 5mmHg 정도 수축기 혈압을 떨어뜨렸다고 결론지었다. 2000년에 존 스왈레스(John D Swales)는 정상적인 혈압을 가진 사람들은 소듐 섭취를 심각하게 제한하였을 때 수축기혈압 1~2mmHg, 이완기혈압 0.1~1mmHg 정도로 미미하게 감소하였다고 발표하였다. 소금 제한을 6개월 이상 충분한 기간 시행한 무작위 통제시험 8개의 체계적인 검토결과 고혈압인 사람은 2.9mmHG, 정상 혈압인 사람은 1.3mmHg 소폭 감소하였다. 이전의 로우의 실험 경우 혈압을 최대로 낮추는데 4주 걸렸지만, 이 실험에서는 소금 제한의 시간이 경과함에 따라 점진적으로 혈압이 낮아지는 것을 발견하지 못하였다(Ebrahim S와 Smith GD, 1998).

1989년 식품영양위원회가 "다이어트와 건강 : 만성 질환의 위험감소에 대한 시사점" 연구에서 소듐의 하루최대 섭취량을 2,400mg으로 설정했다. 이것은 폴 엘리엇(Paul Elliot)이 이끄는 세계 52개 센터에서 수행된 대규모 역학연구인 1988년 인터솔트(Intersalt) 연구에 기반한 것이다. 식품영양위원회는 소듐의 하루 최대 섭취량이 2,400mg(소금 약 6.2g) 이상이면 나이가 증가할수록 혈압이 높아진다는 것이 인터솔트연구에서 입증되었다고 주장했다. 그런데 문제는 인터솔트의 연구가 반대 결과를 보여준다는 것이다. 연구대상 52개 센터 중 5개 센터만이 2,400mg 미만을 섭취했고, 이 중 4개 센터는 원시 사회 집단이었다. 나머지 한 센터는 실제로 소금 섭취량이 많은 다른 몇몇 센터에 비해 수축기혈압이 높았다. 실제로 한 센터는 소금을 2배 이상 먹었지만 수축기 혈압이 오히려 낮았다. 또한 원시사회 센터 4개소를 52개 센터에서 제외할 경우 소금섭취가 증가 할수록 혈압의 하강 기울기가 더 낮아졌다. 소금 섭취가 증가할수록 혈압은 오히려 떨어졌다. 그럼에도 불구하고 소금섭취 제한을 옹호하는 사람들이 소듐에 대한 2,400mg 1일 기준치를 모든 영양 성분표시에 인쇄하도록 강제 하는 것은 일종의 나폴레옹 콤플렉스(Napoleon complex, 키가 작은 사람들이 보상 심리로 공격적이고 과장된 행동을 하는 콤플렉스)이다. 소듐 양을 하루 2,400mg으로 제한하여야 한다는 충분한 증거가 없음에도 불구하고 이 목표치를 모든 식품표시에 부착된 영양 성분표시 항목에 기재하도록 한 다음, 1995년에 미국인들의 식이요법 지침에 설정하도록 하였다. 그런데 인터솔트가 심박수에 관한 데이터를 발표하지 않기로 한 결정은 정말 잘못된 것이다. 적어도 1998년 비욘 폴코(Bjorn Folkow)에 따르면 인터솔트의 교신저자인 폴 엘리엇이 인터솔트 연구에서 심박수가 측정되었다는 것을 자신에게 알려주었다고 하였다. 저염 식이가 심박수를 증가시킨다는 것은 잘 알려진 사실이다. 인터솔트는 공식적으로 "과학조사의 독립성, 데이터의 온전함, 그리고 정보의 기밀성을 보존할 필요성 때문에 그들의 기본 데이터를 공개하는 것을 거절했다"고 하였다. 인터솔트는 자신들의 이론을 뒷받침하는 연구 결과는 발표하고, 불리한 것은 사장시킨 것은 아닐까? 만약 심박수 데이터가 실제로 측정되었고 발표되었다면, 인터솔트의 연구는 오히려 저염 식이의 폐해를 보여주었을 것이다. 폴코는 저염 식이가 심장과 동맥에 대한 전반적인 스트레스를 높여 고혈압과 심부전의 위험성을 증가시켰다고 결론지었다.

2005년 미국 의학학술원(Institute of Medicine, IOM)은 소금 부족의 가능성이 낮을 것으로 보이는 최소 수준의 소듐 적정섭취량(adequate intake, AI)을 결정했다. 9~50세 소듐의 적정섭취량을 하루 1,500mg으로 정했으며, 더 어리거나 더 나이가 든 경우는 이 수준이 좀 더 낮았다. 또한 매우 활동적이거나 극한 더위 상황에 노출된 근로자에게는 적용하지 않았다. 어떤 근거로 이 수준을 정한 것일까? 소금 제한을 통해 나타날 수 있는 폐해의 증가에 대하여는 주의를 기울이지 않고 소금 감소를 통한 혈압 강하의 이점만 논하였으며, 소변, 피부 및 대변을 통한 염분 손실을 고려하지 않고 정한 것이다. 미국 의학학술원은 14세 이상 성인에 대해 최대 상한섭취량을 소듐 하루 2,300mg으로 정했다. 이 상한섭취량이 2005년 식이요법 지침에 통합되어 미국인은 소듐 2,300mg 이하로 제한할 것을 권고했다. 더해서 고혈압 환자, 흑인, 중년 및 노년층에서는 하루 1,500mg 이하의 소듐 섭취를 권장했다. 로렌스 아펠(Lawrence Appel)은 2005년 영양소 섭취기준에 관한 자문단 의장이며, 미국 심장협회 대변인이었으며 '소금과 건강을 위한 세계 행동(Working Action on Salt and Health, WASH)의 이사진이었다. 아펠은 오랫동안 대리지표인 혈압에만 초점을 두며, 저염 식이가 혈압에 혜택을 주어 뇌졸증과 심장마비가 현저히 감소되었다고 해석했다. 그는 소듐 제한으로 인한 레닌, 알도스테론. 트리글리세리드. LDL 인슐린, 심박수의 증가와 같은 다른 건강지표에 대한 해로운 영향을 계속 무시했다. 전 세계적으로 소듐 섭취를 줄이는 것에만 유일한 관심을 보인 아펠의 편향적인 생각으로 인해 2005년과 2010년 식이지침 자문 위원회의 일원으로 식이지침을 정할 때 소듐섭취 권장에 대한 의장의 의견을 따라 미국인에게 저소듐 섭취를 권장하기 시작했다. 2015년이 되어 소듐 1,500mg 제한 기준이 삭제되었지만, 상한섭취량인 2,300mg은 여전히 남아있다.

한국적 역설(Korean Paradox)

미역과 같은 해조류가 들어간 국과 쌀을 아침 식사로 먹으며, 저녁에는 구운 소갈비와 다양한 종류의 반찬을 먹는 동안 한국 사람들의 평균적인 하루 소듐 섭취가 4,000mg(소금 약 13 g)이상이다. 소금이 많이 들어간 육수 국물로 만든 떡국과 염도가 높은 간장으로 재운 불고기, 소금에 절인 김치를 자주 먹는다. 그럼에도 불구하고 2015년 박(Park JH)과 곽(Kwock CK)의 연구를 보면 우리나라 사람은 고혈압과 관상동맥질환 및 심혈관질환으로 인한 사망률이 세계에서 가장 낮은 국가이다. 이것이 한국적 역설(Korean Paradox. 한국인은 전 세계에서 짜게 먹는 것으로 정평이 나 있음에도 고혈압 및 심혈관계 질환으로 인한 사망률이 낮은 것을 말한다. 이 현상은 김치, 된장과 함께 먹는 소금 함량은 발효 산물로 인해 문제가 되지 않는다는 것을 입증해 준다)로 알려져 있다. 전 세계에서 관상동맥질환으로 인한 사망률이 가장 낮은 3개국, 즉 일본, 프랑스, 한국은 모두 고염 식이를 한다. 현재 건강 식단으로 널리 추천되는 지중해식 다이어트 역시 소금함량이 상당히 높다[정어리와 멸치, 올리브와 케이퍼(caper, 생선 요리와 육류 요리 등에 강한 짠맛과 신맛을 내는 데에 널리 사용한다. 특히 케이퍼 피클은 연어 요리에 빠지지 않고 함께 나온다), 숙성 치즈, 수프, 조개류, 염소젖을 포함한다]. 미국인만큼이나 소금 섭취가 높은 프랑스 사람은 치즈, 수프, 전통빵, 소금에 절인 고기를 즐겨 먹는데 관상동맥질환으로 인한 사망률이 낮다. 노르웨이, 스위스, 캐나다 역시 고염 식이를 하는데도 불구하고 뇌졸중으로 인한 사망률이 훨씬 낮다. 고염 식이를 하는 나라 중 일본을 포함하여 많은 나라가 기대수명이 길다. 이와 반대로 라트비아의 소금 섭취량(7g)은 일본(13g)의 절반 정도인데 사망률이 10배 이상 높다. 다양한 요인들이 있겠지만 예를 들어 한국의 소듐 섭취의 대부분은 가공식품이 아닌 김치라는 사실이다. 한국 여성 중 가장 많은 양의 소듐을 섭취하는 그룹이 가장 적은 양의 소듐 섭취를 하는 그룹에 비해 고혈압 발병률이 13.5% 낮다(Park J와 Kwock CK, 2005). 우리나라, 일본, 프랑스는 많은 소금을 섭취하는데 어떻게 건강한 심장을 가지고 있는 것일까? 소금 섭취가 많은데도 왜 혈압이 올라가지 않는 것일까? 2015년 로버트 헤니(Robert Heaney)는 '소듐 섭취의 궁극적인 생리학적 목적은 정확한 혈압 유지'라고 밝혔으며, '소듐을 악마 취급하는 것은 증거로 뒷받침 되지 못 할뿐만 아니라 포유류의 신체에서 소듐의 가장 기본적인 기능을 무시했기 때문에 반생리학적이다'라고 하였다. 불행하게도 20세기 초 연구에서 가정을 잘못 세워 소금이 죄가 없다는 사실들이 무시되었으며, 당시에는 과학에 귀 기울이는 사람이 별로 없었다.

소금 제한으로 혈압상승

1983년 워싱턴 의과대학의 벨딩 스크리브너(Belding Scribner)는 소금을 다루는 인체의 능력이 놀랐다고 하며 "너무 놀랐다. 실제로 피실험 집단의 80%가 본태성고혈압으로의 진행될 위험성이 없이 최고 높은 수준의 섭취량을 습관적으로 섭취하여도 처리할 능력을 가졌다"며 "소금 섭취에 대해 우려할 필요가 없는 사람들 중 70~80%가 죄책감을 느끼도록 하는 저염 지침은 잘못된 것이다"라고 하였다. 스크리브너는 소금에 민감성을 가지고 있는 사람을 식별해서 그 그룹만 소듐을 제한하자고 제안했다. 그럼에도 불구하고 선도적인 학계와 정부기관 및 보건기관들이 크게 홍보하여 일반인들 사이에서 소금 제한 식이를 하는 것이 건강상 혜택을 볼 것이라 뇌리에 박혀버렸다. 이리하여 대부분 사람들이 소금이 혈압을 높인다는 관념은 보편적으로 자리를 잡게 되었다. 그러나 실제로는 정상 혈압과 혈압 전조 증상 및 가벼운 고혈압이 혼재된 사람 중 41%가 소금 제한 식이를 하여 혈압이 상승하였다. 고혈압 환자 중 37%

이상이 소금 제한 식이로 혈압이 최대 25mmHg 상승하였다. 종합적으로 정상 혈압을 가진 사람 5명 중 3명, 고혈압 전조 증상 환자의 경우 5명 중 2명, 고혈압 환자 3명 중 1명 정도는 소금 섭취를 제한 할 경우 혈압이 상승하였다 (Longwo DL 등, 1980).

소금에 의한 혈관 저항과 콩팥에서의 소금배설

의학계는 콩팥이 우리가 소비하는 것보다 훨씬 많은 양의 소금을 배설할 능력을 가지고 있다는 사실을 오래전부터 알고 있었다. 정상 혈압인 사람의 경우 일반적인 소듐 섭취량의 10배, 하루 86g까지 배설하는 것으로 밝혀졌다 (Luft FC 등, 1979). 1976년 커켄달(Kirkendall AM) 등은 정상적인 혈압을 가진 성인의 경우 소듐 섭취량의 41배 차이에서도 총 체액량을 변화시키지 않는다는 사실을 밝혔다. 소듐 섭취를 심각하게 제한하면 혈액량이 약 10~15% 감소할 수 있다. 이 정도 변화가 있을 경우 인체가 탈수증으로 스트레스를 받는다. 이때 소금 유지 호르몬은 혈압이 크게 떨어지지 않도록 항상성을 유지하기 위해 최후 수단으로 분비한다. 그런데도 소금 제한이 어떻게 그리 오랫동안 유지될 수 있었을까? 아마도 사람들은 이해하기 쉬운 답을 요구하였고 '소금섭취로 인해 갈증이 증가하고 수분 보유가 뒤따른 결과로 혈액량이 증가하여 혈압이 상승한다'는 간단한 설명은 쉬운 답을 찾는 일반 대중에게 설명하는 데 훨씬 수월하였다. 이런 간단한 설명은 한편 논리적으로 보인다. 그래서 언론, 의료계, 대중, 정부나 보건기관들이 쉽게 이해하고 지지할 수 있는 것처럼 보였다. 이 결과 소금은 독성이 있고, 혈압을 상승시키며, 중독성이 있는 물질로 악마 취급을 받았다. 그런데 혈압 상태와 관계없이 고염 식이를 하는 대다수 사람에서 혈액량 팽창이 발견되지 않는다는 연구들이 발표되었다. 이 연구들이 사실이라 증명이 되자 저염 옹호자들은 핵심 전제의 오류를 인정하기보다 살아남기 위한 새로운 가설을 만들 필요가 있었다. 그래서 '소금은 나쁘다'라는 표현으로 혈액량에서 혈관저항으로 초점을 바꾸었다. 더 많은 양의 소금 섭취로 인해 갑작스런 혈액량 팽창은 혈관 수축 증상, 즉 말초 혈관 저항의 증가로 이어질 것이라 주장하였다. 그런데 후속연구에서 소금 섭취량이 많을수록 혈관 저항이 감소하여 혈관 이완을 유발하는 반면, 저염 식이가 말초 혈관 저항을 유발한다는 결과들이 나왔다.

스테로이드 호르몬인 마리노부파게닌

이후 1986년 옴빅(Omvik P) 연구팀의 보고에서 고혈압의 원인으로 새로운 범인이 지목되어 선전되었는데, 소듐배설촉진호르몬(natriuretic hormone)이었다. 이 호르몬은 콩팥의 소듐 재흡수 펌프를 억제함으로써 몸에서 소금과 물을 제거하는 데 도움이 된다. 소금 함량이 높은 식단은 이 호르몬의 증가를 유도하여 혈관 수축과 고혈압을 유발하는 것으로 알려졌는데, 혈관 수축이 항상 고혈압 환자에서 발견되기 때문이었다. 결과적으로 2005년 맥카티(McCarty MF)는 이 이론이 많은 관심을 끌어 소금이 고혈압에 대한 모든 책임을 떠맡았다 하였다. 그러나 여러 해 동안 소듐배설촉진호르몬이 무엇인지 알지 못하였다. 오늘날은 이 호르몬이 소듐 재흡수 펌프를 억제할 뿐만 아니라 심장의 펌프작용을 증가시키는 스테로이드 호르몬인 마리노부파게닌(marinobufagenin, MFG)인 것을 알고 있다. 만약 MFG가 고혈압을 유발하고, 소금이 고혈압을 유발한 원인으로 지목되었다면, 고염 식이가 MFG 증가를 유도해야 한다. 2001년 페도로바(Fedorova OV) 연구팀의 연구에서 쥐에서 고염 식이를 시험해보면 소금 민감성 쥐에서는 MFG가 증가되나 소금으로 인한 혈압 문제가 없는 소금 저항성이 있는 쥐의 경우 짠 음식을 먹인 후에 MFG는 약간만 증가하였다. 이런 결과는 소금 민감성을 유발하는 결함이 무엇이든 간에 그 결함이 문제가 되는 것이지 소금 자체의 문제가 아니라는 것이다. 결과적으로 고혈압이 MFG에 의한 것이고, 소금이 고혈압을 유발한다는 이 가설은 지지를 받지 못했다, 1986년 옴빅 연구팀 연구에서 이 이론대로라면 MFG가 증가하면 말초혈관 저항성이 증가되어야 하고, 고염 식이를 하는 사람에서도 이런 일이 발생하여야 하는데 그렇지 않았기 때문이다. 결과적으로 고혈압에 대한 소듐배설촉진호르몬 이론은 실험에서 입증되지 못하였다. 인슐린 저항성과 당뇨는 일관되게 소금 민감성과 높은 소듐배설촉진호르몬의 수치와 일치하는 것으로 밝혀졌다. 실제로 당뇨병은 소듐배설촉진호르몬인 MFG의 증가와 관련이 있는 것으로 밝혀졌다. 2007년 바그로부(Bagrov YY) 연구팀에서 당뇨병 환자에서 교란된 소듐 펌프 기능이 인슐린 저항성, 콩팥의 소듐 보존, 고혈압의 발달과 관련이 있음을 밝혔다 . 즉 당뇨병이 어떤 이유로 발생했든 MFG의 증가를 통해 소듐펌프를 손상시키고, 소금에 민감한 고혈압을 유발한다. 당뇨병을 유발하는 식이물질은 당연히 설탕이다. MFG가 소듐배설촉진호르몬인 것이 밝혀지기 전에 제1형 당뇨병 환자의 소변에서 MFG가 현저하게 증가되는 것이 밝혀졌다.

소금과 포타슘 섭취

2016년 소금이 건강에 그다지 나쁘지 않다는 논쟁적인 연구 결과가 나왔다. 영국 맥매스터 대학교(McMaster University) 등이 참여한 연구에 따르면 전 세계적으로 진행되고 있는 소듐 저감 캠페인은 중국 등 소듐을 많이 섭취하는 일부 국가를 제외하면 설득력이 없다. 18개국 9만 명을 대상으로 한 연구에서 어떤 나라도 소금을 하루 5g 먹는 예는 없다고 연구진은 지적했다. 앤드류 멘트

(Andrew Mente) 교수는 고혈압, 뇌졸중 등 소듐의 부작용은 요리할 때 간장을 아끼지 않는 중국 사람에서만 발생했다고 강조했다. 중국인은 소듐을 하루 평균 5g(소금 12g)을 섭취한다. 연구진은 오히려 소듐을 너무 적게 섭취하면 심장마비 위험이 커진다고 지적하면서 소듐을 적당히 먹는 것은 도움이 된다고 지적했다. 멘트 교수는 "건강을 유지하려면 소듐이 필요하다"면서 "다만 그 양이 문제일 뿐"이라고 말했다. 이들 연구진은 2014년에도 유사한 연구 결과를 내놓은 바 있었다. 당시 의료계 전문가들은 "나쁜 과학"이라고 혹평했고, 미국심장학회는 연구 결과를 인정하지 않았다. 이번 연구 역시 즉각적인 반론에 직면했다. 특히 소듐 측정법에 문제를 제기하는 전문가들이 많았다. 제대로 측정하려면 소듐 섭취 후 24시간이 지난 시점에서 소변을 채취해야 하지만 이번 연구는 그 부분을 간과했다는 것이다. 런던의 퀸 메리 대학 병원의 그레이엄 맥그리거(Graham MacGregor) 교수는 "이번 연구에 환자를 참가시킨 것도 큰 문제"라며 "심장질환이 있는 환자는 음식을 적게 먹기 때문에 소금도 적게 먹은 것으로 측정되지만, 그가 사망한다면 소금을 덜 먹어서가 아니라 심장질환 때문"이라고 지적했다. 킹스 칼리지 런던 대학교의 톰 샌더슨(Tom Sanderson) 교수는 "영국과 일본에서 지난 수십 년간 벌여온 소듐 저감 캠페인 덕분에 고혈압과 뇌졸중 환자가 줄어든 것이 사실"이라고 말했다. 연구에서는 소듐 외에 포타슘 수치도 측정했다. 과일과 채소에 많은 포타슘 섭취가 많은 사람은 뇌졸중, 심장질환 등에 걸릴 위험이 낮았다. 2018년 멘트 등의 연구진은 "소금 섭취를 공격적으로 줄이는 것보다 포타슘을 먹는 것의 효과가 크다"면서 "소금 섭취에 관한 논쟁에 매달리는 것보다 포타슘이 풍부한 식단을 고민하는 것이 낫다"고 말했다.

주변 환경에서 얻을 수 있는 소금과 음식물 중 소금 함량

퉁퉁마디(*Marshfire Glasswort*, 함초)는 바닷가 개펄이나 내륙 염분지에 뿌리를 박고 자라는 식물이다. 소금을 흡수하면서 자라기 때문에 가공해서 소금대용으로 쓸 수 있으며, 갈아서 즙을 짜면 간장과 비슷해서 함초 간장이라고 부르며 간장 대용으로 쓰기도 한다. 이외에 해초를 가공해 소금을 얻기도 한다. 그런데 소금대용으로 쓰는 경우는 한국 정도고 일본이나 서양 쪽에서는 그냥 채소의 일종으로 먹는 듯하다. 참고로 시중에서 파는 함초 소금의 경우 보통 소금에 함초 추출액을 아주 조금 섞어 넣고 함초 소금이라 하며 비싸게 파는 경우도 있으니 잘 알아보고 사야한다. 붉나무(*Rhus javanica* L, 소금나무, 오배자나무)의 열매를 이용하는 방법으로 붉나무의 열매는 겉 표면에 소금 성분이 흘러나와, 열매가 많이 자라면 아예 겉에 하얗게 소금 결정이 층을 이루어 쌓이는데, 이를 긁어모아 소금으로 쓸 수 있다. 이밖에도 몇몇 식물은 식물 내에 소금을 축적하는 종류들이 있다. 이런 종류의 식물을 모아서 태워 수분과 탄소를 제거하면 소금이 형성된다. 정글 지역 같은 소금을 구하기 어려운 곳에서 사용하는 방법이다.

우리가 자주 먹는 음식에 소듐은 얼마나 들어 있을까? 물냉면 2,600mg, 자장면과 어묵국 2,400mg, 된장찌개와 김치찌개 2,000mg, 갈비탕 1,700mg, 순대와 비빔밥 1,300mg, 떡볶이 900mg, 김밥 800mg, 배추김치와 열무김치 300mg이다. 한식이든 중식이든, 서양식이든 음식을 먹을 때 샐러드나, 쌈 채소 등을 함께 섭취하면 좋다. 녹색 채소에는 소듐을 잘 빼내주는 포타슘 성분이 있기 때문이다. 또한 규칙적으로 운동하는 것 역시 소듐 배출은 물론 에너지 소비에도 도움이 된다.

소금 전매제

아래의 글은 강순길(1985), 권영국(1985) 및 위키 실록사전의 염법에서 인용하였다. 기원전 221년, 중국 대륙을 통일한 진나라는 소금을 국가에서만 판매하는 전매제를 실시했다. 이는 생활필수품을 국가가 관리한 역사상 최초의 사례였다. 소금 가격은 국가에 의해 결정되었고, 소금에 세금이 매겨졌다. 이렇게 거두어들인 염세 수입은 군대를 양성하고 방어용 건축물을 건설하는 데 사용되었다. 흉노족의 침입을 막기 위해 건설한 만리장성은 염세로 지어졌다고 해도 과언이 아니다. 기원전 207년 진나라에 이어 들어선 한나라는 소금 전매제를 폐지하였다가 흉노족과의 계속된 전쟁에 국고가 바닥나자 다시 전매제를 부활시켰다. 소금은 가난한 사람이든, 부자든 누구에게나 필요한 음식이다. 소금을 통제한다는 것은 온 국민을 통제한다는 의미이기도 했다. 더욱이 국가에서 소금의 생산과 판매를 관리하고 소금에 세금을 매기면 국가 재정에 큰 도움이 되었다. 그러나 염세를 지나치게 올려 국민들의 원성을 불러일으키기도 했다.

우리나라의 경우 소금전매제는 1390년 3월 고려때 충선왕대에 처음으로 실시되어 공양왕대까지 극히 일부 시기이다. 그 이전에는 국가가 소금생산자로부터 일정액의 세를 거두는 징세제를 행했던 것으로 본다. 충선왕이 소금전매제를 실시한 목적은 당시의 급박한 재정난을 극복하려는 데 있었다. 또한 원나라와의 관계 이후 새로이 등장한 권세가들을 억압하려는 정책과 밀접한 관련이 있었다. 이러한 소금전매제는 12~13세기에 걸쳐 이루어진 소금생산의 발전을 배경으로 한 것이었다. 특히 증대되고 있던 유민이 소금생산에 필요한 노동력을 제공할 수 있는 사회조건으로 작용했다. 또한 대몽전쟁을 전후하여 연해지방에서는 토지로부터 이탈된 농민들과 피난민들에 의해 소금생산지역이 확대되었다. 따라서 전매제의 시행을 위해 염분(鹽盆)을 국가에 소속시켜 민부(民部)에서 관리하게 하고, 또 소금생산자인 염호(鹽戶)를 징발했다. 그러나 고려의 소금전매제는 생산부문에서 공급의 부족, 유통부문에서 관리자들의 부정과 사염(私鹽)의 성행 등 여러 가지 폐단이 드러나 얼마 되지 않아 유명무실해졌다. 특히 국가의 강력한 통제력이 결여되어 권세가들에 의한 염분의 탈점과 공급부족, 그리고 사염(私鹽)의 거래가 나타나면서 전매제는 그 기능을 상실했다. 그리고 오히려 소비자가 소금을 얻기 위해 미리 납부하던 염가포(鹽價布)가 염세(鹽稅)라는 새로운 세목(稅目)으로 전화되어 백성의 부담을 가중시켰다. 이제 전매제는 소금전매를 통한 재원의 확보가 아니라 염세라는 새로운 세원(稅源)의 신설로 재원확보를 꾀함으로써 전매제 본래의 의미를 잃었다. 그러나 명목만 남은 전매제는 재원확보의 측면에서 일정한 역할을 했으므로 고려 말까지 존속하다가, 조선 건국과 함께 폐지되고 다시 징세제로 전환했다.

조선을 건국한 뒤에도 염호(鹽戶)에게 소금을 바치게 하고, 그 소금을 민과 무역하는 방식은 변함없이 유지되었다. 그러나 염법은 점차 새로운 방향을 취하였다. 사염의 생산과 교역을 민간에게 허용한 것이었다. 아울러 염간 이외에 권세가나 양반 사대부 등의 염분 소유를 원칙적으로 금지하였다. 한편으로 정부는 고려이래 소금 생산에 종사해 오던 염호를 공염간(貢鹽干)으로 지정하여 연해에 있는 염장에 소속시켰다. 이제 정역호(定役戶)인 염간은 신역으로서 공염을, 사염간(私鹽干)은 사염세(私鹽稅)만 부담하면 그만이었다. 그들이 물력을 투자하여 설치한 염분에 대한 소유권은 공사간 모두에게 인정되었다. 생산한 소금 역시 공염과 세염을 제외하고는 자유로운 판매가 보장되었다. 이후 염업 발전에 따라 사찰이나 양반·사대부 등이 사사로이 설치한 염분이 증가하였다. 국초 염정(鹽政)의 기본 방향은 이들의 염분 소유를 인정하는 대신 세금을 징수하는 방향으로 수정되었다. 이 원칙은 조선시대 내내 유지되었다. 균역법 해세 조항은 그것의 최종 귀결이었다. 그러나 소금에서 생산되는 이익이 매우 컸고, 그것을 국가 재정으로 활용할 때의 효과를 무시할 수 없었다. 이 때문에 대규모 흉년이나 임진왜란·병자호란 같은 비상시에 정부는 재정 압박을 해결하기 위하여 소금 생산과 판매에 직접 간여하기도 하였다. 세종대에 시행하였던 의염법(義鹽法)이나 임진왜란과 병자호란 시기에 시행되었던 염철사제(鹽鐵使制), 그리고 영조대에 시행되었던 명지도 공염장(公鹽場) 운영 등이 그것이었다. 이들 제도는 엄밀한 의미의 전매제는 아니었다. 이러한 제도를 시행할 때에도 사염(私鹽)의 제조와 판매는 허용하였다. 의염법은 관에서 소유하고 있는 염분의 생산과 판매를 국가가 직접 행하는 방식이었고, 염철사나 공염장은 서산·태안이나 김해와 같이 특정 지역의 소금 생산과 판매를 국가에서 관장하는 방식이었다. 이러한 제도를 지칭할 때 염법이라고 표현하기도 하였다.

또한 고대 그리스에서 소금은 노예를 매매하는 데 화폐로 쓰이기도 했다. 노예의 몸무게만큼의 소금을 값으로 쳤는데, 아무래도 여자나 어린이, 노인보다는 성인 남성이 제일 노동력이 좋고 체중이 가장 많이 나가다 보니 그런 것이라고 한다. 베네치아 공화국을 강성하게 만들어 준 것 역시 소금이었다. 베네치아 일대는 지중해성 기후의 건조하고 뜨거운 여름 햇빛과 포 강 하구의 넓은 갯벌, 그리고 염도 높은 지중해의 삼박자가 어우러져 천일염 생산에 아주 최적화된 지역이었기에, 베네치아인들은 주변 지역에 양질의 소금을 대량으로 공급하며 막대한 부를 얻었다. 이렇게 얻은 부는 베네치아가 군수, 조선,

출판 등으로 사업을 확장하고, 지중해의 패권을 쥐게 해 준 자금이 되었다.

프랑스에서는 1286년 필리프 4세가 재정 부족을 이유로 악명 높은 '가벨(gabelle)'이라는 염세 제도를 만들었다. 1680년 5월에 국가 재정 파탄을 막기 위해 프랑스의 왕 루이 14세 시대의 재무장관이자 해군장관인 재상 콜베르(Stephen Colbert)가 내린 대칙령으로 인해 염세 제도가 한층 강화되었다. 심지어 1인당 소금 구입량까지 정하여 8세 이상부터 1년에 최소한 약 3리터의 소금을 사용하도록 강제하였다.

소금은 귀했기 때문에 중국은 1980년대 중구경제의 발전에 따라 소금 전매로 얻는 세수 비중이 줄기시작해서 2000년 이후에는 국가재정에서 차지하는 비중이 미미해져 2017년이 되어 소금 전매제도를 폐지하였으며, 일본도 1997년까지 국가가 소금 전매를 하였다. 그러나 우리나라의 경우 1960년대에 이미 소금을 자유롭게 사고팔게 해 동아시아에서는 꽤 특이한 나라였다.

참고문헌

1. David A McCarron : Physiology, not policy, drives sodium intake. Am J Hypertens. 2013 Oct;26(10):1191-3. doi: 10.1093/ajh/hpt151.
2. Bibbins-Domingo K, Chertow GM, Coxson PG, Moran A, Lightwood JM, Pletcher MJ, Goldman L : Projected effect of dietary salt reductions on future cardiovascular disease. N Engl J Med. 2010 Feb 18;362(7):590-9. doi: 10.1056/NEJMoa0907355.
3. 하정옥, 박건영 : 소금의 종류별 미네랄 함량과 외형 구조 비교. 한국식품영양과학회지, 1998, 27(3):413-418.
4. 비락연구실 가공 2팀 : 소금에 관한 보고서. ㈜ 비락 비락연구실, 1995, 김해
5. Maurice ES, Vernon RY : Nutrition and diet in hypertension. In Modern nutrition in health and disease. 7th ed., Lea & Febiger, Philadelphia, Vol II, 1988, p1272.
6. Schroeder HA : Relation between mortality from cardiovascular disease and treated water supplies: variations in states and 163 largest municipalities of the United States. J Am Med Assoc. 1960 Apr 23;172:1902-8. doi: 10.1001/jama.1960.03020170028007.
7. Joffres MR, Reed DM, Yano K : Relationship of magnesium intake and other dietary factor to blood pressure : the Honolulu heart study. Am J Clin Nutr. 1987 Feb;45(2):469-75. doi: 10.1093/ajcn/45.2.469.
8. Itokawa Y, Tanaka C, Fujiwara M : Changes in body temperature and blood pressure in rats with calcium and magnesium deficiencyes. J Appl Physiol. 1974 Dec;37(6):835-9. doi: 10.1152/jappl.1974.37.6.835.

9. Ackley S, Barrett-Connor E, Saurez L : Daily products calcium supplementation of women. Am J Clin Nutr. 1983 Sep;38(3):457-61. doi: 10.1093/ajcn/38.3.457.
10. 김학렬 : 소금에 대한 오해와 진실 …나트륨이 위해식품이라구요? 지나친 저염식이 더 큰 문제. 現代海洋. 2017년 9월 30일자. http://www.hdhy.co.kr/news/articleView.html?idxno=6003
11. Meneely GR, Battarbee HD : High sodium-low potassium environment and hypertension. Am J Cardiol. 1976 Nov 23;38(6):768-85. doi: 10.1016/0002-9149(76)90356-8.
12. Battarbee HD, Meneely GR : The toxicity of salt. CRC Crit Rev Toxicol. 1978 Sep;5(4):355-76. doi: 10.3109/10408447809081011.
13. Meneely GR, Battarbee HD : Sodium and potassium. Nutr Rev. 1976 Aug;34(8):225-35. doi: 10.1111/j.1753-4887.1976.tb05775.x.
14. Neal B : Dietary salt is a public health hazard that requires vigorous attack. Can J Cardiol. 2014 May;30(5):502-6. doi: 10.1016/j.cjca.2014.02.005.
15. Eaton SB, Konner M : Paleolithic nutrition. A consideration of its nature and current implications. N Engl J Med. 1985 Jan 31;312(5):283-9. doi: 10.1056/NEJM198501313120505.
16. McCarron DA, Kazaks AG, Geerling JC, Stern JS, Graudal NA : Normal range of human dietary sodium intake: a perspective based on 24-hour urinary sodium excretion worldwide. Am J Hypertens. 2013 Oct;26(10):1218-23. doi: 10.1093/ajh/hpt139.
17. Shin TS, Park CK, Lee SH, Han KH : Effects of age on chemical composition in sun-dried salts. Korean J Food Sci Technol 2005, 37:312-317.
18. Park JW, Kim SJ, Kim SH, Kim BH, Kang SG. Determination of mineral and heavy metal contents of various salts. Korean J Food Sci Technol 2000, 32:1442-1445.
19. Kim SH, Kang SY, Jung KK, Kim TG, Han HM, Rheu HM, Moon AR : Characterization and anti-gastric ulcer activity of bamboo salts. J Food Hyg Saf 1998, 13:252-257.
20. Ambard, L, Beaujard E : Causes de l'hypertension artérielle. . Arch Gen Med 1904 1:520-523.
21. McCarron DA, Morris CD, Henry HJ, Stanton JL : Blood Pressure and Nutrient Intake in the United States. Science 1984. 224(4656):1392-1398.
22. Björn Folkow : [Salt and blood pressure--centenarian bone of contention] Lakartidningen. 2003 Oct 2;100(40):3142-7. [Article in Swedish]
23. Overlack A, Ruppert M, Kolloch R, Göbel B, Kraft K, Diehl J, Schmitt W, Stumpe KO : Divergent hemodynamic and hormonal responses to varying salt intake in normotensive subjects. Hypertension. 1993 Sep;22(3):331-8. doi: 10.1161/01.hyp.22.3.331.
24. Chapman CB, Gibbons TB : The diet and hypertension; a review. Medicine (Baltimore). 1950 Feb;29(1):29-69. doi: 10.1097/00005792-195002000-00002.
25. Allen FM : Treatment of arterial hypertension. The Medical Clinics of North America 1922. 6:475-81
26. Allen FM : The Influence of Fat and Total Calories on Diabetes and the Insulin Requirement. 1923 J Metabol Res 3:61-176
27. Allen FM : Arterial hypertension. JAMA 1920, 74:652-655.
28. Lowenstein C: Uber Beziehungen zwischen Kohlsalzhaushalt und Blutdruk bei Nierenkranken (Relationships between salt balance and blood pressure in kidney patients). Arch f Exper Path und Pharmakol 1907, 57:137-161.
29. Allen FM, Sherril JW : The treatment of arterial hypertension. J Metab Res 1925, 2:429-545.
30. Kempner W : Treatment of heart and kidney disease and of hypertensive and arteriosclerotic vascular disease with the rice diet. Ann Intern Med. 1949, 31:821-856.
31. Kempner W : Some effects of the rice diet treatment of kidney disease and hypertension. Bull N Y Acad Med. 1946, 22:358-370.
32. Chasis H, Goldring W, et al.: Salt and protein restriction; effects on blood pressure and renal hemodynamics in hypertensive patients. J Am Med Assoc. 1950 Mar 11;142(10):711-5. doi: 10.1001/jama.1950.02910280019004.
33. Laragh JH, Pecker MS : Dietary sodium and essential hypertension: some myths, hopes, and truths. Ann Intern Med. 1983 May;98(5 Pt 2):735-43. doi: 10.7326/0003-4819-98-5-735.

34. Dahl LK, Love RA : Evidence for relationship between sodium (chloride) intake and human essential hypertension. AMA Arch Intern Med. 1954 Oct;94(4):525-31. doi: 10.1001/archinte.1954.00250040017003.

35. Guyton AC et al.: Systems analysis of arterial pressure regulation and hypertension. Ann Biomed Eng. 1972. PMID: 4358506

36. Law MR, Frost CD, Wald NJ : By how much does dietary salt reduction lower blood pressure? III--Analysis of data from trials of salt reduction. BMJ. 1991 Apr 6;302(6780):819-24. doi: 10.1136/bmj.302.6780.819.

37. Swales JD : Population advice on salt restriction: the social issues. Am J Hypertens. 2000, 13:2-7.

38. Swales JD : Salt saga continued. BMJ 1988, 297(6644):307-308.

39. Intersalt Cooperative Research Group : An International Study Of Electrolyte Excretion And BloodPressure. Results For 24 Hour Urinary Sodium And Potassium Excretion. BMJ 1988 297(6644):319-328.

40. Folkow B, Ely D : Importance of the blood pressure-heart rate relationship. Blood Press. 1998 May;7(3):133-8. doi: 10.1080/080370598437321.

41. Food an Nutrition Board : Dietary Reference Intake for Water, Potassium, Sodium,Chloride and Sulfate by Standing Committee on the Scientific Evaluation of Dietary Reference Intake, Panel on Dietary Reference Intake for Electrolytes and Water. Washington DC. Institute of Medicine.

42. Junhyung Park, Chang Keun Kwock : Sodium intake and prevalence of hypertension, coronary heart disease, and stroke in Korean adults. J Ethnic Food 2015, 2(3):92-96.

43. Heaney RP : Making Sense of the Science of Sodium. Nutr Today 2015. 50(2):63-66.

44. Scribner BH : Salt and Hypertension. JAMA. 1983;250(3):388-389. doi: 10.1001/jama.1983.03340030048029

45. Kirkendall AM, Connor WE, Abboud F, Rastogi SP, Anderson TA, Fry M : The effect of dietary sodium chloride on blood pressure, body fluids, electrolytes, renal function, and serum lipids of normotensive man. J Lab Clin Med. 1976 Mar;87(3):411-34.

46. Omvik P, Lund-Johansen P : Is sodium restriction effective treatment of borderline and mild essential hypertension? A long-term haemodynamic study at rest and during exercise. J Hypertens. 1986 Oct;4(5):535-41. doi: 10.1097/00004872-198610000-00004.

47. Omvik P, Lund-Johansen P : Hemodynamic effects at rest and during exercise of long-term sodium restriction in mild essential hypertension. Acta Med Scand Suppl. 1986;714:71-4. doi: 10.1111/j.0954-6820.1986.tb08971.x.

48. Mark F McCarty : Marinobufagenin may mediate the impact of salty diets on left ventricular hypertrophy by disrupting the protective function of coronary microvascular endothelium. Med Hypotheses. 2005;64(4):854-63. doi: 10.1016/j.mehy.2003.11.043.

49. Fedorova OV, Kolodkin NI, Agalakova NI, Lakatta EG, Bagrov AY : Marinobufagenin, an endogenous alpha-1 sodium pump ligand, in hypertensive Dahl salt-sensitive rats. Hypertension. 2001 Feb;37(2 Pt 2):462-6. doi: 10.1161/01.hyp.37.2.462.

50. Bagrov YY, Manusova NB, Egorova IA, Frolova EV, Fedorova OV, Bagrov AY : Marinobufagenin, an endogenous inhibitor of alpha-1 Na/K-ATPase, is a novel factor in pathogenesis of diabetes mellitus. Dokl Biol Sci. Sep-Oct 2005;404:333-7. doi: 10.1007/s10630-005-0128-4.

51. Bagrov YY, Manusova NB, Egorova IA, Fedorova OV, Bagrov AY : Endogenous digitalis-like ligands and Na/K-ATPase inhibition in experimental diabetes mellitus. Front Biosci. 2005 Sep 1;10:2257-62. doi: 10.2741/1695.

52. Mente A, O'Donnell M, Rangarajan S, Dagenais G, Lear S, McQueen M, Diaz R, Avezum A, Lopez-Jaramillo P, Lanas F, Li W, Lu Y, Yi S, Rensheng L, Iqbal R, Mony P, Yusuf R, Yusoff K, Szuba A, Oguz A, Rosengren A, Bahonar A, Yusufali A, Schutte AE, Chifamba J, Mann JF, Anand SS, Teo K, Yusuf S ; PURE, EPIDREAM and ONTARGET/TRANSCEND Investigators : Associations of urinary sodium excretion with cardiovascular events in individuals with and without hypertension: a pooled analysis of data from four studies. Lancet 2016, 388:465-475.

53. Mente A, O'Donnell M, Rangarajan S, McQueen M, Dagenais G, Wielgosz A, Lear S, Ah STL, Wei L, Diaz R, Avezum A, Lopez-Jaramillo P, Lanas F, Mony P, Szuba A, Iqbal R, Yusuf R, Mohammadifard N, Khatib R, Yusoff K, Ismail N, Gulec S, Rosengren A, Yusufali A, Kruger L, Tsolekile LP, Chifamba J, Dans A, Alhabib KF, Yeates K, Teo K, Yusuf S : Urinary sodium excretion, blood pressure, cardiovascular disease, and mortality: a community-level prospective epidemiological cohort study. Lancet 2018, 392:496-506.

54. O'Donnell M, Mente A, Alderman MH, Brady AJB, Diaz R, Gupta R, López-Jaramillo P, Luft FC, Lüscher TF, Mancia G, Mann JFE, McCarron D, McKee M, Messerli FH, Moore LL, Narula J, Oparil S, Packer M, Prabhakaran D, Schutte A, Sliwa K, Staessen JA, Yancy C, Yusuf S : Salt and cardiovascular disease: insufficient evidence to recommend low sodium intake. Eur Heart J 2020, 41:3363-3373.
55. O'Donnell M, Mente A, Rangarajan S, McQueen MJ, Wang X, Liu L, Yan H, Lee SF, Mony P, Devanath A, Rosengren A, Lopez-Jaramillo P, Diaz R, Avezum A, Lanas F, Yusoff K, Iqbal R, Ilow R, Mohammadifard N, Gulec S, Yusufali AH, Kruger L, Yusuf R, Chifamba J, Kabali C, Dagenais G, Lear SA, Teo K, Yusuf S ; PURE Investigators. Urinary sodium and potassium excretion, mortality, and cardiovascular events. N Engl J Med 2014, 371:612-623.
56. Graudal NA, Hubeck-Graudal T, Jurgens G : Effects of low sodium diet versus high sodium diet on blood pressure, renin, aldosterone, catecholamines, cholesterol, and triglyceride. Cochrane Database Syst Rev. 2020 Dec 12;12(12):CD004022. doi: 10.1002/14651858.CD004022.pub5.
57. Midgley JP, Matthew AG, Greenwood CM, Logan AG : Effect of reduced dietary sodium on blood pressure: a meta-analysis of randomized controlled trials. JAMA. 1996 May 22-29;275(20):1590-7. doi: 10.1001/jama.1996.03530440070039
58. Ebrahim S, Smith GD : Lowering blood pressure: a systematic review of sustained effects of non-pharmacological interventions. J Public Health Med. 1998 Dec;20(4):441-8. doi: 10.1093/oxfordjournals.pubmed.a024800
59. Longworth DL, Drayer JI, Weber MA, Laragh JH : Divergent blood pressure responses during short-term sodium restriction in hypertension. Clin Pharmacol Ther. 1980 Apr;27(4):544-6. doi: 10.1038/clpt.1980.76.
60. Luft FC, Rankin LI, Henry DP, Bloch R, Grim CE, Weyman AE, Murray RH, Weinberger MH : Plasma and urinary norepinephrine values at extremes of sodium intake in normal man. Hypertension. 1979 May-Jun;1(3):261-6. doi: 10.1161/01.hyp.1.3.261.
61. O'Donnell M, Mente A, Rangarajan S, McQueen MJ, O'Leary N, Yin L, Liu X, Swaminathan S, Khatib R, Rosengren A, Ferguson J, Smyth A, Lopez-Jaramillo P, Diaz R, Avezum A, Lanas F, Ismail N, Yusoff K, Dans A, Iqbal R, Szuba A, Mohammadifard N, Oguz A, Yusufali AH, Alhabib KF, Kruger IM, Yusuf R, Chifamba J, Yeates K, Dagenais G, Wielgosz A, Lear SA, Teo K, Yusuf S ; PURE Investigators. Joint association of urinary sodium and potassium excretion with cardiovascular events and mortality: prospective cohort study. BMJ 2019, 364:l772
62. 김은숙 , 정진기 : 백년 면역력을 키우는 짠 맛의 힘 - '원인 모를 염증'과 '만성질환'에서 탈출하는 최강의 소금 사용설명서. 앵글북스 2019, ISBN : 9791187512424.
63. 제임스 디니콜란토니오(James DiNicolantonio) : 소금의 진실(the Salt Fix: Why the Experts Got It All Wrong-and How Eating More Might Save Your Life). Harmony, 2017.
64. 월렉(Joel Wallach) : 죽은 의사는 거짓말을 하지 않는다(Dead Doctor don't Lie). Wellness Publications, 2004. ISBN-13 : 978-0974858104
65. Mark Kurlansky : Salt : A world History. Penguin Books. 2003. ISBN-13 : 978-0142001615
66. World Health Organization. Guideline: Sodium Intake for Adults and Children. Geneva: WHO; 2012
67. https://cbe.snu.ac.kr/ko/board/free_board/view/20491
68. http://www.newskorea.ne.kr/news/articleView.html?idxno=2382 (전경애 : 소금에 대한 우리의 오해, 소금(천일염)과 염화나트륨(정제염)을 구분할 줄 알아여 한다. 뉴스코리아(NewsKorea) 2021sus 8월 17일자, 2021년 12월 3일 수정)
69. http://www.worldlifeexpectancy.com/cause-of-coronary-heart-disease/by-country/
70. 이도수 : 100일간 인도인으로 살아보기. 세광출판사, 2019, pp236-237.
71. 강순길 : 충선왕의 염법 개혁과 염호, 한국사연구 48, 한국사연구회, 1985.
72. 권영국 : 14세기 각염제의 성립과 운용, 한국사론 13, 한국사학회, 1985.
73. http://dh.aks.ac.kr/sillokwiki/index.php/%EC%97%BC%EB%B2%95(%E9%B9%BD%E6%B3%95)

05

기타 영양제

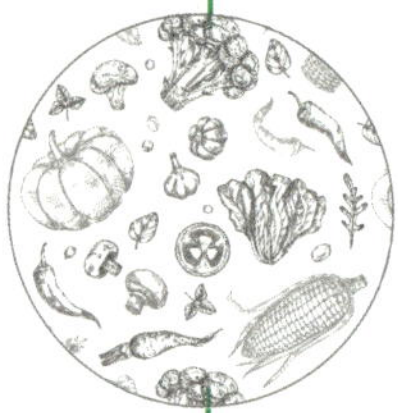

01
콜라겐에 대하여

5년 전쯤 오랜 기간 친한 친구인 피부과 의사가 저분자 콜라겐이 정말 건강 특히 피부에 도움이 되느냐고 물었다. 그 당시만 해도 요즘처럼 콜라겐이 대유행하지 않을 때이다. 생화학을 전공한 나에게 콜라겐에 대하여 잘 알 것이라 생각하여 물었던 것인데, 사실 콜라겐은 영양학적으로 단백질 중 가장 유용성이 떨어지는 단백질로 알고 있었을 뿐이다. 콜라겐이 피부나 연골의 구성 성분이기 때문에, 먹거나 바르면 피부 탄력 혹은 뼈에 좋다는 이야기가 있어 콜라겐이 많은 음식인 닭발, 닭 날개나 도가니, 혹은 돼지껍질, 족발 등을 즐겨 찾는 사람들이 많으며, 이를 노린 콜라겐 제품도 시중에 많이 나와 있다. 그러나 일반적으로 생각해보면 콜라겐도 단백질의 일종이고, 피부나 소화기관으로 콜라겐 자체로 흡수될 리가 없다. 단백질은 대개 분자량이 큰 고분자 화합물이고 콜라겐 역시 분자의 크기가 커서 피부가 흡수를 못 한다. 또한 섭취했을 때는 소화기관에서 다양한 소화 효소작용으로 분해되어 아미노산이 되며, 이렇게 흡수된 아미노산이 몸 안에서 다시 콜라겐으로 생성될 거라는 보장은 없다. 다시 말해, 콜라겐을 먹으나, 콩을 먹으나, 우유를 마시나 일단 단백질이라면 몸에 들어가면 다 똑같이 아미노산으로 분해된다. 게다가 콜라겐은 연골이나 각종 결합 조직 및 세포간 기질의 주요 성분으로, 몸 안의 그 어떤 단백질보다도 많이 존재한다. 때문에 합성된 콜라겐이 오로지 피부로만 갈 것이라는 보장도 없다.

심지어 콜라겐은 일반 단백질보다 분자량이 커 인체에 제대로 소화 흡수되지도 않고 90% 이상이 그대로 배출되며, 필수 아미노산이 전혀 포함되지 않아서 좋은 단백질 공급원이라고도 볼 수 없다. 최근에는 육류 콜라겐보다 흡수율이 훨씬 좋다는 어류 콜라겐이 판매되기도 하는데 어류에서 나온 콜라겐이라고 흡수율이 더 좋다는 보장도 없으며, 실제로 흡수율이 더 좋다는 그 어떤 임상시험도 별로 없는 상태다. 콜라겐을 먹으면 소화효소에 의해 펩티드 형태로 가수분해 되어 아미노산으로 되어야 혈액 속에 흡수 된다. 혈액에 흡수된 콜라겐의 아미노산은 피부나 에너지원으로 사용되거나 체내 단백질 합성 재료 등으로 사용이 된다. 사실 먹는 콜라겐이 피부까지 도달하여 효과가 있느냐 없느냐는 여전히 논란이 되고 있다. 하지만 콜라겐 흡수에 관한 연구에 따르면 12시간 금식 후 콜라겐을 섭취한 후 혈중 펩티드를 측정한 결과 콜라겐에 많이 들어 있는 하이드록시프롤린의 혈중 농도가 4시간 후 최고치에 도달하였다. 다른 연구에서는 가수분해한 콜라겐에서 유래한 펩티드에 방사성 동위 원소를 붙인 것을 먹은 후 30분~24시간 동안 추적 관찰을 한 결과 콜라겐이 피부까지 도달해 잘 유지되는 것으로 밝혀졌다. 가수분해된 콜라겐이 흡수되고 일부는 피부로 이동함을 알 수 있다. 하지만 연구 환경과 조건에 따라 여전히 다양한 연구 결과가 존재한다.

콜라겐은 보통 글리신과 두 종류의 아미노산으로 구성되는 트리펩티드(Gly-X-Y)가 반복되어 구성되니까, 콜라겐을 섭취하면 그 원재료가 되는 아미노산을 섭취하는 셈이니 결과적으로 콜라겐 합성이 늘어나 피부가 좋아진다는 반론도 있지만 무엇보다도 콜라겐을 구성하는 주요 아미노산은 모두 비필수 아미노산이다. 섭취하나 마나 어차피 부족하면 체내에서 알아서 합성된다는 이야기이다. 정 좋은 피부를 가지고 싶거든 보습과 자외선 차단을 하는 게 더 효율적이다. 돼지 껍데기나 족발을 하루에 10kg 정도 먹는다면 피부가 빵빵해지고 기름이 늘어나 촉촉한 피부 같은 느낌은 들 거다.

콜라겐은 체내에서 가장 풍부한 단백질로, 전체 단백질의 1/3을 차지할 정도이다. 뼈, 피부, 근육, 힘줄 및 인대의 주요 구성 성분이며, 혈관, 각막 및 치아를 포함한 인체의 다양한 조직에서 발견이 된다. 콜라겐은 이 모든 것을 하나로 묶는 접착제라고 생각할 수 있다. 사실 콜라겐은 그리스어 κολλα(kólla)에서 유래하는데, 이는 접착제를 의미한다.

콜라겐의 독특한 구조와 특성

콜라겐은 단백질의 일종으로서, 교원질(膠原質) 또는 아교질이라고 부르기도 한다. 흔히 교원질로 불리는 콜라겐(collagen)은 대부분 동물 특히 포유동물에서 많이 발견되는 섬유성 단백질로, 피부와 연골 등 체내 모든 결합조직의 많은 부분을 차지한다. 콜라겐 단백질은 여러 종류로 구분되어 있다. 콜라겐은 적어도 5억 년 전 생명체에 콜라겐이 존재하였으며, 아마도 동물세포 진화에 있어 최초의 세포외기질(extracellular matrix) 단백질로 여겨진다. 콜라겐의 공통적인 특징으로 콜라겐이란 어떤 특정 단백질을 이야기하는 것이 아니라 단백질을 구성하는 아미노산의 배열에서 매 3번째마다 글리신(Gly)이 반복되며, 그래서 Gly-X-Y의 3개의 아미노산이 주기적으로 반복되는 단백질 패밀리이다. 콜라겐의 공통되는 특징 중 하나는 아미노산 조성으로 글리신의 함량이 비정상적으로 높아서 구성 아미노산의1/3을 차지한다. 또한 프롤린(Pro) 역시 일반적인 단백질에 비해 높다. 가장 특징적인 점은 다른 단백질에는 거의 존재하지 않는 하이드록시프롤린(hydroxyproline, Hyp)과 하이드록시리신(hydroxylysine, Hyl)을 포함하는 것이다. 콜라겐 이외에도 하이드록시프롤린을 함유하는 단백질로는 탄력성을 부여하는 데 중요한 엘라스틴(elastin)도 있다. Hyp와 Hyl 2가지 모두를 갖는 단백질로는 사람의 면역에 중요한 보체단백질로 제1 성분인 C1q와 아세틸콜린에스트레이스(acetylcholine esterase)가 있다. 콜라겐을 구성하는 트리펩티드로 X 위치와 Y 위치에는 다른 아미노산이 들어 있으며, 이들 아미노산으로 프롤린, 하이드록시프롤린이 오는 경우가 많다. 프롤린은 주로 X 위치에, 대부분의 하이드록시프롤린은 Y 위치에 존재하는 경우가 많다. 그러므로 이런 특징을 갖는 아미노산이 반복되는 모든 단백질은 콜라겐이라 할 수 있다. 콜라겐의 경우 글리신이 3번째마다 나타나는 아미노산 서열 즉, Gly-X-Y의 반복 서열이 제I형의 콜라겐에서 α사슬 경우 338번이나 반복된다. 그러니 콜라겐에는 다른 단백질에는 거의 없는 프롤린과 하이드록시프롤린 함량이 높은 것이 특징이다. 현재까지 모두 28종류 이상의 콜라겐 단백질이 발견되었으며, 그중 동물에서 흔히 볼 수 있는 것은 5종류이다. 종류에 따라 뼈나 피부, 연골, 결합조직 등을 구성한다. 동물의 가죽이나 생선의 비늘도 콜라겐으로 이루어진 것이다.

콜라겐은 일반적으로 물에 잘 녹지 않으며, 산이나 염기 처리와 함께 가열하면 분해되어 젤라틴으로 변한다. 콜라겐과 젤라틴은 투명도에서 큰 차이가 있으며 콜라겐은 자가조립(self-assembly)이 가능한 단백질이기 때문에 물속에서 하이드로젤 상태를 이룬다. 젤라틴에 불순물이 섞인 것을 아교라고 부른다. 콜라겐은 동물의 신체에서 다양한 결합조직의 세포 밖 공간을 채워주는 주요 조직 형성 단백질이다. 포유동물에서 전체 단백질의 25~35%를 차지할 정도로 가장 풍부하게 존재하는 단백질이다. 콜라겐은 매우 긴 섬유상(fibril)의 형태로서, 힘줄이나 인대, 피부와 같은 섬유조직에서 흔히 볼 수 있다. 눈의 각막, 연골, 뼈, 혈관, 소화관, 척추 사이 원반, 치아의 상아질에서도 발견이 된다. 근육조직의 경우 근내막의 주요 구성요소이다. 콜라겐은 근육조직의 1~2%를 차지하고, 강하고 힘줄이 많은 근육에서는 6% 정도 차지한다. 식품과 의약품 산업에서 흔히 사용되는 젤라틴(gelatin)은 콜라겐을 비가역적으로 가수분해한 것이다. 아이스크림, 젤리, 푸딩 등을 만드는 재료이고 약의 캡슐 원료로도 사용된다.

콜라겐을 구성하는 아미노산은 매 3번째마다 글리신(glycine)이라는 아미노산이 존재한다. 다른 단백질에는 거의 들어 있지 않는 프롤린(proline) 아미노산이 무려 17%나 들어 있을 정도로 다른 단백질과는 현저하게 다른 단백질이다. 프롤린의 경우 다른 아미노산과는 달리 닌하이드린(Ninhydrin) 용액에 노란색을 띄는 유일한 아미노산으로 닌하이드린 반응에 노란색이 나오면 콜라겐일 가능성이 아주 높다. 하나의 콜라겐은 약 1,000개의 아미노산으로 구성되어 있어, 전체 아미노산 구성의 반 정도가 2가지 아미노산(글리신과 프롤린)으로 되어 있으며, 이들 아미노산은 필수 아미노산 8가지에 포함되지 않으며, 다른 구성 아미노산들도 거의 다 필수 아미노산이 아니어서 영양학적으로는 별 유용성이 없는 단백질이다. 즉 단백질이지만 영양학적으로는 질이 좋은 단백질이 아니다. 글리신, 하이드록시리신, 하이드록시프롤린이 반복되는 구조를 갖는다. 세 종류의 아미노산이 반복된 사슬을 알파-사슬(α chain)이라 부르며, 알파 사슬 세 가닥이 감긴 것을 삼중나선(triple helix)이라 부른다. 일반적으로 이 삼중나선끼리 가교결합(croos-linking)이 일어나면서 콜라겐의 복잡한 구조가 형성되게 된다.

콜라겐은 자가조립(self assembly)에 의한 복잡한 구조를 가지며, 생체조직의 구조적 지지체 역할만이 아니라 세포의 분화, 부착, 이동에 중추적인 역할을 맡고 있다. 콜라겐이 만드는 독특한 사슬 구조는 2차 고조파 발생[second harmonic generation, 동일한 주파수를 가진 두 개의 광자가 반전 대칭성(inversion symmetry)이 없는 비선형 매질과 상호 작용하여 새로운 광자를 생성하는 비선형 광학 반응이며, 이때 새롭게 생성된 광자의 파장은 입사 광자 파장의 절반이고 주파수와 에너지는 두 배가 된다]이라는 비선형 광학적 현상을 보인다. 사실상 생물의 진화에 엄청난 역할을 한 셈이다. 스트레스성 호르몬인 코르티솔은 피부의 콜라겐을 분해하여 아미노산으로 만드는데, 이런 이유로 스트레스가 피부 미용의 적이라 할 수 있다. 콜라겐이 피부의 탄력성을 유지하는데 작용하기 때문이다. 콜라겐은 분자량 10만의 폴리펩티드(polypeptide, 아미노산과 아미노산이 결합한 것을 펩티드 결합이라 한다)가 나선구조(helix structure)를 이루고, 이들 3가닥이 서로 묶여 초나선(superhelix) 구조를 이루어, 길이 300nm, 직경 1.5nm의 가늘고 길며 딱딱한 막대 모양이다. 콜라겐이 나선구조를 형성할 수 있는 데는 매 3번째마다 존재하는 글리신과 프롤린의 독특한 구조 때문이다. 이렇게 콜라겐이 나선구조를 이루는 데 있어 글리신이 중요한 이유는 초나선을 이루는 경우 안쪽의 공간이 매우 비좁기 때문이다. 글리신은 곁사슬이 없는 유일한 아미노산으로 그 크기가 가장 작아 초나선 구조를 이루는 데 있어 안쪽에 딱 들어맞는 구조이다. 카르복시 말단 쪽에서부터 나선구조를 이루기 시작하기 때문에 콜라겐의 998번째 아미노산이 글리신인데, 이 글리신이 곁사슬이 있는 아미노산으로 바뀌게 되면(즉 돌연변이가 일어나면) 초나선 구조를 이룰 수 없게 된다. 글리신은 20개의 아미노산 중 유일하게 곁사슬이 없는 아미노산으로 그 크기가 가장 작다. 아미노산은 탄소에 4가지 기능기가 붙게 되는데 즉, 아미노기, 카르복실기, 곁사슬, 수소이다. 그런데 글리신은 곁사슬이 없이 수소로 되어 있어 아미노산 중 유일한 부재탄소를 갖지 않는 아미노산이다. 결과적으로 초나선 구조를 이루지 못한 콜라겐은 제대로 기능을 하지 못하게 되어 1,000여 개 아미노산 중 글리신 하나가 다른 아미노산으로 되는 돌연변이가 생긴 경우 태아가 출산 시 뼈가 제대로 형성되지 못하여 출산 시 산도를 넓히지 못하고 오히려 뼈가 부러져 사산될 수 있다. 그만큼 콜라겐에 있어 글리신의 존재 이유가 크다. 프롤린은 아미노산이라 하지 않고 유일하게 이미노산(imino acid)이라 부르며, 그 구조가 자연적으로 구부러져 있어 콜라겐이 나선구조를 이루는 데 도움이 되는 아미노산이다. 콜라겐 분자의 양 끝은 이런 나선구조를 이루지 않는 말단 펩티드라고 불리는 부분이 조금 있다. 즉 양 말단은 아미노산의 규칙성이 없어 매 3번째마다 글리신이 오지 않고 불규칙한 아미노산 배열을 가지고 있기 때문이다. 콜라겐은 다른 단백질에 비해 항원성이 약하지만, 이 말단 펩티드가 항원성을 갖는다.

콜라겐의 기능

콜라겐의 효능은 피부보습으로 콜라겐이 주로 피부 진피층에 위치하는 단백질로 수분을 끌어당기는 성질이 있어서 거친 피부를 촉촉하게 만들어주고 탱탱하고 탄력이 있는 피부로 만들어주어 피부 보습 기능을 갖는다. 또한 콜라겐은 노화 예방 기능이 있는데, 피부가 자외선에 오랜 시간 노출될 경우, 단백질 분해효소가 증가되어 피부를 구성하는 콜라겐과 엘라스틴 섬유(탄력섬유) 등을 분해하여 피부 탄력이 떨어지게 되어 주름을 유발한다. 1975년 슈스터(Shuster S) 등의 연구에서 특히 25살 이후 콜라겐 생성 능력이 현저히 떨어지기 시작하므로 음식 섭취를 통해 보충하면 노화 예방에 도움이 된다고 하였다. 나아가 콜라겐은 노인성 탈모 예방효과도 가지고 있다. 콜라겐이 피부를 재생하는 데 중요한 역할을 하지만 우리 몸의 털을 만들 때도 꼭 필요한 성분으로 나이가 들면서 빠지거나 가늘어질 수 있는데, 평소 음식 섭취를 통해 콜라겐을 보충하면 노인성 탈모 예방효과가 있다. 또한 콜라겐은 손톱 갈라짐을 예방한다. 손톱이 잘 부러지는 것은 단백질이 부족하기 때문인데, 단백질인 콜라겐을 보충하면 손톱에 윤기와 영양을 공급하여 단단하고 고르게 자라도록 도와주는 효과가 있어 손톱이 갈라지고 부러지는 것을 예방할 수 있다. 또한 콜라겐은 관절 건강에 도움이 된다. 한 연구에 따르면 40~60대 탈모 여성에게 하루 3번 식후 콜라겐과 식초를 섭취하게 한 결과 모낭당 모발 수가 70% 증가하는 결과를 보였다(이하나 등, 2012). 모발은 주로 케라틴(keratin)으로 구성이 되기 때문에 콜라겐을 포함한 단백질 섭취 경우 체내에서 아미노산으로 분해되어 새로운 단백질을 만드는데 사용이 될 것이다. 콜라겐은 3가지 비필수 아미노산인 프롤린, 글리신, 하이드록시프롤린이 주로 구성성분으로 들어간다. 프롤린은 또한 케라틴의 주 구성성분이다. 그러므로 프롤린을 풍부하게 함유하는 콜라겐을 소비할 경우 모발을 만드는데 필요한 구성성분을 제공해 줄 가능성이 높다. 그럼에도 불구하고 모발에 대한 콜라겐의 효과는 아직 증거가 부족하여 모발 성장에 있어 콜라겐이 어떻게 작용하는지는 쉽지가 않다. 아마도 모근에서 콜라겐이 모발이 탈락되지 않도록 붙들어 주어 탈모가 예방될 수 있으리라 생각된다. 관절은 뼈와 뼈가 연결되는 부위를 말하며, 움직임에 따라 발생하는 충격을 흡수하는 역할을 한다. 관절은 외부 충격이나 신체의 노화 등 여러 원인에 의해 연골에 손상이 발생하면서 통증이 나타날 수 있다. 뼈의 유기물 성분 중 73% 정도와 연골의 50% 정도가 콜라겐으로 구성되기 때문에 관절 건강에 도움이 될 수도 있다. 콜라겐은 신진대사를 촉진한다. 콜라겐이 세포와 세포 사이를 연결해 주는 효과를 가지기 때문에 소장에서 흡수된 영양소를 각 장기나 조직으로 운반시켜주는 역할을 하며, 신진대사를 촉진시키는 효과가 있어 몸에 축적된 각종 노폐물을 체외로 배출하는 데 도움이 된다. 콜라겐은 인체의 면역에 중요한 역할을 하는 혈구인 백혈구에도 영양을 공급해 주기 때문에 각종 질병 예방에 도움을 줄 수 있다. 콜라겐이 몸 속에 충분히 공급이 되면 심혈관질환의 예방에도 도움이 될 수 있다. 콜라겐을 구성하는 프롤린이 피를 맑게 해주고 혈관의 압력을 조절해 혈액 순환이 잘되게 해준다. 콜라겐은 치아뿐만 아니라 잇몸을 구성하는 중요한 성분이다. 콜라겐의 꾸준한 섭취를 통해 치아 건강을 증진시킬 수 있다. 연골과 뼈에도 콜라겐이 많이 존재한다. 연골에는 콜라겐이 약 53% 존재하여 연골 조직 재생을 도와주어 연골과 뼈를 튼튼하게 한다. 신체가 노화될수록 콜라겐이 부족해지며, 따라서 뼈와 연골에 있는 콜라겐 역시 부족해진다. 그로인해 골밀도가 낮아져 뼈가 약화되는데, 콜라겐 섭취 시 이러한 뼈 질환을 예방할 수 있다.우리의 치아와 잇몸에도 콜라겐이 존재한다. 뼈에도 많은 콜라겐이 있듯이 이를 붙들어 주는 치조골도 뼈이기 때문에 콜라겐이 함유되어 있다. 또한 치아 상아질, 시멘트질의 단백질은 대부분 콜라겐이다. 치아에서 콜라겐 섬유들은 하이드록시아파타이트 결정을 지지하고 치아의 형태를 유지시키는 역할을 한다. 또한 콜라겐은 치주인대를 통해 치아가 잇몸에 잘 유지될 수 있도록 돕는 역할도 한다. 따라서 콜라겐을 지속적으로 섭취 시 건강한 치아와 잇몸을 유지할 수 있다. 혈관 역시 탄력이 중요하다. 혈관에 탄력성이 있어야 혈압조절과 혈액순환이 원활 할 수 있다. 콜라겐은 혈액을 구성 및 복구하고 백혈구의 영양 공급을 도와 신진대사를 원활하게 하여 몸속의 노폐물 배출을 도와준다.

나무위키의 콜라겐 내용을 살펴보자. 일부 유사과학자들은 정체불명의 논문을 제시하면서 "콜라겐 가수분해물을 섭취하면 아미노산으로 분해되어 흡수되지만, 분해된 펩티드 자체가 콜라겐의 특이적 구조를 보존하고 있기 때문에 다시 콜라겐으로 만들기 용이한 재료가 되고, 이 콜라겐 유래 펩티드는 혈류를 타고 피부까지 간다."라는, 선뜻 납득하기 어려운 주장도 하는데, 고등학교 생명과학만 배워도 알 수 있지만 아미노산으로 분해된 이상 콜라겐의 특이적 구조를 기억하고 있다는 것은 전혀 말이 안 되는 소리다. 아미노산이 형상기억합금도 아니고 분자 단위로 쪼개진 상태에서 어떻게 콜라겐으로 다시 만들어질 수 있는지 문헌적 근거는 커녕 이론적 근거조차 없다. 제시된 논문(사실 논문이라고 부르기도 어려운 수준이지만)을 자세히 살펴보면 고작 남자 4명, 여자 8명을 상대로 조사한 교차연구[cross-over study, 피험자가 일련의 다른 치료(또는 노출)를 받는 종적 연구이다]일 뿐이며, 대학교 석사과정 졸업논문으로도 쓸 수 없는 문헌이다. 한 사람이 콜라겐을 먹지 않고 피검사를 하고, 그 뒤 다시 콜라겐을 먹은 뒤 피검사를 하는 방식으로, 같은 사람이 대조군과 실험군 모두가 된다. 당연하지만 이런 방식의 연구는 사람을 상대로 한 연구로서는 제대로 된 실험군-대조군 설정이 될 수 없다. 그럼에도 불구하고 과학에 무지한 대다수의 민중들에게 외계어 같은 과학용어를 남발하면서 "봐라, 과학적으로 증명된 효과가 있지 않느냐" 하면서 수상한 제품들을 팔려고 하는 것은 지금까지 봐왔던 숱한 유사과학과 다를 바가 없다. 간혹 효과가 있다는 메타분석이 있다고 메타분석 논문도 제시하지만 해당 논문 내에서도 "근거의 질은 매우 낮지만"이라는 조건을 달아서 서술하고 있을 정도로 제대로 된 연구가 없는 상황이다. 피부는 엘라스틴, 히알루론산, 콜라겐, 물로 이루어져 있다. 엘라스틴은 탄력을, 히알루론산은 수분을 담당하고 있는데, 콜라겐은 히알루론산과 엘라스틴의 중심을 잡는 기둥역할을 하여 먹는 콜라겐은 피부탄력과 보습에 중요한 역할을 한다. 콜라겐 효능을 실험한 연구에서 가수분해 콜라겐으로 분자량이 2000달톤인 것을 2.5g씩 약 8주간 섭취한 후 눈의 주름 형성을 확인한 결과 눈주름이 감소했다는 보고가 있다(Proksch E 등, 2013, 2014). 또한 진피 내 프로콜라겐과 엘라스틴도 증가하였음을 확인했다. 분자량(분자크기)은 달톤(Da)을 사용하는데, 작을수록 흡수율이 좋다. 현재 173달톤까지 출시되고 있다. 29만 달톤에 달하는 분자량을 300달톤, 1,000달톤, 5,000달톤 등으로 조각내는 것이다. 콜라겐 1개는 290kDa(29만 Da)이며, 콜라겐은 3개의 체인이므로 1개의 체인은 94,000Da, 1개 체인은 1,000개의 아미노산으로 아미노산 1개당 94Da가 된다. 따라서 가수분해된 콜라겐은 대략 5,000Da 정도로 53개의 아미노산으로 구성, 나선형구조가 풀리고 조각난 상태이기 때문에 소화효소에 의해 분해되기 쉬워 진다. 트리펩티드, 콜라겐 펩티드들은 500Da 이하라고 말하는데 3개의 아미노산 연결고리이므로 282Da로 환산돼 바로 흡수 가능한 크기다. 논문 등에 따르면 콜라겐은 종류에 상관없이 5,000Da 정도의 가수분해 콜라겐이면 섭취 후 2시간 안에 최대 농도로 흡수된다. 다시 말해 흡수된 콜라겐 펩티드는 피부에 도달해 일정 기간 유지효과(섬유모세포, 진피 내 콜라겐 증가)를 발현해 주름 감소에 도움을 줄 수 있다. 아마도 콜라겐을 섭취하면 몸속에서 분해되어 아미노산의 농도가 높아지고, 콜라겐에 많이 들어 있는 프롤린의 농도가 혈중에 높아질 것이다. 연구에 의하면 우리가 흔히 콜라겐 하면 생각했던 돼지 껍데기 등의 고분자 콜라겐(육류 콜라겐)의 흡수율은 약 2~3%에 불과하지만 저분자 콜라겐(어류 콜라겐)은 흡수율이 무려 84%에 달한다[일본세포개선의학협회 도미나가 시게토(永茂人) 박사]. 어류 콜라겐이 육류 콜라겐 보다 분자량이 작기 때문에 흡수율이 42배나 높다고 설명한다. 하지만 이러한 콜라겐 흡수율 비교자료는 오역에서 비롯된 잘못된 정보로 파악된다. 이 데이터는 흡수율이 아니라 산가용성을 나타내고 있는데, 생선 콜라겐이 육류 콜라겐보다 산에 더 잘 녹는다는 의미지 흡수율을 직접 비교한 데이터가 아니다. 여기에 더해 용해도 비교자료를 잘못 번역해 콜라겐의 양으로 잘못 기재하고 있어 신뢰도를 크게 추락시키고 있다. 잘못된 자료가 방송, SNS 등을 타면서 생선 콜라겐이 육류 콜라겐보다 더 좋은 것으로 오인하게 만들고 있다. 혈중 콜라겐 농도는 2.5 ~100mg/mL이다(Liang S 등, 2015). 그러므로 우리 몸속에서 대량의 콜라겐을 합성하려면 외부에서 공급된 콜라겐을 통한 프롤린의 농도 증가는 꼭 필요하다. 콜라겐 합성 시 많은 양의 프롤린이 필요하기 때문에 혈중에 있는 프롤린만으로는 부족할 수 있어 외부에서 공급된 프롤린(콜라겐)이 콜라겐 합성이 원활하게 되도록 많은 도움을 줄 수 있다. 콜라겐은 체내에서 합성이 되지만 노화가 진행될수록 몸속에서 합성되는 양보다 분해되어 몸 밖으로 빠져나가는 양이 더 많아지게 된다. 콜라겐은 20세 부터 매년 1%씩 감소하는데 40대가 되면 20대 때의 절반 수준에 미치는 콜라겐만 남게 된다. 프롤린은 단백질 합성 및 구조, 대사(특히 피롤린-5-카르복실레이트를 통한 아르기닌, 폴리아민, 글루탐산의 합성), 영양, 상처 치유, 항산화 반응 및 면역 반응에 중요한 역할을 한다. 프롤린과 하이드록시프롤린은 콜라겐과 우유 단백질에 가장 풍부하며, 전신의 단백질 합성을 위한 프롤린의 필요성은 아미노산 중 가장 크다. 그러므로 프롤린에 대한 생리적 요구는 수명 주기 동안 특히 높다. 대부분의 포유류(인간과 돼지를 포함)는 아르기닌과 글루타민/글루탐산으로부터 프롤린을 합성할 수 있지만, 내인성 합성 속도는 신생아, 조류, 어류에서는 적절하지 않다. 2011년 부(Wu G) 연구팀은 프롤린의 역할에 대해 연구하였다. 어린 돼지(유아 영양을 연구하는 데 널리 사용되는 동물 모델)를 이용한 연구는 0.48% 아르기닌과 2% 글루탐산염 용량을 포함하는 화학적으로 프롤린이 없는 식단에 0.0, 0.35, 0.7, 1.05, 1.4 및 2.1% 프롤린을 보충하는 것이 일일 성장률과 사료 효율을 향상시킴을 보여주었다. 또한, 닭의 최대 성장 성능은 식단에서 최소 0.8%의 프롤린에 의존했다. 마찬가지로 식물성 단백질 기반 식단에 0.07, 0.14, 0.28% 하이드록시프롤린을 첨가한 식이 보충은 연어의 체중 증가를 증가시켰다. 세포 생화학에서의 조절 역할에 기초하여, 프롤린은 포유류, 조류, 수생 종의 기능성 아미노산으로 간주될 수 있다.

때로는 피부과에서 주름을 펴기 위해 콜라겐을 필러로써 주사로 주입하는 시술을 하기도 하는데, 이 경우에는 콜라겐이 인체에 흡수되기 때문에 시간이 지나면 효과가 사라진다. 면역 반응 문제 때문에 요즘은 히알루론산을 쓰는 편이다. 바르는 경우에도 위에서 언급했듯, 단백질은 고분자 물질이고, 당연히 피부 표피도 뚫을 수 없다. 돌을 얇은 체에 거르는 것이라고 생각하면 된다. 그리고 피부에 주름이 생긴 건 표피 아래쪽의 진피층에서부터 시작되는 거라, 콜라겐 팩에 든 수분 덕에 촉촉해지는 소소한 효과는 있어도 큰 효과는 기대할 수 없다. 바르는 콜라겐은 로션처럼 어디까지나 좋은 보습제일 뿐, 그

걸 넘어서는 효과를 바라면 안 된다.

그러나 상처에는 유의미한 효과가 있다는 보고가 있어 욕창의 치료 등에 있어서 보조적 수단으로 사용되고 있다고 한다. 이는 일본의 NHK의 2017년 3월 1일 유명 장수 생활정보프로그램 Gatten(ガッテン)에서 "결정판! 콜라겐 100% 활용 SP"에 소개되기도 하였는데 최근 연구에 의하면 콜라겐이 분해된 아미노산과 부산물이 몸속의 섬유아세포(fibroblast)를 자극하여 체내 콜라겐 생산을 늘려준다는 결과가 있다고 한다. 즉 콜라겐을 섭취하면 몸에서 콜라겐을 더 잘 만들어 낸다는 것이다. 하지만 이러한 작용은 피부에 상처 또는 건조해지거나 하는 등으로 이미 손상을 입은 경우에 작용한다는 특징이 있다. 꾸준히 잘 먹었는데도 효과가 없다면 콜라겐 생성으로 회복되어야 하는(혹은 회복될 수 있는) 손상(염증, 상처, 건조)이 없는 것이므로 더 이상의 개선은 기대하기 어려운 상태라는 것이다. 그래서 효과가 있다는 사람들과 없다는 사람들이 나온게 된 원인이 되기도 한 것이고 일반적으로는 콜라겐을 복용하는 방식으로는 도움이 되지 않는다는 것이 최근까지 통설적으로 굳어진 것이다. 또한 해당 프로그램에서도 밝히고 있지만 콜라겐의 효능은 식품으로서의 효과이지 약으로서의 효과가 아니므로 치료제의 개념으로 접근하지 말 것을 당부하고 있으며 젤라틴과 콜라겐은 구성 성분이 유사하므로 따로 건강식품보조제를 사지 않고 젤라틴으로 섭취하여도 된다고 언급하고 있다. 실제로 후반부에는 젤라틴이 풍부한 음식을 만드는 법을 소개하기도 한다. 그런데 약팔이들은 앞의 콜라겐의 효과 부분만 똑 떼 와서 열심히 콜라겐을 팔고 있는 상황이다.

독일 등 외국에서는 퇴행성관절염 등의 통증 치료에 단기간에 한해 보조로 사용되는 경우도 있지만 장기간 유효성이 입증되지 않았으며 효과도 통증완화에 불과하므로 큰 의미는 없다. 애초에 통증완화가 목적이면 그냥 한 알에 10원도 안하는 소염진통제를 먹으면 되는 것이지 수만 원이나 주고서 콜라겐 영양제를 구매할 이유가 없는 것이다. 세계 최대의 근거중심의학 요약 사이트인 UpToDate에서도 관절염에 콜라겐 치료가 단기간에 효과가 있을 수는 있겠지만 임상적으로 중요한 의미를 가지는지는 불분명하다고 서술되어 있다.

아텔로콜라겐 vs 콜라겐 가수산물

콜라겐을 콜라겐 분해효소(collagenase) 이외의 펩신(pepsin) 등의 단백질 분해효소로 처리하면 나선구조에는 작용하지 않고 말단 펩티드에만 작용해서 말단 펩티드가 제거된 나선구조의 콜라겐만 남는다. 이 콜라겐을 아텔로콜라겐(atelocollagen, a는 없다는 뜻이고 telo로 말단이니 말단 펩티드가 없는 나선구조만을 갖는 콜라겐)은 항원성이 거의 문제 되지 않는다. 말단 펩티드는 분자와 분자 사이에 가교(cross-linking, 곁사슬 구조를 갖는 천연 또는 합성 고분자를 몇 가지 방법으로 연결하여 새로운 화학결합을 만들어 3차원의 그물망 구조를 하도록 하는 화학반응)를 형성함으로써, 생체 내에서 콜라겐은 섬유를 형성할 수 있으며 물에 녹지 않는 불용성이 된다. 이러한 아텔로콜라겐을 화장품에 이용하게 되는데, 아텔로콜라겐의 분산액(균일하게 분산된 액)을 동결 건조하여 스펀지 상태로 만들어 페이셜마스크(facial mask) 등에 이용하고 있다. 대부분의 경우 가용성 콜라겐을 크림, 유액, 화장수 등에 배합하여 사용하고 있다. 어린 동물의 피부 등에 존재하는 콜라겐은 아직 가교가 충분히 형성되지 않아 쉽게 산으로 추출되지만, 그 양이 적고 비싸서 불용성 콜라겐을 가용화하여 이용하는 경우가 많다. 화장품에 콜라겐을 배합하면 보습성이 좋아지며, 특히 피부 질감(texture)이 개선되어 사용감이 향상된다. 누드

마우스에 1% 콜라겐을 함유하는 시료를 16일간 처리하는 경우 표피의 두께가 증가되는 데, 콜라겐 분자량이 무려 30만이나 되어 침투하기 어려울 텐데 그 기전은 아직 확실하지 않다.

콜라겐은 pH 4 이상에서 침전되어, 화장품에 배합하기가 어려운데 콜라겐 분자의 곁사슬인 아미노기를 석신일화(succinylation)로 카르복실기로 변화시키면 등전점이 9.0에서 4.5로 낮아져 pH 3.5 이하 및 pH 5 이상에서도 가용성이 있어 배합하기가 쉬워진다. 음전하 계열의 화장품에 배합할 경우에도 콜라겐 곁사슬의 카르복실기를 에스테르화 하면 사용 pH에서 실효 전하를 +로 크게 바꾸어 보다 배합이 용이해 진다. 콜라겐 가수산물(콜라겐 펩티드)도 화장품에 이용되고 있어, 콜라겐과 혼동되지만, 콜라겐 가수산물은 분자량도 훨씬 작어 수천으로 작고, 분자구조도 달라 그 효과가 다르다. 한국건강기능식품협회애 의하면 국내 콜라겐 제품 시장은 2017년 213억원에서 2019년 1219악원으로 472%나 급성장했다.

콜라겐의 흡수율

일반 콜라겐의 체내 흡수율은 2% 정도이며, 피쉬콜라겐은 84%나 된다. 그러나 이미 앞에서 기술하였듯이 이는 흡수율이 아니라 산가용성이다. 어류 단백질이 산에 더 잘 녹는다는 것이다. 콜라겐 분자크기를 보통 달톤으로 표시하는 데 분자 크기가 작을수록 흡수율이 높다. 일본의 Biol Pharm Bull의 논문 실험에 의하면 300달톤 콜라겐과 5,000달톤 콜라겐의 체내 흡수율이 최대 200배까지 차이가 나타났다. 시중에 판매되는 콜라겐은 300달톤부터 5,000달톤까지 있다. 콜라겐이 체내에서 흡수되어 효과를 내기 위해서는 3000mg 이상 섭취하는 것이 좋다. 2016년 일본의 쇼코 야마모토(Shoko Yamamoto) 연구팀은 다음과 같은 시험을 하였다. 콜라겐 트리펩티드(collagen tripeptide, CTP)는 글리신(Gly)-프롤린(Pro)-하이드록시프롤린(Hyp)과 같은 글리신-X-Y 아미노산 서열을 가진 트리펩티드들이 고농도로 함유되어 있는 콜라겐 가스분해산물이다. 이러한 콜라겐 트리펩티에 대해 Gly-X-Y로만 구성되어 있는 것(CTP-100)과 대략 50% Gly-X-Y를 함유하는 것(CTP-50), Gly-X-Y를 함유하지 않는 펩티드(CP)를 섭취한 후 사람에서 펩티드 흡수율을 비교하였다. 비교한 결과 혈장에서 Gly-Pro-Hyp과 Pro-Hyp의 식후 수준은 CTP-100과 CTP-50을 섭취한 피험자 중에서 증가했으며, Gly-Pro-Hyp 섭취가 많을수록 높았다. 이러한 결과는 콜라겐이 트리펩티드 형태로 섭취될 때 콜라겐 가수분해산물이 효율적으로 흡수된다는 것을 보여준다. CTP-100, CTP-50을 섭취한 후 소변에서 Gly-Pro-Hyp과 Pro-Hyp이 발견되었다. 이러한 사실은 섭취된 Gly-Pro-Hyp과 Pro-Hyp이 비교적 안정적이고 펩티드 형태로 소변으로 운반됨을 시사해 준다. 혈장 내 Hyp-Gly 농도는 CP 및 CTP-100 섭취 후 낮았지만, CTP-50 섭취 후가 더 높았다,이러한 결과를 볼 때 콜라겐에서 유래한 트리펩티드가 신체에 의해 효율적으로 흡수된다는 것을 시사해준다고 하였다. 2019년 버트람(Bertram HC) 연구팀은 건강한 남성 피험자 10명이 35g의 효소 가수분해 콜라겐 단백질(EHC), 35g의 비효소 가수분해 콜라겐 단백질(NC) 또는 플라시보(250mL 물)를 연속 3일 동안 받은 무작위, 맹목, 교차 연구(randomized, blinded, cross-over study)를 수행했다. 혈액 샘플은 이전에 추출되었으며, 최대 240분 후 섭취와 혈액 대사체는 핵자기공명(NMR) 기반 대사체학에 의해 특징지어졌다. 거의 모든 아미노산(AA)의 혈장 농도가 240분 동안 EHC와 NC 모두에서 유의하게 증가하였다. 또한 글리신, 프롤린, 하이드록시프롤린의 흡수율과 생체이용률은 EHC에서 유의미하게 높았다($p < 0.05$). 결론적으로, 콜라겐 가수분해물의 섭취는 240분에 걸쳐 AA의 식후 혈장 농도를 증가시키고, 효소 가수분해는 콜라겐이 풍부한 AA의 글리신, 프롤린 및 하이드록시프롤린의 흡수율과 생물학적 가용성을 증가시킨다.

나이 증가에 따른 콜라겐 감소

20살이 넘으면 콜라겐이 서서히 체내에서 소실되기 시작한다. 콜라겐 수치는 처음에는 점차적으로 감소하지만 50살쯤 되면 폐경기와 더불어 가속화가 시작된다. 60~70살이 되면 생체 내에서 콜라겐 생성이 매우 낮아 대부분 사람의 경우 눈에 띄게 노화 징후가 나타난다(그림 1). 콜라겐은 피부뿐만 아니라 뼈, 연골, 장기, 혈관, 모발 등에도 분포하고 있어 지지대 역할을 한다. 노화가 진행됨에 따라 체내에서 콜라겐이 감소되기 때문에 구조적 장애가 발생할 수 있다. 콜라겐의 체내 생산량은 연령이 높아짐에 따라 감소하는데, 생체 내에서 콜라겐이 생성되지 않기 때문에, 나이가 들어갈수록 식품 등으로 콜라겐을 섭취할 필요가 있다.

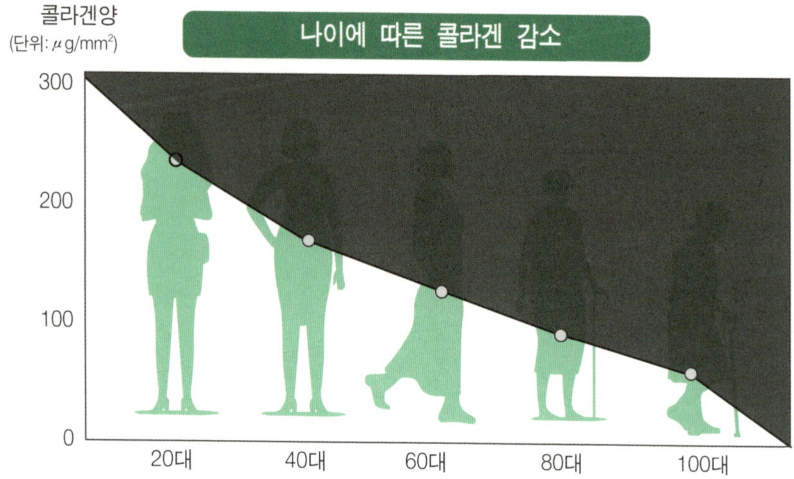

그림 1. 나이에 따른 콜라겐 감소.

동물성 콜라겐 vs 식물성 콜라겐

콜라겐은 육류 및 어류에도 다량 존재하는데, 특히 돼지 껍데기, 닭 날개, 도가니, 닭발 등에 많이 존재한다고 알려져 있다. 그 외에도 곶감, 두충차, 감잎차 등의 식물성 식품에도 콜라겐이 존재한다. 콜라겐은 실제로는 콜라겐 가수산물인 아미노산이나 펩티드를 먹어서 몸에서 다시 콜라겐으로 이용되는 것이므로, 이용되기 쉬운 아미노산 또는 펩티드를 먹는 게 중요하다. 글리신-프롤린-하이드록시프롤린의 트리펩티드가 중요한데, 이 중에서도 프롤린과 하이드록시프롤린이 중요하다. 콜라겐 원료는 흔히 동물성으로 돼지껍질이나 생선 비늘을 이용하며, 최근에는 식물성 콜라겐을 이용하기도 한다. 그러나 식물성 콜라겐은 함량이 매우 낮아서 콜라겐 공급에는 큰 의미 없다. 최근에는 어류에서 유래한 콜라겐이 주목받고 있다. 어류에서 유래한 콜라겐은 생선 비늘을 효소 분해하여 저분자 콜라겐을 만든다. 어류 콜라겐은 분자량이 500 달톤(Da, 바이러스 등 분자량 개념이 적합하지 않은 것의 질량단위) 정도로 분자량이 작아서 체내에 빠르게 흡수된다. 대신 대형 어류로 만들기 때문에 미세 플라스틱이나 중금속이 검출될 수 있는 위험이 있을 수 있다. 식용 어류로부터 얻은 콜라겐을 효소 처리하여 글리신, 프롤린, 하이드록시프롤린(Glycine-Proline-Hydroxy-proline, GPH)과 같은 트리펩티드의 함량이 높은 콜라겐 가수산물을 얻을 수 있다. 이것이 저분자 콜라겐 가수산물(콜라겐 트리펩티드)이다. 비린내가 잔존할 수 있기 때문에, 생선 비늘 유래의 콜라겐을 식품 등에 함유하고자 하는 경우, 비린내를 가릴 수 있는 마스킹(차폐) 소재가 필요하다. 일례로, 대한민국공개특허 2013-0098729호에서는 녹차 추출물, 백차 추출물 등의 차 추출물을 이용하여 콜라겐의 이상한 맛이나 이상한 냄새를 감소시킬 수 있다고 알려져 있다. 하지만, 마스킹 소재와 같은 첨가물을 넣게 되면 첨가되는 마스킹 소재에 비례하여 콜라겐의 함량이 감소하는 문제가 발생한다. 음식물을 통한 콜라겐 흡수는 제한적이고, 효율성이 떨어지기 때문에 체내 흡수가 용이한 초저분자 수준의 어류 콜라겐을 섭취해 주는 것이 노약자들의 노화를 지연시키고, 건강한 삶을 살도록 하여 삶의 질이 높아진다. 그렇지만 생선에서 추출했기 때문에 중금속 위험을 고려하여야 한다.

식물성 콜라겐에는 동물성 콜라겐의 구성 성분인 하이드록시프롤린이 존재하지 않는다. 콜라겐을 섭취할 경우 체내에 작용하는 것이 수산화된 콜라겐이기 때문에 하이드록시프롤린은 콜라겐 작용에 있어 중요한데, 식물성 콜라겐에는 없다는 것이다. 1990년 아다이르(Steven Adair)와 메캄(Robert Mecham)이 저술한 「식물과 동물의 세포외기질의 구조와 조합(Organization and assembly of plant and animal extracellular matrix)」에서 동물성 콜라겐에는 하이드록시프롤린이 풍부하지만 식물성에는 하이드록시프롤린이 발견되지 않는다고 명시하였다. 그러나 이후 식물성 콜라겐에도 일부 하이드록시프롤린이 있는 경우들이 보고되었다. 식물성 콜라겐은 히비스커스(Hibiscus, 하와이에서 훌라춤을 추는 사람들의 머리에 장식하는 꽃이며, 우리나라에서 금화규로 부르며 재배하기도 한다)와 카놀라 씨[개량된 유채, Canola는 Can(Canadian) + o(oil) + l(low) + a(acid)의 앞 글자를 따온 것이다. 국내에 들어온 카놀라는 거의 다 GMO(유전자 조작 식품)이다] 또는 버섯, 솔잎을 원료로 사용한다. 히비스커스의 경우 하이드록시프롤린이 13%나 들어 있다. 단점은 가격이 비싼 편이다. 카놀라 콜라겐은 비유전자 변이(non-GMO) 카놀라 씨에서 추출하며, 카놀라 씨를 저온 압착하여 콜라겐을 추출해 내면 파이토 콜라겐(phytocollagen)이 되는데 90% 이상이 분자량 100~400 달톤이고, 평균 500 달톤 이하로 가수분해시킨 콜라겐이어서 흡수율이 90% 이상이다. 식물성 콜라겐에는 어류 콜라겐에 없는 폴리페놀이나 플라보노이드와 같은 항산화제가 풍부하게 들어 있어서 항산화 효과까지 기대할 수 있다. 석류 콜라겐과 타트체리(tart cherry. 벚나무아속 벚나무속의 종으로, 유럽과 아시아 남서부에 자생한다) 콜라겐도 많이 선전되고 있는데 석류 즙이나 타트체리에 어류 콜라겐을 섞은 것이다. 일종의 어류 콜라겐이라 할 수 있다.

흔히 사용하는 콜라겐 보충제로는 콜라겐 가수산물(collagen hydrolysate)과 비변성 콜라겐(undenatured collagen type-II, UC-II, 콜라겐을 열이나 화학물질을 처리하지 않은 형태)이 있는데, 콜라겐 가수산물의 분자 크기가 작아서 흡수율이 높은 것으로 알려져 있다. 또한 골관절염의 통증 감소에는 콜라겐 가수산물이 더 효과적이라는 연구가 있다(Bello AE와 Oesser S, 2006; Moskowitz WR, 2000; Almagro MC. 2020). 골관절염의 강직감(관절운동 범위제한)에는 UC-II가 더 효과적이라는 연구 결과도 있다(Crowley DC 등, 2009; Gencoglu H 등, 2020). 아마도 콜라겐 가수산물은 인대, 힘줄 등의 결합조직의 원료로 작용하고, UC-II는 일종의 면역 조절 작용이 존재한다고 추정한다.

콜라겐의 임상적용 연구

콜라겐 제품은 식약처로부터 피부 기능성을 인정받은 기능성 콜라겐과 기능성을 인정받지 못한 일반 식품으로서 일반 콜라겐으로 나눌 수 있다. 식약처로부터 기능성을 인정받으려면 여러 검증과정을 거쳐 기능성이 인정될 경우 건강기능식품으로 분류가 된다. 이에 관련 연구로는 2008년 펜실베이니아 주립대학의 클라크(Kristine Clark) 연구팀은 발표한 논문에서 활동성 관절통이 있는 운동선수 147명(남자 72명, 여자 75명)을 무작위로 2그룹으로 나누어 식이 보충제로 콜라겐 가수산물을 복용 후 24주간 관찰한 결과 콜라겐 가수산물 투여군에서 관절 악화 위험을 줄일 수 있음을 보고하였다. 2014년 독일 키엘대학의 프록쉬(Proksch E)가 발표한 논문에서 35~39세 여성 69명을 23명씩 3개 그룹으로 나누어 이중 맹검 위약 대조 실험을 진행한 결과 8주 동안 콜라겐을 섭취한 그룹만이 피부 탄력이 증가하였다. 2017년 시빌라(Sara Sibilla)가 논문에서 영국에서 45~64세 여성을 2그룹으로 나눈 뒤 한 그룹에는 12주간 매일 콜라겐 보충제가 혼합된 음료를 제공하고, 대조 그룹에는 위약 음료를 제공한 결과, 콜라겐 보충제를 섭취한 그룹은 9주간 주름이 점차적으로 감소하였으며, 12주간 피부의 수분함량이 대조군에 비해 높게 나타났다. 또한 자외선 조사에 의한 피부 표피 장벽 및 피부 탄력성 손상에 대한 콜라겐 가수분해 산물이 미치는 영향을 분석한 실험에서 콜라겐 가수산물에 의해 경피 수분 손실 증가와 각질층 수분 농도 감소가 억제되었으며, 피부 탄력 및 경피 히알루론산 수치가 개선되었다. 히알루론산은 피부 속에 수분을 저장했다가 보습이 필요한 곳에 전달하기 때문에 수분 유지에 중요하다.

콜라겐은 분말, 정제, 액상 등 다양한 형태가 있는데, 액상이 흡수가 빠르다. 그러나 먹는 콜라겐으로 만족스러운 효과를 보기란 사실상 어렵다. 콜라겐은 피부뿐만 아니라 관절, 손발톱, 머리카락 등 전신으로 흡수되기 때문이다. 얼굴 피부로 도달하는 양은 미미하다고 보면 된다. 인체에서 콜라겐을 구성요소로 하는 조직은 많다. 피부부터 시작하여 여러 인체 조직이 콜라겐으로 구성돼 있다. 그러다 보니 많은 사람이 콜라겐을 먹으면 마치 그 조직의 구성이 이루어지는 것으로 착각하고 있다. 하지만, 콜라겐을 먹는다고 그 조직이 만들어지는 것은 아니다. 단지 콜라겐도 결국 단백질 성분이므로, 그냥 영양제처럼 먹는다고 생각하면 된다. 중요한 것은 하이드록시프롤린이라는 아미노산이지만, 하이드록시프롤린이 단백질을 합성할 때 직접 들어가지 않는다. 단백질 합성 경우 일단 프롤린으로 들어가 수산화 과정을 거쳐 하이드록시프롤린이 된다. 광고하는 것처럼 직접적인 효과를 기대하기보다는 건강 기능식품을 섭취하는 것과 같다고 보는 것이 좋다.

콜라겐 주사는 주사바늘을 사용해 짧은 시간에 안전한 주름제거 목적으로 사용된다. 효과 지속 시간이 반년에서 1년 반 정도로 그다지 길지 않지만, 흡수되어 부작용이나 합병증이 별로 없다. 인구 고령화 시대가 본격적으로 시작되면서 이에 따른 골관절염 환자도 꾸준히 증가하면서 관련 치료제 시장이 뜨거워지고 있다. 2021년 6월에 건강보험심사평가원은 관절강 주사제로 불리는 '슬관절강내 주입용 치료재료' 관련 급여기준을 6월부터 변경 시행 중이다. 즉 급여기준 상 기존 슬관절강내 주입용 치료재료에 콜라겐 성분을 새롭게 추가하였다. 무릎 골관절염 환자 대상 기존 '폴리뉴클레오티드나트륨(polynucleotide sodium)'만 존재하던 급여 항목에 '콜라겐' 성분까지 추가돼 2가지 성분의 관절강 주사제가 급여권에 포함되었다. 심평원은 콜라겐은 6개월 내 최대 5회 투여(1주에 1회씩, 총 콜라겐 투여용량 180mg 이내)로 주사제 투여 방법 및 횟수를 명확히 했다. 발목을 삐어 정형외과에 가면 침도 맞고 물리치료도 받는데 효과가 그리 크게 없을 경우 프롤로 주사를 권하기도 한다. 프롤로는 주사제 이름이 아니라 프롤로테라피(prolotherapy) 즉 증식요법이라는 치료법이다. 증식치료란 약해진 인대나 힘줄, 섬유골 연결 부위 등에 증식제를 주입하여 그 주위에 젤라틴(콜라겐이 변성된 것)을 침착시켜 새로운 섬유조직 및 결합조직의 생성을 자극하여 그 부위를 강화시킬 목적으로 시행되는 시술이다. 프롤로 주사치료의 주성분은 포도당과 국소 마취제인 리도카인이다. 보통 수액으로 맞는 포도당보다 훨씬 고농도의 포도당이 사용된다. 바이오 콜라겐 조직재생 유도 주사 요법은 바이오 콜라겐 주사제를 인대와 힘줄 등의 손상 부위에 주사로 주입하는 치료법이다. 힘줄이나 인대 조직의 30~70%가 콜라겐으로 구성되며, 이들 조직이 재생되기 위해 콜라겐 공급이 도움을 줄 수 있으리라 기대한다. 조직에 따라 다르지만 30%~70%까지 공급하면 해당 조직의 재형성이 가능하다.

콜라겐 형성에 도움을 주는 식품들

콜라겐 형성에 도움을 주는 음식으로 감이나 감잎차는 비타민이 풍부하며, 각질 생성을 예방하는 비타민 A가 많아 건조한 피부에 좋으며, 콜라겐을 생성하는 역할을 해 주어 피부 탄력에 도움을 준다. 곶감이나 감잎도 비슷한 효능을 가지고 있다. 어린잎을 따서 말린 감잎차는 비타민 함유량이 레몬의 20배로, 피부색을 좋게 하고, 다이어트에도 도움을 준다. 그러나 곶감의 경우 변비를 유발하는 탄닌 성분이 있으므로 주의가 필요하다. 토마토는 비타민 A가 풍부해 피부의 콜라겐 생성을 도와주며, 석류에는 콜라겐을 합성시키는 성분이 들어 있어 피부 미용과 주름 개선에 도움을 준다. 또한 석류에는 에스트로겐 성분이 있어 폐경기 전후의 여성 갱년기 증상 완화에 효과적이다. 석류의 씨를 감싸고 있는 얇은 막에 콜라겐이 특히 많이 들어 있다. 콩에는 비타민 E와 단백질이 다량 함유되어 있으며, 이소플라본이라는 성분이 들어 있어 피부 세포의 성장을 촉진하고, 콜라겐 파괴를 억제한다. 콩 속의 비타민 E와 비타민 B가 항산화제로 작용해 활성산소를 제거한다. 또한 단백질과 DNA가 손상되는 것을 막아 잔주름을 예방하고, 피부 탄력을 유지할 수 있다. 두유나 두부처럼 콩 성분을 그대로 함유한 식품으로 섭취하는 게 바람직하다. 닭고기는 콜라겐이 풍부해 피부미용과 골다공증을 예방하는 효과를 갖는다. 닭고기는 필수 지방산 비율이 16%로, 육류 중 가장 높다. 또한 닭고기에는 리놀렌산을 15.9% 함유하고 있어 동맥경화나 생활습관병 예방에도 효과가 있다. 가지미의 지느러미 근육에는 콜라겐이 다량 함유되어 있어 세포막을 튼실하게 하여 피부 미용에 좋고, 환절기 거칠어지기 쉬운 피부를 부드럽게 가꾸어 준다. 연어 껍질에도 콜라겐 성분이 많이 들어 있으며, 단백질과 지질의 함량이 높고, 불포화 지방산인 DHA가 다량 함유되어 있어 동맥경화나 고혈압 같은 성인병 예방효과가 있다. 고단백질 식품인 멸치는 피부, 관절 건강에 유익한 콜라겐이 풍부하다. 혈중 콜레스테롤 수치를 낮추고, 혈압을 조절하는 아미노산인 타우린이 풍부하다. 상어지느러미는 기력 회복에 좋고, 식용을 증진시켜 보양식에 쓰이는 최고급 식재료이다. 특히 콜라겐이 많이 들어 있어 피부 보습 작용 및 주름 방지에 탁월한 효과가 있다. 인체에 흡수되면 피부 탄력과 수분을 유지하고, 기미, 주근깨, 노화를 방지하는 것은 물론 뼈와 모발, 눈 등의 건강에도 도움을 준다. 사골국에는 뼈와 관절, 인대를 구성하는 콜라겐 성분이 다량 함유되어 있어 근육과 인대를 강화시키며, 손상된 관절 조직을 회복시키는 효과도 있다. 돼지 껍데기에는 콜라겐이 풍부하게 함유되어 있어 피부 탄력을 유지하는 데 도움이 된다. 또한 탄수화물이 없고 단백질이 풍부하여 다이어트 식품으로 좋다. 블루베리에는 콜라겐이 실제로는 들어있지 않지만 콜라겐 분해효소를 억제하는 성분이 포함되어 있어 음식으로 섭취된 콜라겐을 유지시켜주는 역할을 한다. 외국에서는 콜라겐 유지에 필요한 성분으로 돼지껍질이나 족발보다 더 선호한다. 또한 블루베리에는 활성산소를 억제하는 항산화 성분이 모든 과일이나 채소 중 으뜸이다.

콜라겐 자체는 단백질로 부작용이 없지만, 콜라겐이 있는 음식에는 콜레스테롤이 많은 경우가 많아 과다섭취 시 비만이 되거나 여드름이 늘어나는 원인이 되니 주의를 기울일 필요가 있다. 임상실험에 따르면 관절 통증 완화가 필요한 사람들은 일일 권장량으로 저분자량 피쉬 콜라겐 5g 또는 10g을 권장한다. 콜라겐은 부작용이 없어 경우에 따라서 10~25g 고용량을 섭취할 수도 있다

참고문헌

1. Steven W Adair, Robert P. Mecham : Organization and assembly of plant and animal extracellular matrix. Elservier, 1990
2. Kristine L Clark 1, Wayne Sebastianelli, Klaus R Flechsenhar, Douglas F Aukermann, Felix Meza, Roberta L Millard, John R Deitch, Paul S Sherbondy, Ann Albert : 24-Week study on the use of collagen hydrolysate as a dietary supplement in athletes with activity-related joint pain. Curr Med Res Opin. 2008 May;24(5):1485-96. doi: 10.1185/030079908x291967.
3. Proksch E : The role of emollients in the management of diseases with chronic dry skin. Skin Pharmacol Physiol. 2008;21(2):75-80. doi: 10.1159/000112957.
4. Licia Genovese 1, Andrea Corbo, Sara Sibilla : An Insight into the Changes in Skin Texture and Properties following Dietary Intervention with a Nutricosmeceutical Containing a Blend of Collagen Bioactive Peptides and Antioxidants. Skin Pharmacol Physiol. 2017;30(3):146-158. doi: 10.1159/000464470.
5. Shuster S, Black MM, McVitie E : The influence of age and sex on skin thickness, skin collagen and density. Br J Dermatol. 1975 Dec;93(6):639-43. doi: 10.1111/j.1365-2133.1975.tb05113x.
6. Yamamoto S, Deguchi K, Onuma M, Numata N, Sakai Y : Absorption and Urinary excretion of peptides after

collagen tripeptide ingestion in humans. Biol Pharma Bull 2016, 39(3):428-434.

7. Skov K, Oxfeldt M, Thegersen R, Hansen M, Bertram HC : Enzymatic Hydrolysis of a Collagen Hydrolysate Enhances Postprandial Absorption Rate—A Randomized Controlled Trial.Nutrients 2019 11(5):1064. https://doi.org/10.3390/nu11051064
8. https://namu.wiki/w/%EC%BD%9C%EB%9D%BC%EA%B2%90 (나무위키.콜라겐, 2022.5.17. 수정)
9. https://ko.wikipedia.org/wiki/%EC%BD%9C%EB%9D%BC%EA%B2%90
10. http://www9.nhk.or/gatten/20190301/index.html
11. https://www.joongang.co.kr/article/23877642#homehttps://www.hidoc.co.kr/healthstory/news/C0000602822
12. Bello AE, Oesser S : Collagen hydrolysate for the treatment of osteoarthritis and other joint disorders: a review of the literature. Curr Med Res Opin. 2006 Nov;22(11):2221-32. doi: 10.1185/030079906X148373.
13. Moskowitz WR : Role of collagen hydrolysate in bone and joint disease. Semin Arthritis Rheum. 2000 Oct;30(2):87-99. doi: 10.1053/sarh.2000.9622.
14. de Almagro MC : The Use of Collagen Hydrolysates and Native Collagen in Osteoarthritis. Am J Biomed Sci Res 2020 - 7(6). MS.ID.001217. DOI: 10.34297/AJBSR.2020.07.001217
15. Crowley DC, Lau FC, Sharma P, Evans M, Guthrie N, Bagchi M, Bagchi D, Dey DK, Raychaudhuri SP : Safety and efficacy of undenatured type II collagen in the treatment of osteoarthritis of the knee: a clinical trial. Int J Med Sci 2009; 6(6):312-321.doi:10.7150/ijms.6.312
16. Lugo JP, Saiyed ZM, Lau FC, Molina JPL, Pakdaman MN, Shamie AN, Udani JK : Undenatured type II collagen (UC-II®) for joint support: a randomized, double-blind, placebo-controlled study in healthy volunteers. J Int Soc Sports Nutr. 2013; 10: 48. doi: 10.1186/1550-2783-10-48
17. Gencoglu H, Orhan C, Sahin E, Sahin K : Undenatured Type II Collagen (UC-II) in Joint Health and Disease: A Review on the Current Knowledge of Companion Animals. Animals (Basel). 2020 Apr; 10(4):697. doi: 10.3390/ani10040697
18. Liang S, Sanchez-Espiridion B, Xie H, Ma J, Wu X, Lianga D : Determination of Proline in Human Serum by a Robust LC-MS/MS Method: Application to Identification of Human Metabolites as Candidate Biomarkers for Esophageal Cancer Early Detection and Risk Stratification. Biomed Chromatogr. 2015 Apr; 29(4): 570-577. doi: 10.1002/bmc.3315
19. Wu G, Bazer FW, Burghardt RC, Johnson GA, Kim SW, Knabe DA, Li P, Li X, McKnight JR, Satterfield MC, Spencer TE : Proline and hydroxyproline metabolism: implications for animal and human nutrition. Amino Acids. 2011 Apr; 40(4): 1053-1063. doi: 10.1007/s00726-010-0715-z
20. 이하나, 강삼모, 조희숙 : 콜라겐, 식초의 복합식이가 40대-60대 여성의 두피 및 미만성탈모에 미치는 영향(Effects of Complex Diet of Collagen and Vinegar on Female Scalp and Diffuse Apopecia Aged from 40s to 60s). 한국미용학회지 2012, 18(2):279-289.
21. Proksch E, Segger D, Degwert J, Schunck M, Zague V, Oesser S : Oral supplementation of specific collagen peptides has beneficial effects on human skin physiology: a double-blind, placebo-controlled study. Skin Pharmacol Physiol. 2014;27(1):47-55. doi: 10.1159/000351376.
22. Proksch E, Schunck M, Zague V, Segger D : Oral Intake of Specific Bioactive Collagen Peptides Reduces Skin Wrinkles and Increases Dermal Matrix Synthesis. Skin Pharmacol Physiol. December 2013, 27(3):113-119. DOI:10.1159/000355523
23. http://www.dailypharm.com/Users/News/NewsView.html?ID=278652 데일리팜 [데스크시선] 콜라겐에 대한 오해와 진실. 2021.07.22.

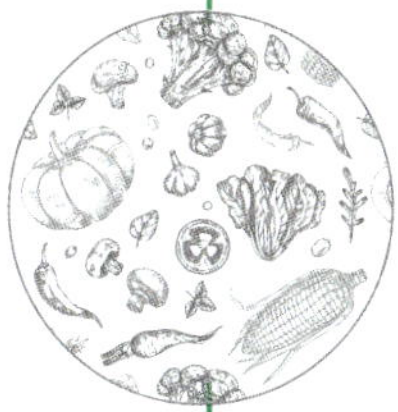

02
코엔자임 Q10(Coenzyme Q10)

요즘 코엔자임 Q10에 대하여 들어보지 못한 사람이 거의 없을 정도로 코엔자임 Q10 광고 홍수 속에 살고 있으며, 주변 사람들로부터 코엔자임 Q10이 무엇이고 먹어야 되느냐고 묻는 사람이 아주 많다. 코엔자임 Q10은 우리 몸을 구성하는 모든 세포에 에너지를 공급할 때 아주 중요한 역할을 한다. 사람의 세포 수를 어떻게 계산할까? 부피를 계산하여 추측할 수 있는데, 100kg의 사람 경우 부피는 약 $10^{-1}m^3$이다(1L = 1000cm^3, 정확히 0.001m^3 또는 1000cm^3). 포유동물의 평균 세포 크기는 10^3 ~10^4㎛^{3} = 10^{-15}~$10^{-14}m^3$이다. 즉 부피는 1000~10000㎛^{3}, 무게는 10^{-12}~10^{-11}이므로 세포 수를 계산해 보면 10^{13}~10^{14}개가 된다. 오늘날 언급된 우리 몸의 세포 수는 일반적으로 60조 개 정도로 알려져 왔다. 사람은 다양한 세포로 구성이 되며, 그 크기도 다양하다. 한 예로 적혈구는 그 크기가 매우 작아서 하나의 크기는 10㎛ 정도로 부피는 100㎛^{3}이다. 세포 수로는 450만~550만개/mm^3이다. 성인 70kg인 사람의 혈액은 약 5L 정도로 계산하면 총세포 수는 2.5×10^{13}개이다. 2013년 비안코니(Bianconi E) 등이 우리 몸을 구성하는 세포와 질량을 비교해 추산한 세포 수는 $3.72 \pm 0.81 \times 10^{13}$(조)개이다. 이후 2016년 센더(Sender, R) 등은 70kg 사람에서 3.8×10^{13} 세균이 있으며 사람 세포는 3.0×10^{13} 개라 하였다. 내 몸 안의 세포 수보다 더 많은 세포는 미생물이다. 일반적으로 120~150조 세균이 내 몸 안에 같이 살고 있다. 몸에 좋은 유익 세균이나, 몸에 좋지 않은 유해 세균 등을 포함하고 있어 어찌 보면 내 몸 안의 주인이 나인지 세균인지 모를 정도이다.

코엔자임 Q10이란

포유동물의 세포들은 미토콘드리아를 가지고 있어 우리 몸이 필요로 하는 에너지(칼로리)의 95%를 생산한다. 이 미토콘드리아가 정상적 역할을 하도록 하는 가장 중요한 것이 코엔자임 Q10(coenzyme Q10)이다. 코엔자임은 '함께'를 뜻하는 접두사 'co'와 효소를 뜻하는 'enzyme'의 합성어로, 그대로 의미를 생각해 보면 어떤 것과 함께 작용하는 효소라는 뜻이다. 그러므로 조효소라고도 하고 보조효소라고도 한다. Q10에서 Q는 퀴논(quinone) 화합물의 첫 글자이며, 10은 퀴논 분자 구조에 이소프렌(isoprene)이 10번 반복되므로 붙은 숫자이다. 결과적으로 코엔자임 Q10은 조효소인 퀴논 화합물이라는 것을 표시하며, 약자로 CoQ10이라 한다. 코엔자임 Q10은 비타민 Q라고도 하지만 비타민은 아니다. 왜냐하면 몸에서 충분히 또는 전혀 만들어지지 않아 식품을 통해 섭취해야 하는 게 비타민인데, 코엔자임 Q10은 인체에서 잘 만들어지기 때문이다. 화학구조를 반영한 이름인 '유비퀴논(Ubiquinone)', '유비데카레논(ubidecarenone)' 모두 코엔자임 Q10과 같은 말이다. '유비-(ubi-)'는 '어디서나 볼 수 있는'이란 뜻의 유비쿼터스(ubiquitous)에서 유래되었는데, 명칭에서와 같이 코엔자임 Q10(코큐텐, CoQ10)은 인체 세포에서 흔히 발견된다. 우리 몸에서 코엔자임 Q10은 3가지 형태로 존재하는데, 유비퀴논, 유비퀴놀(ubiquinol), 중간형인 유비세미퀴논(ubisemiquinone)이다. 유비퀴논은 산화형이고, 유비퀴놀은 환원형이고, 유비세미퀴논은 그 중간 형태이다. 유비퀴논은 미토콘드리아에서 에너지를 생성할 때 조효소로 쓰이는 형태이며, 유비퀴놀은 세포에서 활성산소에 대응하는 항산화제로 쓰이는 형태이다. 그러므로 코큐텐은 체내에서 유비퀴논이 되기도 하고 유비퀴놀이 되기도 하는 데, 필요에 따라 변환이 된다. 유비데카레논이라 하는 것은 모든 곳을 뜻하는 'ubi'는 라틴어 unique에서 유래하였고, 데카는 숫자 10으르, 're'는 열 번 반복되는 물질인 이소프렌을, 논(none)은 퀴논을 의미한다. 또한 미토퀴논(mitoquinone)이라고도 하는데, 미토콘드리아와 퀴논의 합성어이다. CoQ10은 미토콘드리아(세포 안에 있는 소기관, 세포가 사용할 수 있는 에너지의 95%를 만들어내는 곳)가 에너지를 만드는 데 핵심 참모 역할을 하는 보조효소이다. 코엔자임 Q10은 평생 쉴 새 없이 뛰어야 하는 심장, 체내 대사를 담당하여, 할 일이 많은 간과 같은 조직에 많이 분포되어 있다.

CoQ10은 장기육(organ meat), 쇠고기, 콩기름, 정어리, 고등어, 땅콩과 같은 다양한 식품에 미량으로 들어 있다. 또한 사람은 아미노산인 티로신(tyrosine)에서 CoQ10을 만드는 능력을 가지고 있다. 그러나 최소 8종의 비타민과 미네랄을 필요로 하는 복잡한 과정이다. 이 8가지 영양소 중 어느 하나라도 부족할 경우 CoQ10의 체내 합성은 방해받을 수 있다. 코엔자임 Q10은 체내에서 수많은 효소 반응에 필수적인 보조인자로 CoQ10은 세포의 미토콘드리아 내에서 사용되는 아주 중요한 3가지 효소에 대한 보조인자이다. 미토콘드리아는 세포의 배터리 또는 난로로서 세포의 에너지를 생성하는 곳이다. 미토콘드리아 효소들은 세포 기능에 필수적인 에너지인 ATP 생성에 필요하다. 그런데 미토콘드리아는 산화과정을 통해 에너지가 생성되는 곳이지만 위험한 부산물인 활성산소도 만들어 낸다. 코엔자임 Q10은 강력한 항산화물질로 활성산소를 무력화 시키는데 아주 중요하다. 1950년 페스텐스타인(Festenstein GN)이 말의 장벽에서 처음 소량 분리하였으며 물질 SA(substance SA)로 명명하였다. 코엔자임 Q10은 1957년 위스콘신대학교의 프레드릭 크레인(Frederick Crane)박사에 의해 소의 심장 미토콘드리아에서 처음 분리하여 Q-275라 하였다. 같은 해 크레인보다 이후 연구를 조금 늦게 영국의 모튼(Morton RA, 1957)도 쥐의 간에서 동일한 물질을 추출해내고 '유비퀴논(ubiquinone)'이란 이름을 붙였다. 크레인은 이후 연구를 이후 연구를 통해 Q-275와 물질 SA는 같은 것으로 밝혀져 이후 연구를 통해 Q-275와 물질 SA는 같은 것으로 밝혀져 유비퀴논으로 명명되었다. 1958년 머크(Merck)사 지원 하에 월프(Wolf DE)와 칼 포커스(Karl Focus) 박사 연구팀은 CoQ10의 정확한 화학구조를 밝혀 합성하였다. 그해 위스콘신대학교 그린(Green DE)은 미토콘드리아 전자전달 사슬(electron transport chain)에서 이 물질이 관여하기 때문에 미토퀴논(mitoquinone) 또는 Coenzyme Q1로 명명할 것을 시사하였다. 1966년 칼리포니아대학교의 멜로스(Mellors)와 타펠(Tappel AL)은 환원형 코엔자임 Q가 세포에서 항산화제 역할을 함을 보여주었다. 유비퀴논을 1970년대 중반 일본의 과학자들이 유비퀴논을 임상시험에 사용할 수 있는 정도의 대량생산에 성공하여 연구에 활기를 불어넣었다. 1978년 피터 미첼(Peter Michell)은 인체의 모든 세포에서 코큐텐이 어떻게 에너지를 생산하고, 어떻게 심장병에 작용하는지를 발견하여 노벨상을 받았다. 일본에서는 1974년부터 심기능부전 처방약으로 사용하고 있다. 그 후 전 세계적으로 유비퀴논의 항산화 기능을 비롯한 여러 효능에 대한 연구가 발표되었으며, 의약품 및 화장품의 원료로 인정되게 되었고, 건강식품으로서 판매되기 시작하였다.

코엔자임 Q10의 기능

코엔자임 Q10의 기능은 크게 2가지로 에너지 생성의 조효소로 쓰는 것과 항산화제로 쓰이는 것이다. 유비퀴논의 가장 큰 역할은 우리가 섭취한 영양소를 에너지로 전환시키는데 필요한 효소의 작용을 돕는 조효소(助酵素, coenzyme)로 작용한다는 점이다. 우리 몸은 약 60조 개의 세포(연구자에 따라 숫자는 차이가 있다)로 이루어져 있으며, 모든 세포들은 각각의 고유한 기능을 수행하기 위하여 에너지가 필요하게 된다. 인체의 에너지원은 ATP이며, ATP는 모든 세포에 존재하는 미토콘드리아에서 만들어지고, 유비퀴논은 ATP가 잘 생성되도록 돕는 역할을 하는 조효소이다. 따라서 유비퀴논 즉, 코엔자임 Q10이 부족하면 에너지 생성이 원활하지 못하여 신체 활력이 저하되는 현상이 발생한다. 또한 유비퀴논은 강력한 항산화작용으로 세포의 노화를 방지한다. 세포에서 ATP를 만들 때는 호흡을 통해 들어온 산소가 이용되며, 그 중의 일부는 '활성산소'라 불리는 불안정한 물질로 변한다. 활성산소는 '유해산소'라고도 하며, 자신의 불안정한 상태를 해소하기 위하여 인체의 세포를 산화시키게 된다. 활성산소에 의해 세포가 산화되면 나타나는 현상이 노화와 각종 질병이다. 코엔자임 Q10은 이러한 활성산소를 안정된 분자구조로 바꾸어 주는 항산화제로 작용한다. 유비퀴논은 스스로 항산화제로 작용할 뿐만 아니라 비타민 E가 항산화제로 작용할 수 있도록 활성화시키는 역할을 한다. 유비퀴논이 없으면 비타민 E가 있어도 활성산소에 의한 산화가 진행되는 것을 막지 못한다. 미토콘드리아가 에너지를 생산하는 데는 적어도 4가지 복합체가 관여하여 에너지인 ATP를 생성하게 된다. 이 중 3가지는 단백질 복합체로 우리가 음식을 골고루 편식하지 않고 섭취하면 아미노산을 통해 만들어지는 단백질 복합체이다. 그러나 아쉽게도 한 가지는 우리가 음식을 통해 섭취하여야 하는 코엔자임 Q10은 유기물질이다. 즉 음식을 통해 끊임없이 공급되어야 하는 영양소이다. 코엔자임 Q10은 육류 등의 음식을 통해 소량 얻을 수 있으나 대부분은 체내에서 알아서 만들어진다. 하지만 코엔자임 Q10의 체내 합성량은 20대에 정점을 찍은 후 서서히 합성량이 감소하기 때문에 영양제를 통해 보충해 주어야 한다. 코엔자임 Q10은 소고기, 조류, 브로콜리 등에 많이 포함된 것으로 알려져 있다. 고등어, 꽁치, 정어리 등의 등푸른생선과 현미, 계란, 콩류, 시금치, 땅콩 등의 견과류에도 포함되어 있다. 코엔자임 Q10은 다른 필수 비타민과는 달리 체내 합성이 가능하다. 그러나 그 합성 과정이 무려 17단계나 거쳐야 하고, 필수 비타민인 B_2, B_3, B_9(엽산), B_{12}(코바라민), 비타민 C 및 미량 미네랄인 셀레늄 필요하다. 또한 티로신, 메티오닌 등의 아미노산도 필요하다. 즉, 합성은 가능하지만, 질병이나 영양부족 등의 여러 이유로 제대로 합성이 되지 않거나, 나이가 들면서 합성 능력이 현저하게 떨어지기 때문이다. 그러므로 고지혈증약, 혈압약, 항우울제, 당뇨병약, 에스트로겐 호르몬제 등을 복용하는 환자의 경우 반드시 복용해야 한다.

어떤 요소에 의해 체내 유비퀴논 생성량이 변화되는지는 아직 밝혀지지 않았으며, 인체에는 풍부한 양의 유비퀴논이 저장되어 있기 때문에 적정 섭취량도 책정하지 못하고 있다. 유비퀴논의 합성량은 20세를 정점으로 감소하기 시작하여 40대에 이르면 20대의 약 70% 수준까지 감소하는 것으로 보고되고 있다. 심장병, 파킨슨병, 암, 당뇨병, 근육 위축 등 만성 질환에 걸려도 유비퀴논이 덜 만들어지는 것으로 알려져 있다. 체중 60kg인 성인의 몸에는 약 700mg의 유비퀴논이 존재한다고 하며, 체내의 모든 세포에 있으나 특히 심장, 신장,

간 등의 장기에 많이 함유되어 있고, 피부 표피에도 다량으로 존재한다. 유비퀴논은 거의 모든 식품에 포함되어 있고 주로 체내에서 합성되기 때문에 결핍증이 나타나기 어렵다. 그럼에도 불구하고 코엔자임Q10이 건강식품으로 권장되는 것은 단순히 건강을 유지하는 것이 아니라 여러 가지 치료효과가 있기 때문이기도 하다. 치료효과를 보기 위하여 많은 양을 복용하는 것이 필요하기 때문에 건강기능식품으로 판매되는 제품들은 의약품으로 사용되는 양보다 함량이 높은 것이 보통이다.

우리 몸 안에서 에너지를 끊임없이 필요로 하는 곳은 잠시도 쉬지 않고 뛰어야 하는, 생명에 가장 중요한 심장이다. 혈액을 온몸 곳곳에 보내기 위해 혈액을 펌프질해 주기 때문이다. 심장 근육에 코엔자임 Q10이 부족할 경우 심장 기능 저하가 초래된다. 그런데 고혈압 및 심혈관 치료제로 처방되는 약물들은 코엔자임 Q10 결핍을 초래하기도 한다. 또한 코엔자임 Q10은 항산화 기능을 갖는다. 혈액 속에 존재하는 코엔자임 Q10이 항산화 효과에 의해 동맥경화를 예방한다. 즉, 코엔자임 Q10이 나쁜 LDL(low density lipoprotein, 저밀도 지질단백질, 특히 이 중에서도 보다 작고 밀도가 높은 LDL)이 산화되는 것을 방지하기 때문이다.

또 다른 기능으로는, 비타민 E와 함께 작용하는 항산화 기능이 있다. 비타민 E는 각종 위험한 반응성이 큰 불안정한 물질(흔히 활성산소로 부른다)과 반응하면서 반응성을 무력화한다. 그런데, 이 결과로 비타민 E가 불안정한 물질로 바뀐다. 불안정해진 비타민 E를 다시 안정된 물질로 바꾸어주는 역할을 코엔자임 Q10이 담당한다. 즉, 코엔자임 Q10이 없으면 항산화 작용이 완료되지 못하고 말짱 도루묵이 된다. 협심증은 관상동맥 혈관벽에 콜레스테롤이 쌓여 죽상동맥이 되거나, 관상동맥 혈관이 수축하여 심장근육에 산소공급을 원활하게 하지 못하여 심장이 조이는 듯하고 가슴이 눌리는 듯 답답해지는 병이다. 코큐텐은 콜레스테롤의 산화를 억제하여 죽상동맥경화가 되는 것을 방지해준다. 당뇨가 있는 사람은 코큐텐 수치가 낮아서 일반인들 보다 더 많은 코큐텐 보충이 필요하다.

코엔자임 Q10의 기능으로는 체내에서 세포 수준의 에너지 생성을 증가시켜 운동 능력을 향상시킴으로써 피로를 회복하며, 심장이 체내 전체를 순환하는 혈액을 공급할 수 있도록 에너지를 공급함으로써 심혈관 건강을 유지한다. 코엔자임 Q10은 지질 친화성이 있어 지질 성분이 산화되어 파괴되는 것을 방지함으로써 몸에 유익한 트리글레세리드, 콜레스테롤 수준을 유지하고, 산화의 원인인 지방질 과산화물을 제거하고 비타민 E를 환원형으로 안정화시켜 비타민 E의 항산화 작용을 도움으로써 노화 방지 효과가 있다, 정자에 코엔자임 Q10과 인지질이 부족할 경우 정자무력증을 나타내는데, 남성 불임자가 코엔자임 Q10을 하루 200mg씩 6개월 복용할 경우 정자의 운동 속도가 2배 빨라지며, 잇몸 건강을 지원하여 치은염 치료 보조제로 작용한다. 나아가 암 예방, AIDS 치료 보조제로 작용하는 면역체계 강화작용을 가지며, 채식주의자 경우 코엔자임 Q10 결핍이 올 수 있는 데, 대두나 땅콩의 섭취를 늘려 코엔자임 Q10 수준을 유지할 필요가 있으며, 우울증 환자의 신체 증상이 에너지 생산율 감소에서 기인할 수도 있어 우울증 환자의 개선에 도움이 된다.

1972년 이탈리아의 학자인 리타루(Littaru GP)와 미국 학자 프로커스(Flokers K)가 심장병 환자에서 코엔자임 Q10이 부족한 것을 밝혀냈다. 1978년에 영국학자 피터 미첼(Peter Michelle)이 코엔자임 Q10의 역할에 관한 연구로 노벨화학상을 받았으며, 2003년 덴마크 코펜하겐대학병원 스벤드 오웨 모텐슨(Svend Aage

Mortensen) 박사가 2년에 걸쳐 유비퀴논 보충제로 큐신바이오 임상시험(Q-Symbio)을 하여 코엔자임 Q10의 효능을 널리 알렸다. 이 임상시험에는 9개국에서 420명의 심장병 환자가 참여하여 2년에 걸친 연구를 진행하여 유비퀴논을 투여한 그룹이 위약 그룹보다 심혈관질환으로 인한 사망률이 43%나 낮은 결과를 보고하였다. 2018년 미국 콜롬비아 대학교에서 개최된 코엔자임 Q10 컨퍼런스에서 큐심바이오 임상시험의 후속 연구 결과가 보고되었다. 이 발표에서 모텐슨의 딸인 앤느 루이스 모텐슨(Anne Louis Mortensen)은 데마크, 스웨덴, 오스트리아 등 유럽 6개국에서 231명의 환자가 참여한 임상시험에서 유비퀴논을 투여한 그룹이 위약 그룹보다 심혈관질환으로 인한 사망률이 53%나 낮았다고 보고하였다. 이 임상 실험에서 환자들은 100mg 유비퀴논 캡슐을 하루 3번 섭취하였다.

1994년 바기오(Baggio E) 등의 연구팀은 이탈리아에서 2,664명을 대상으로 한 연구결과를 발표하였다. 최소 6개월 전에 진단되고, 표준치료로 치료된 울혈성 심부전 환자에서 코엔자임 Q10 보조 치료의 안전성과 이상적 효능을 조사했다. 173개의 이탈리아 센터에서 개방되어 NYHA(New York Heart Association, 호흡곤란을 호소할 때 어느 정도의 호흡곤란을 호소하는지 의학적으로 표시할 필요가 있을 때, 클래스 I~IV러 나눈다. 클래스 I은 가만히 있을 때에는 호흡곤란이 없으나, 심한 운동 시에 호흡곤란이 생기는 정도로, 일상생활에는 무리가 없다. 클래스 II는 휴식 시에는 증상이 없으나, 약간의 일상생활에도 약간의 증상이 있으며, 일상생활을 할 때 약간의 피로감 및 호흡곤란, 두근거림을 느끼는 상태이나. 클래스 III는 오직 기만히 쉬고 있을 때에만 증상이 없으며, 조금만 움직여도 심한 호흡곤란을 호소하며, 일상생활을 할 때에도 심한 제한을 받는 상태이다. 클래스 IV는 휴식 시에도 호흡곤란이 있으며, 일상생활을 할 수 없는 정도의 호흡곤란 상태이다) 클래스 II와 III의 환자들을 모집하여 CoQ10의 일일 복용량은 경구 50~150mg 이었으며, 78%의 환자 경우 하루에 100mg을 투여 받았다. 임상 및 실험실 매개변수는 연구 시작일과 90

일 째에 평가되었다. 임상 징후 및 증상의 평가는 2~7점 척도에서 수행하였다. 결과적으로 부작용 발생률이 낮았는데, 36명의 환자에서 38건의 부작용이 보고되었으며(1.5%), 이중 22건이 검사치료와 상관관계가 있었다. 3개월간의 시험 치료 후 임상 징후 및 증상 개선 환자의비율은 청색증 78.1%, 두근거림 75.4%, 땀 79.8%, 주관성 부정맥 63.4%, 불면증 662.8%, 현기증 73.1% 개선되었다. 야뇨증은 53.6% 개선되었다. 또한 환자의 54%에서 적어도 3가지 증상이 동시에 개선되었다.

코엔자임 Q10의 부작용

코엔자임 Q10은 많은 의학 연구자들에 의해 "기적의 영양소"로 불린다. 코엔자임 Q10은 에너지(ATP) 생산과 관련된 대사 과정의 필수 구성 요소입니다(Princen HM 등, 1995). 코네티컷 맨체스터에 있는 뉴잉글랜드 심장 센터의 심장 전문의이자 전무이사인 시나트라(Stephen Sinatra)는 "심장 근육이 지속적으로 산소를 사용하고 엄청난 양의 에너지를 소비하기 때문에 심장 근육 세포는 코엔자임의 에너지 부스트로부터 큰 이점을 얻을 수 있다. 사실, 코엔자임 Q10의 수치는 일반적으로 건강한 심장에서 다른 어떤 기관보다 10배 더 높다. 이것이 코엔자임 Q10 결핍이 주로 심장에 영향을 미치고 심부전에 기여할 가능성이 가장 높은 이유이다. 고혈압 환자의 39%가 코엔자임 Q10 결핍증을 앓고 있는 것으로 추산된다(Sinatra ST, 1996)". 시나트라는 매일 180mg의 심장 보호 용량을 권장하지만 고혈압의 경우 일반적으로 하루 180-360mg의 일일 복용량으로 증가한다. 임상 연구에 따르면 코엔자임 Q10이 혈압에 눈에 띄는 영향을 미치는 데 보통 4주에서 12주가 소요된다(Richard L, 1999). 오스틴에 있는 텍사스대학교의 생명의학연구소 교수이자 소장이었던 칼 포크스(Karl Folkers) 교수는 코엔자임 Q10 분야에서 세계 최고 연구원으로 수녕간 인정을 받았다. 1990년 미국노화방지의학학회(American Academy of Anti-Aging Medicine) 컨퍼런스에서 포크스 교수는 "저는 치료라는 단어를 가볍게 사용하지 않지만 코엔자임 Q10은 심장병 치료제입니다"라고 하였다. 그는 35년 동안 코엔자임 Q10에 대한 생화학, 생의학 및 임상염구를 수행했으며 코엔자임 Q10의 구조를 밝히고, 인간의 심장에서 코엔자임 Q10을 분리하는 데 성공했다. 그의 연구는 코엔자임 Q10 결핍과 인간 심장병 사이의 명확한 연관성을 보여주었다(Folkers K 등, 1990).

코엔자임 Q10의 부작용은 아직 알려진 것이 없으며, 아주 높은 용량인 1,200~3,000mg을 섭취할 경우에도 부작용이 없다. 고혈압약을 복용할 경우 코엔자임 Q10 병용으로 저혈압이 발생할 수도 있다.

코엔자임 Q10과 다른 약물과의 관계

당뇨환자에게 처방되는 메트포르민(metformine, 일반 약품명으로 다이아벡스, 글루피정, 제미메트 등)은 엽산, 비타민 B_{12}, 코엔자임 Q10을 감소시키고, 글리벤클라미드(glibenclamide, 다오닐 정 등)와 같은 당뇨 치료 약물도 코엔자임 Q10을 고갈시킨다. 그러므로 고혈압 약과 마찬가지로 당뇨 약을 오랜 기간 복용하는 사람이라면 종합비타민뿐만 아니라 코엔자임 Q10을 함께 섭취하는 것이 좋다. 고지혈증이 있는 환자의 경우 가장 중요한 영양제는 코엔자임 Q10이다. 고혈압약으로 인해 가장 결핍되기 쉬운 성분이 바로 코엔자임 Q10이기 때문이다. 고지혈증의 대표적인 약물인 스타틴[statin, 콜레스테롤 합성을 저해하여 고지혈증 치료에 사용되는 전문 의약품, 로바스타틴(Lovastatin), 프라바스타틴(Pravastatin)] 계열의 약물은 코엔자임 Q10이 부족할 경우는 드물지만 횡문근변성(rhabdomyolysis, 근육세포가 분해되어 혈관으로 들어가 혈류를 타고 돌다가 신장을 손상시키는 독성효과를 일으키는 것으로 근육통, 무력증, 압통, 고열, 오심,구토, 권태감, 흑뇨 등의 증상을 수반한다)이라는 합병증이 유발될 수 있다. 고지혈증 약을 오랜 기간 복용하는 경우 근육에 힘이 빠지고 약해지는 느낌을 받는 경우가 있는데, 코엔자임 Q10을 매일 100mg 섭취하면 도움이 된다. 횡문근변성 경우 마라톤과 같은 장기간 오래 달리거나, 고산 등반 혹은 장기간 여행하는 경우 발생할 수 있는 데, 이때 코엔자임 Q10을 200~300mg으로 증량할 필요가 있다. 협심증이 만성화되거나 심한 경우 300~400mg 코엔자임 Q10을 복용한다. 항고혈압약인 프로프라노롤(Propranolol), 티모롤(Timorol), 메토프로롤(Metoprolol), 알프레노롤(Alprenolol)은 미토콘드리아 코엔자임 Q10과 길항작용을 나타내므로, 코엔자임 Q10 보충이 필요하다. 코엔자임 Q10 100mg은 독소루비신(Doxirubicin), 아드리아마이신(Adriamycin)에 의한 자유 유리기 형성을 감소시켜 심장 독성을 감소시킨다. 아미트리틸린(Amitriptylin)과 같은 삼환계 항우울제(tricyclic antidepressants)는 코엔자임 Q10과 길항작용을 나타내는데, 코엔자임 Q10이 이 약의 부작용인 심장독성을 예방한다. 비타민 K와 유사한 구조를 갖는 코엔자임 Q10은 와파린(warfarin)의 작용을 방해할 수 있으므로 주의가 필요하다.

치주질환과 코엔자임 Q10

치주질환이 있는 사람의 잇몸에는 대개 코엔자임 Q10이 현저히 결핍되어 있다. 코엔자임 Q10은 잇몸으로의 산소 공급을 증가시키고, 면역을 올려 준다. 또한 잇몸의 세균을 억제하여 잇몸 염증을 가라 앉혀준다. 미국과 일본의 경우 잇몸이 약한 환자에게 코엔자임 Q10 처방을 광범위하게 사용한다. 치주질환을 앓고 있는 환자 경우 잇몸 조직에서 코엔자임 Q10의 농도가 낮으며, 코엔자임 Q10을 보충하면 임상적으로 개선된다.

스페인 그라나다대학의 호세(José L Quiles) 등은 오메가-6, 오메가-3 다가불포화지방산 또는 단일불포화지방산 기반 식단에서 낮은 코엔자임 Q10 용량에 대한 평생 먹이가 어린 쥐와 늙은 쥐의 치주 조직에 미치는 영향을 평가하기 위해 치주염의 연령 의존 모델을 재현하였다. 결과는 이전에 오메가-6 다가불포화지방산 식단과 관련되어 악화된 노화 관련 치조골 손실이 코엔자임 Q10 유전자 발현 분석에 의해 약화된다는 것을 보여주었고, 관련 메커니즘은 오메가-6 다가불포화지방산을 먹인 쥐로부터 치은세포의 노화에 적응하기 위한 미토콘드리아의 복원 능력과 관련이 있을 수 있음을 시사하였다. 특히, 이것은 늙어감에 따른 미토콘드리아 생물학적 발생 속도의 증가, 그리고 이러한 동물들의 더 나은 산화적 그리고 호흡적 균형 때문일 수 있다고 하였다. 영양학적, 임상적 관점에서 코엔자임 Q10을 보충하면 나이와 관련된 치조골 손실(치주염의 주요 특징)에 대한 오메가-6 다가불포화지방산의 부정적 영향을 상쇄할 수 있다는 점이 주목된다. 1976년 에드워드 윌킨슨(Wilkinson EG) 등의 연구에서 18명의 자원자를 2그룹으로 나누어 8명에게 하루 50mg의 코엔자임 Q10을 투여하는 경우 위약(7명)을 투여한 군보다 임상적 개선이 나타났다. 우리 몸을 이루는 가장 중요한 단백질 중 하나가 콜라겐이다. 콜라겐은 우리 몸에서 회전율이 상당히 빠른 단백질 중 하나이다. 다른 어느 조직보다 치주인대(치주인대는 치아에 힘이 가해져도 치아가 빠지거나 흔들리지 않도록 잡아주는 중요한 역할을 한다. 턱뼈에 자리 잡아 치아를 365도 전 방향에서 둘러싸고 있는 특징이 있으며, 치아의 뿌리와 잇몸 뼈 사이에 위치하고 있는 인대 조직을 말하는 치주인대는 치조골에 직접 붙어있다기보다 치조골을 연결해주는 조직이라고 할 수 있다. 치주인대는 일종의 완충지대 역할 때문에 외부의 충격이나 압력이 가해져도 치아에 힘이 직접 전달되지 않고 분산될 수 있도록 도와준다. 따라서 치주인대는 치아를 보호하고 손상되는 것을 최소화 시켜주는 중요한 조직이라고 할 수 있다. 또한, 치아가 빠지지 않도록 치조골에 잘 고정해줄 뿐만 아니라 이물질이 침투하는 것을 막아주는 역할도 한다.)에 존재하는 콜라겐의 회전율은 아주 빨라서 어제의 치주인대 콜라겐은 오늘 이미 볼 수가 없다. 즉 치주인대 콜라겐대사는 단백질 대사의 대부분을 차지해 생체 중에서도 대사활성이 높은 조직 중 하나이다. 치주인대에서 성숙 콜라겐의 생물학적 반감기는 1일로 밝혀져, 잇몸 5일, 치조골 6일, 피부 15일에 비하면 아주 짧다. 치주질환이 있을 경우 치주인대의 파괴가 훨씬 빠르게 되는데 수많은 아미노산을 결합하여 콜라겐을 합성하기 위해서는 에너지를 아주 많이 필요로 한다. 그러니 에너지 공급을 위해 코엔자임 Q10을 공급해 주어야만 빠르게 콜라겐이 합성되어 튼튼한 치주인대를 구성함으로써 치아를 치조골에 고정할 수 있게 된다.

2013년 다히야(Parveen Dahiya) 연구팀은 치주 병원균은 활성산소를 과잉 생산하여 콜라겐과 치주세포를 파괴한다고 보고하였다. 흡연은 치주질환에 대한 중요한 위험인자로 알려져 있으며, 비흡연자에 비해 2~6배 치주질환이 증가한다. 40명의 환자를 2 그룹으로 나누어 대조군은 스케일링과 치근 활택술(root planning, 치석뿐만 아니라 감염된 에나멜질을 제거하는 치료)을 시행하였으며, 실험군은 스케일링과 치근활택술을 시행하고 코엔자임 Q10을 복용하게 하였다. 1개월과 3개월 후 치태지수, 치주낭 출혈 지수, 치주낭 탐침 깊이 측정을 한 결과 대조군보다 실험군에서 임상적 개선이 있었다.

왜 코엔자임 Q10을 섭취해야 하는가?

코엔자임 Q10은 지용성이라 기름으로 조리 시 효율적으로 섭취할 수 있으나 쉽게 파괴된다. 섭취하는 코엔자임 Q10은 유효량이 하루 30~60mg으로, 하루 4.2~7.2mg으로 식사만으로 충분히 보급하기는 어렵다. 체내에서 생성되는 코엔자임 Q10은 하루 3~6mg이며 그 생합성 과정은 아주 복잡하다. 코큐텐의 생합성에는 아미노산으로 티로신(tyrosine), 페닐알라닌(phenylalanine), 메티오닌(methionine)이 필요하며, 비타민으로 B_2(리보플라빈), B_3(나이아신), B_5(판토텐산), B_6(피리독신), B_{12}(코바라민), C(아스코르브산)와 엽산(folic acid), 사수소바이오테린(tetrahydrobiopterin), 미네랄로는 셀레늄(selenium)이 관여한다. 이 중 어느 하나라도 결핍되면 간에서 충분한 코엔자임 Q10이 생성될 수가 없다. 남성의 경우 체내에 약 700mg 코엔자임 Q10을 함유하고 있다. 심장, 간, 콩팥, 췌장 및 잇몸에서 많이 발견되며 19~20세가 가장 높다. 실병, 스트레스와 환경오염, 나이가 증가함에 따라 체내 조직의 코엔자임 Q10 보유 수준은 점차 감소한다.

천연 및 합성 코엔자임 Q10

코엔자임 Q10을 만드는 방법은 효모에서 발효시켜 만든 천연형과 화학적 공정으로 만든 합성형이 있다. 이 2가지 모두 최종산물은 구조적으로 동일한 화합물이다. 즉 체내에서 합성되는 트랜스(*trans*)형태이다. 합성형의 경우 트랜스형 말고도 불순물로 여기는 시스(*cis*)형이 일부 포함되기도 한다. 그러나 효모에서 발효해서 만든 코엔자임 Q10은 시스형의 불순물이 없다.

유비퀴논과 유비퀴놀

코엔자임 Q10 형태는 크게 2가지가 있다. 즉 유비퀴놀(ubiquinol)과 유비퀴논(ubiquinone)이다. 우리가 흔히 말하는 CoQ10은 유비퀴논이다. 체내에서 콜레스테롤로부터 합성하는 코엔자임은 원래 유비퀴논 형태이다. 이것이 체내에서 이용되는 경우 유비퀴놀 형태로 전환되어 사용 된다. 즉 유비퀴놀이 활성형이라 할 수 있다. 그럼에도 불구하고 유비퀴놀과 유비퀴논의 어떤 형태가 더 좋은지는 아직 확실하지 않다. 다만 유비퀴놀 형태가 유비퀴논보다 2~3배 정도 비싸다. 또 다른 단점으로 유비퀴놀은 산화 형태로 쉽게 바뀔 수 있어 보관과 유통에 주의가 필요하다. 노화나 간 기능이 떨어지게 되면 심혈관계에 문제가 발생하여 유비퀴놀 전환률이 감소될 수 있어 이런 분들은 유비퀴놀이 좋은 선택일 수 있다. 건강한 사람의 경우 용량이 100mg 정도면 된다. 그러나 심혈관계 질환이 있거나 노인이라면 100~200mg이 좋을 수도 있다.

PQQ, 실라짓, 바이오페린

코엔자임 Q10을 고르다 보면 성분 중에 PQQ(pyrroloquinoline quinone), 실라짓(shilajit, 네팔, 티베트, 파키스탄, 알타이 등지에서 발견되는 천연 추출물로 미네랄의 보고로, 자연적으로 생성되며, 먹을 수 있는 무기물질과 발효 유기물질이 혼합되어 있다), 바이오페린(BioPerin, 성분은 piperine으로 영양소의 생체 이용률 향상을 위해 특허 받은 유일한 후추 추출물) 등의 이상한 성분이 들어 있다. 레스베라트롤 처리 시 SIRT1(유전자로부터 형성되는 단백질은 Sirtuin 1)을 자극하거나, PQQ에 의해 PGC-1α(이 유전자 발현이 증가하면 미토콘드리아 합성이 증가하여 우리 몸속 에너지 공장이 활발하 돌아가 대사가 증가한다)을 증진시킴으로써 미토콘드리아의 합성을 증가시키는 것으로 알려져 있다. 그러므로 코엔자임 Q10과 병용 경우 에너지 생성을 증가시키고, 심신 건강이나 뇌 건강에 상승작용이 있다고 알려져 있다. 실라짓은 히말라야 인근에서 발견되는 갈색의 타르와 같은 것의 주성분으로 풀빅산(fulvic acid)이다. 코엔자임 Q10과 병용 시 미토콘드리아 에너지 생성에 도움을 준다. 실라짓에는 철분이 다량 함유되어 있기 때문에 철분이 함유된 영양제와 실라짓을 동시에 섭취할 경우 혈중 철분 수치가 증가할 수 있다. 바이오페린은 피페린이라고도 하며, 코엔자임 Q10의 흡수를 증진시킨다. 이들은 간의 대사효소에 작용하기 때문에 약을 복용 시 약의 농도를 저하시키거나 증진할 수 있기 때문에 피페린이 없는 것을 드는 것도 무방하다.

코엔자임 Q10 선택

코엔자임 Q10이 담기는 연질 캡슐의 경우 대부분 소, 돼지가죽으로 만들어진다. 소, 돼지는 항생제, 성장촉진제로 길러지고, 광우병, 구제역 같은 병에서 자유로울 수 없으니 식물성 소재로 된 캡슐을 선택하는 것이 좋다. 포장방법에 있어 CoQ10이 열이나 빛, 산소에 쉽게 산패되기 때문에 최소단위 묶음(한 달이나 그 이하)과 낱개 포장된 패키지로 사는 게 좋다. 통에 한꺼번에 들어가 있는 제품은 열거나 닫으면서 열이나 산소 등에 계속 노출이 될 수 밖에 없기 때문이다. 화학첨가물은 향을 감추기 위해 합성착향료를 넣거나 캡슐 색을 입히기 위해 합성착색료를 넣는 제품들이 많다. 화학적인 첨가물은 당연히 없는 게 좋다. 일반적으로 CoQ10 제품에는 CoQ10 성분 말고도 베타카로틴 등 눈 건강에 도움이 되는 성분이 함께 들어가 있는데 대부분 합성비타민이다.

식품 속 CoQ10 농도

2010년 즈미텍(Zmitek J) 등에 CoQ10의 함량과 식이 섭취량에 대한 상세한 리뷰가 발표되었다. 유기체 내의 내인성 합성 외에도, CoQ10은 다양한 식품에 의해 유기체에 공급된다. 그러나 이 화합물에 대한 과학계의 큰 관심에도 불구하고, 식이성분에 포함된 CoQ10의 함량을 결정하기 위해 매우 제한된 수의 연구가 수행되었다. 이러한 측면에 대한 첫 번째 보고서는 1959년에 발표되었지만, 그 당시 분석 방법의 민감성과 선택성은 특히 저농도의 제품에 대해 신뢰할 수 있는 분석을 허용하지 않았다. 그 이후로 분석 화학의 발달로 인해 다양한 식품의 CoQ10 농도를 보다 신뢰할 수 있게 되었다. 다음은 kg당 들어 있는 양을 표시하였다. 채소에서 유래한 식용유가 가장 풍부한 공급원이다. 기름 종류로는 콩기름 54~280mg, 올리브유 40~160mg, 포도씨기름 64~73mg, 해바라기기름 4~15mg, 카놀라유 64~73mg이 들어 있으며, 육류로는 소고기 심장 113mg, 간 39~50mg, 근육 26~40mg, 돼지고기 심장 12~128mg, 간 23~54mg, 근육 14~45mg, 닭고기 가슴살 8~17mg, 다릿살 24~25mg, 날개 11mg이며, 어류로는 정어리5~64mg, 고등어 붉은 살코기 43~67mg, 흰 살코기 11~16mg, 연어 4~8mg, 참치 5mg이 며, 견과류로는 땅콩 27mg, 호두 19mg, 깨 18~23mg, 피스타치오 20mg, 헤이즐넛 17mg, 아몬드 5~14mg 들어 있다. 야채류는 파슬리 8~26mg, 브로콜리 6~9mg, 콜리플라워 2~7mg, 시금치 10mg, 배추 2~5mg이며, 과일로는 아보카도 10mg, 까막까치밥나무(black currant) 3mg, 포도 6~7mg, 딸기 1mg, 오렌지 1~2mg, 자몽 1mg, 사과 1mg, 바나나 1mg이 들어 있어 야채와 과일에는 작은 양이 들어 있다. 야채에는 파슬리와 깻잎이 좀 많이 들어있으나 다른 채소는 적은 양이 들어 있다. 과일로는 아보카도가 좀 들어 있을 뿐 대부분 과일에는 코큐텐이 적게 들어 있다.

참고문헌

1. Littarru GP, Ho L, Folkers K. : Deficiency of coenzyme Q 10 in human heart disease. II. Int J Vitam Nutr Res. 1972;42(3):413-34.
2. Folkers K, Littarru GP, Nakamura R, Scholler J : Survey and new clinical studies on conenzyme Q in human muscular dystrophy. Int J Vitam Nutr Res. 1972;42(1):139-63.
3. Littarru GP, Jones D, Scholler J, Folkers K : Deficiency of coenzyme Q 10 in a succinate-CoQ 10 -Enzyme in the dystrophic rabbit on an antioxidant deficient diet. Int J Vitam Nutr Res. 1972;42(1):127-38.
4. Mortensen SA : Overview on coenzyme Q10 as adjunctive therapy in chronic heart failure. Rationale, design and end-points of "Q-symbio"--a multinational trial. Biofactors. 2003;18(1-4):79-89. doi: 10.1002/biof.5520180210.
5. Zita C, Overvad K, Mortensen SA, Sindberg CD, Moesgaard S, Hunter DA : Serum coenzyme Q10 concentrations in healthy men supplemented with 30mg or 100mg coenzyme Q10 for two months in a randomised controlled study. Biofactors. 2003;18(1-4):185-93. doi: 10.1002/biof.5520180221.
6. The 9th Conference of the International Coenzyme Q10 Association. New York, NY June 21-24, 2018.
7. Alfonso Varela-Lopez, Pedro Bullon, Maurizio Battino, M Carmen Ramirez-Tortosa, Julio J Ochoa, Mario

D Cordero, César L Ramirez-Tortosa, Corrado Rubini, Antonio Zizzi, José L Quiles : Coenzyme Q Protects Against Age-Related Alveolar Bone Loss Associated to n-6 Polyunsaturated Fatty Acid Rich-Diets by M.odulating Mitochondrial Mechanisms. J Gerontol A Biol Sci Med Sci. 2016 May;71(5):593-600. doi: 10.1093/gerona/glv063.

8. Ryo Nakamura, Gian Paolo Littarru, Karl Folkers, Edward G. Wilkinson : Study of CoQ10-Enzymes in Gingiva from Patients with Periodontal Disease and Evidence for a Deficiency of Coenzyme Q10. Proc Natl Acad Sci USA. 1974 Apr;71(4):1456-60. doi: 10.1073/pnas.71.4.1456.
9. Wilkinson EG, Arnold RM, Folkers K : Bioenergetics in clinical medicine. VI. adjunctive treatment of periodontal disease with coenzyme Q10. Res Commun Chem Pathol Pharmacol. 1976 Aug;14(4):715-9.
10. Folkers K, Watanabe T : Bioenergetics in clinical medicine-X. Survey of the adjunctive use of coenzyme Q with oral therapy in treating periodontal disease. J Med. 1977;8(5):333-48.
11. Dahiya P, Kamal R, Gupta R, Bhardwaj R, Chaudhary K, Kaur S : Reactive oxygen species in periodontitis. J Indian Soc Periodontol. 2013 Jul;17(4):411-6. doi: 10.4103/0972-124X.118306.
12. Crane FL, Hatefi Y, Lester RL, Widmer C : Isolation of a quinone from beef heart mitochondria. Biochimica et Biophysica Acta. 1957 July, 25(1):220-1. doi:10.1016/0006-3002(57)90457-2. PMID 13445756.
13. Wolf DE, Hoffamn CH, Trenner NR, Arison BH, Shunk CH, Linn BO, McPherson JF, Folkers K : Coenzyme Q. I. structure studies on the coenzyme Q group. Journal of the American Chemical Society. 1958, 80(17):4752. doi:10.1021/ja01550a096. ISSN 0002-7863.
14. Mellors A, Tappel AL : Quinones and quinols as inhibitors of lipid peroxidation. Lipids. 1966 July, 1(4):282-4. doi:10.1007/BF02531617. PMID 17805631. S2CID 2129339.
15. Festenstein GN : PhD Thesis(Liverpool). 1950
16. Baggio E, Gandini R, Plancher AC, Passeri M, Carmosino G(on the behalf of the CoQ10 Drug Surveillance Investigators) : Italian multicenter study on the safety and efficacy of coenzyme Q10 as adjunctive therapy in heart failure. Molecular Aspects of Medicine 1994, 15(Suppl. 1):s287-s294.
17. Pravst I, Zmitek K, Zmitek J : "Coenzyme Q10 contents in foods and fortification strategies". Critical Reviews in Food Science and Nutrition. 2010 April, 50(4):269-80. doi:10.1080/10408390902773037. PMID 20301015. S2CID 38779392
18. Mitchell, P. (1972). "Chemiosmotic coupling in energy transduction: A logical development of biochemical knowledge". Journal of Bioenergetics. 3 (1): 5-24. doi:10.1007/BF01515993.
19. Mitchell, P. (1970). "Aspects of the chemiosmotic hypothesis". The Biochemical Journal. 116 (4): 5P-6P. doi:10.1042/bj1160005p.
20. Mitchell, P. (1961). "Coupling of Phosphorylation to Electron and Hydrogen Transfer by a Chemi-Osmotic type of Mechanism" (PDF). Nature. 191 (4784): 144-148.
21. Princen HM, van Duyvenvoorde W, Buytenhek R, van der Laarse A, van Poppel G, Leuven JAG, van Hinsbergh VW : Supplementation with low doses of vitamin E protects LDL from lipid peroxidation in men and women. Arterioscler Thromb Vasc Biol. 1995 Mar;15(3):325-33. doi: 10.1161/01.atv.15.3.325.
22. Sinatra ST : Heart break & Heart Disease, Keats Publishing, Inc. New Canaan, CT, 1996.
23. Richard L : Alternative Medicine Digest, High Blood Pressure Lower it Naturally, Issue 16, 1999.
24. Folkers K et al : Biomedical and Clinical Aspects of Coenzyme Q 10 New York: Elsevier Publishing Co., 1990
25. Folkers K, Langsjoen P, Nara Y, Muratsu K, Komorowski J, Richardson PC, Smith TH : Biochemical deficiencies of coenzyme Q10 in HIV-infection and exploratory treatment. Biochem Biophys Res Commun. 1988 Jun 16;153(2):888-96. doi: 10.1016/s0006-291x(88)81179-3.
26. Mortensen SA, Vadhanavikit S, Muratsu K, Folkers K : Coenzyme Q10: clinical benefits with biochemical correlates suggesting a scientific breakthrough in the management of chronic heart failure. Int J Tissue React. 1990;12(3):155-62.
27. Folkers K, et al : Biomedical and Clinical Aspects of Coenzyme Q 10, New York: Elsevier Publishing Co., 1990.
28. Bliznakof EG, Gerald H : The Miracle Nutrient: Coenzyme Q10. New York: Bantam Books, 1987.
29. International Journal of Anti-Aging Medicine, Official Resource Guide 1998, Vol.1(2).

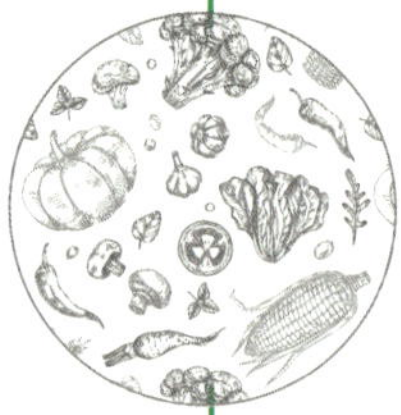

03
인삼(산삼)하면 왜 대한민국일까?

아직까지 산삼을 먹어본 적이 없다. 오래 전에 지인과 백두산을 남파와 북파를 관광 후 연변을 들려 장뇌삼을 싼 값에 많은 양을 구입하였다. 세관 검사가 걱정이었지만 같이 간 분이 농업진흥청에서 연구관으로 근무하고 있어 연구용으로 들여오는 것으로 하여 귀국 비행기를 타고 공항에 들어와 수하물을 기다리는 중 가방에 자물쇠가 채워진 것을 보고 가슴이 두근거린 적이 있다. 세관에 들어가 자초지종을 이야기 하고, 이후 세관을 통과한 후 대부분의 장뇌삼을 인삼 연구에 사용하였지만, 일부를 복용한 적이 있는데. 그때의 장뇌삼 향기는 유난히도 진해서 지금도 기억이 생생하다. 두산백과에 보면 인삼은 뿌리 모양이 사람과 같아서 붙여진 이름이며, 귀신같은 효험이 있다고 하여 신초(神草)로 불리기도 하고 높은 계급에 해당되어 사람이 받든다는 의미로 인함(人銜)이라고도 하며, 해를 등지고 음지를 향해 있으므로 귀개(鬼蓋)라고도 한다. 그 밖의 이름으로 금정옥란(金井玉蘭), 옥정(玉精), 인미(人微), 인삼(人蓡), 지정(地

精), 토정(土精), 해아삼(孩兒參), 혈삼(血蔘), 황삼(黃蔘), 야산삼(野山蔘), 별직삼(別直蔘) 등이 있다.

수삼, 홍삼, 태극삼, 백삼, 흑삼, 미삼

인삼(*Panax ginseng* CA Meyer)은 두릅나무과(*Araliaceae*)의 뿌리로서 그대로 또는 가는 뿌리와 코르크층을 제거한 것이다. 우리나라의 '인삼산업법'에 의하면 '인삼류'는 수삼, 홍삼, 태극삼, 백삼과 그 밖의 인삼을 나열하고 있다. 이 중 태극삼은 수삼을 물로 익히거나 그 밖의 방법으로 익혀서 말린 것을 말하고, 그 밖의 인삼이란 수삼을 원료로 하여 제조한 것(홍삼, 태극삼, 백삼은 제외)으로서 농축산식품부령으로 정한 것을 말한다. 우선 밭에서 나와 아직 수분을 머금고 있는 삼의 형태를 수삼이라 한다. 인산의 원형을 유지하고 있으며, 시중에 흙이 묻은 상태로 유통되고 있다. 이 상태에서 수분을 날린 상태를 백삼이라 하며, 인삼의 겉 표면을 살짝 벗겨내고 햇빛에 잘 말리면 하얀 빛의 백삼이 된다. 주로 약재나 인삼차에 사용이 된다. 태극삼은 뜨거운 물에 담근 후 건조한 것으로 백삼과 홍삼의 중간상태이다. 홍삼은 생삼을 증기로 말려낸 것을 말한다. 여기에 더해 곡삼은 백삼을 말린 때 뿌리를 돌돌 말아 구부려 말리면 곡삼이 된다. 흑삼은 홍삼을 9번 쪄서 말린 상태를 말하며, 구증구포라하여 인삼을 아홉 번 찌고 아홉 번 말리는 방법이다. 특히 우리나라에서는 백삼(생 것), 홍삼(찐 것), 미삼(가는 뿌리)으로 구분하여 기록하였으나 민간에서는 야생삼도 장뇌와 산삼으로 구분한다. 중국에서는 인삼의 뿌리와 뿌리줄기를 말하며 원삼(재배삼), 홍삼, 산삼(야생삼)으로 구별한다.

홍삼의 경우 겉모양이나 속의 상태에 따라 천삼(天蔘), 지삼(地蔘), 양삼(良蔘),

절삼(切蔘)의 4종류 구분되며, 그 외에 별도로 미삼(尾蔘)도 있다. 천삼은 홍삼 중 품질이 가장 양호한 1등급의 특상품으로 내용 조직이 치밀하고 외형이 가장 좋은 인삼을 말하며, 지삼은 천삼 디음의 2등급으로 상품이며, 내용 조직과 외형면에서 천삼에 비해 약간 미약한 인삼이며, 양삼은 지삼 다음의 3등급으로 양호품이며, 내용 조직과 외형면에서 지삼에 비해 약간 미약한 수준의 인삼이고, 절삼은 양삼의 다음으로 등외품으로 동체를 2등분하여 포장한 인삼을 말한다. 미삼은 홍삼 동체 이외에 대미, 중미, 세미 등으로 구분하여 선별한 양질의 인삼을 말한다. 예를 들어 천삼은 몸통은 균열과 흠집이 없고 다리는 1개 이상 잘 발달되어 있고, 균열이 다리 길이의 1/3 이하이며, 길이가 몸통 길이의 3/4 이하, 조직은 내공(內空)이어야 한다. 내백의 직경이 0.5mm 이하인 것으로 길이가 100mm 이하이어야 하며, 색택(色澤)은 담적갈색, 담황갈색, 다갈색 또는 농다갈색을 띤 것으로 균일하여야 하고, 표피는 윤기 있는 색택으로 황피(黃皮) 이어야 한다. 백피가 전체 표면적의 1/4 이하 이어야 한다.

이조 왕조실록과 인삼

다음 내용은 2012년 8월 28일 문화일보에 실린 한의사 장동민의 '왕의 병을 보면 건강이 보인다'의 내용을 여기에 많이 인용하였다. 이조시대 영조대왕은 27명의 왕 중에서 가장 장수하여 83세까지 살았다. 스스로 "인삼의 정기'를 얻어 건강하다고 얘기할 정도로 한약을 평생 복용하였는데. 죽기 전 10년 동안 복용한 인삼의 양은 100근(60 kg) 정도였고, 인삼을 너무 많이 먹어 국가 재정에 부담을 주지 않을까 염려했다고 한다. 영조가 76세인 1769년(영조 45) 6월 9일에 백발이 검어지고 이가 다시 낫다. 인삼이 들어간 처방의 효과를 많이 봐서 '건공탕'이라는 이름까지 하사하였는데, 그 뜻은 나라를 세운 공로에

맞먹는 처방이라는 뜻이다. 영조 34년 12월 21일 '왕조실록'을 보면 이런 대목이 나온다. "임금의 환후가 조금 나았다. 임금이 말하기를 '이것은 이중탕(理中湯)의 공이다. 이중탕의 이름을 이중건공탕(理中建功湯)이라고 하사하겠다'고 했다." 즉, 이중탕이라는 처방의 효능이 워낙 좋다 보니 왕명으로 '이중건공탕'이라고 이름을 바꾼 것이다. 실제 이후의 기록을 보면, 이중탕의 '이중'이라는 두 글자는 사라지고 아예 '건공탕'이라는 처방명으로 불리게 된다. 이후 건공탕이 등장하는 주요 기록을 보면, 영조 38년에는 복부에 산기가 왕래하는 증세가 있어 하루에 건공탕을 네 차례 복용했다는 기록이 나온다. 이중탕은 배속을 따뜻하게 하는 인삼, 백출, 건강, 감초 등의 약재로 이뤄진다.

경종(조선 20대 왕이자 숙종의 아들, 1720~1724 재위)은 그 유명한 장희빈의 아들인데, 일찌감치 3세 때 왕세자로 책봉이 되었다. 이후 숙종의 뒤를 이어 왕위에 오르게 되었는데, 사실상 왕권은 거의 없다고 해도 과언이 아닐 정도였다고 한다. 경종에게 생모인 장희빈을 죽인 보복을 받을까 두려워하던 정권실세들은, 경종의 아들을 기다리지 않고 바로 이복동생인 연잉군(延礽君, 훗날의 영조, 1699년 12월24일~1721년 8월19)을 왕세제(王世弟)로 밀었다. 그야말로 경종이 즉위하자마자 신하들은 연잉군을 세제로 책봉하라고 요구했으며, 한 발 더 나아가 그 이후에는 아예 '세제 대리청정'을 주장했던 것이다. 이 당시의 '왕조실록'을 보면, '경종이 근심과 두려움이 쌓여 병을 이루었고 깊어갈수록 더욱 고질화해서, 즉위한 이래로 정사를 다스리는 데 게을리 하였고 정사를 여러 아래 신하들에게 맡겼다'고 기록돼 있을 정도였다. 경종은 아예 왕 노릇을 할 수가 없는 상황이었던 것이다. 이런 상황 속에서 왕위에 오른 지 4년 만에 경종의 건강은 갑자기 나빠졌다. 경종의 병환이 심해지자 왕세제가 전면에 나서서

병구완을 총지휘했다. 이런 와중에 대비전에서 왕에게 게장과 생감을 보냈다. 어의 이공윤은 게장과 생감은 의가(醫家)에서 꺼리는 상극음식이라 올리지 말라고 권했으나, 세제 연잉군은 어의들의 의견을 무시했다. 바로 그날 밤부터 경종의 가슴과 배가 조이는 듯 아파 왔으며, 복통과 설사가 그치지 않아 탈수(脫水)로 정신이 혼미해졌다. 내의원에서는 탕약을 정지하고 인삼과 좁쌀로 끓인 죽을 올렸다.

이런 혼돈 속에서 다음날 또다시 연잉군과 어의들이 처방을 놓고 서로 심하게 대립한다. 세제 연잉군이 "인삼과 부자(附子)를 급히 쓰도록 하라"는 명을 내린 것이다. 이 처방에 어의 이공윤이 강하게 반발했다. "삼다(蔘茶)를 올리면 능히 기(氣)를 돌리지 못할 것입니다." 그러나 세제 연잉군은 도리어 이공윤(李公胤)을 꾸짖고 나섰다. "지금 어느 때라고 자기 의견을 내세우며 인삼을 못 쓰게 하는가?" 세제는 결국 어의의 반대를 무릅쓰고 인삼과 부자를 올렸다. 조금 후 경종의 눈동자가 조금 안정되고, 콧등이 다시 따뜻해졌다. 그러자 세제 연잉군이 말했다. "내가 의약은 잘 알지 못하나, 인삼이 양기를 회복시킨다는 것은 안다." 그러나 의약을 모르면 전문가의 말을 따라야 했다. 약방에서는 분명히 각종 음식독과 약독을 제거하고 설사를 멎게 해주는 두시탕(豆豉湯)이나 곽향정기산(藿香正氣散)을 진어할 것을 청하였다. 그러나 오히려 인삼차가 계속 경종에게 올려 졌고, 결국 왕은 환취정(環翠亭)에서 사망했다.

실제 경종 2년과 3년의 '왕조실록' 기록을 보면, 경종이 갑자기 화열(火熱)이 오르고 심기(心氣)가 폭발해서 신하들이 두려워하거나, 자주 기가 치밀어 오르는 증상이 있어 의관들이 지속적으로 진찰하겠다는 기록이 나온다. 이는 평소에 경종이 화나 열의 증상을 자주 보였음을 의미한다. 그런데 의약을 잘 모른다고 스스로 고백하고 있는 연잉군은 화열 부작용이 가장 강한 인삼과 부자를 경종에게 투약한다. 그것도 전문가인 어의의 반대를 무릅쓰고 말이다. 그 처방 뒤에 경종은 사망했고, 연잉군은 그 뒤를 이어 왕위에 오르게 된다.

심메마니와 천종산삼

2021년 6월에 함양 덕양산에서 100년이 넘는 천종산삼이 8 뿌리가 나왔다, 수령은 100년 이상이며 1억 2,000 만원의 가치를 감정 받았다. 그러니 심마니의 꿈은 천종산삼은 심봤다 일 것 이다. 심마니는 산삼을 캐는 것을 업으로 삼는 사람을 말하는데, 심메마니라는 말은 산삼을 캐는 사람들이 자신들을 가리킬 때 사용하는 은어로 어원을 따져보면 심은 삼을, 메는 산을, 마니는 사람을 의미한다. 천종산삼이란 자연에서 50년 이상 자란 산삼이다. 산삼은 산이나 밭에서 재배하는 인삼의 원종으로, 야생 동물의 배변활동을 통해 파종돼 스스로 자란 삼이다. 인삼은 산삼의 종자를 받아 사람이 사는 주변에서 재배한 인공 삼을 말하며, 인삼이나 산삼의 종자를 뿌려 재배한 삼을 장뇌삼(長腦蔘)이라 한다. 산림청에서 2012년부터 장뇌삼의 이미지 개선을 위해 장뇌삼을 새롭게 산양삼(山養蔘)이라 하였다. 산삼보다 약성이 약한 인삼만 하더라도 한 번 수확하는 데 8년이 걸린다. 2년 동안 예정지를 비옥하게 하고, 6년 동안 인삼을 키우기 때문이다. 그러니 같은 땅에 인삼을 다시 심으려면 최소 10년은 기다려야 한다. 삼이 땅의 양분을 모두 흡수해 버려 황폐화되었기 때문이다.

산삼은 일반적으로 천종, 지종, 인종으로 나뉜다. 산림청에서 천종, 지종, 인종을 정의한 글을 보면 천종(天種)은 수백 년의 오랜 세월 동안 인위적인 간섭

없이 자란 상태의 산삼을 말하는데, 이와 같은 산삼은 현실적으로 쉽게 발견할 수 없기 때문에 자연적으로 자란 산삼 모두를 천종으로 부르는 혼란을 방지하기 위하여 그 개념을 명확히 할 필요가 있다. 다시 말하면 산삼의 싹이 발아할 당시부터 성장의 전 과정이 자연적으로 이루어졌다 하더라도 일정 기간이 경과하지 아니하면 이를 천종으로 보지 않고, 반대로 산삼 씨앗의 발아가 인위적으로 이루어 졌다하더라도 일정한 자연 순화과정을 거친 경우에는 이를 천종으로 본다. 즉, 자연 상태로 낙과되어 인공적인 개입 없이 5대를 생장한 산삼과 산양삼으로서 5대(6대)를 거듭나서 생장한 산삼을 말한다. 지종(地種)이란 천종으로의 순화 단계에 있는 자연삼 1대부터 4대의 삼을 말한다. 꿩, 까치, 비둘기, 까마귀 기타 산새는 인삼밭의 빨갛게 물든 인삼의 열매(인삼이 열매를 맺는 시기는 4~6년 사이 7월 중순 뿐으로, 이 인삼 열매를 "인삼딸"이라고도 하며 씨앗으로 상용한다)를 무척 좋아하여 열매가 숙성되는 6, 7월경이면 새들이 노리는 먹이가 된다. 인삼포 주변에서 인삼딸을 배불리 먹은 산새들은 주변 2 km 정도의 거리, 즉 중간산림에서 휴식하며, 조금 전에 먹은 인삼 씨를 소화과정을 거쳐 배설을 하게 되면 이듬해 발아하는데 이를 조복산삼(鳥腹山蔘)이라 한다. 지종은 다시 지종뇌(地種腦)와 산장뇌(山長腦)로 나뉘는데, 지종뇌는 인삼종이 야생에 가서 3~4대 이상 지났을 때 부르는 이름이다. 반면 산장뇌는 야생에서 1~2대쯤 지난 산삼을 호칭한다. 인종(人種)은 천종씨앗이나 자연삼의 씨앗을 채취하여 자연의 깊은 산림 속에 자연 방임하여 키우는 경우와 인삼씨앗을 이용하여 인가 주변에서 재배삼포를 이용하여 인위적으로 생육시키는 경우 등 다양한 방법으로 산삼을 키우는 경우를 말한다. 일부에서는 산양산삼(山養山蔘)이라 부르기도 하고 전자를 씨장뇌, 사람에 따라서는 산장뇌 등으로 부르기도 하며 후자를 밭장뇌라 부르기도 한다.

소백산맥을 중심으로 소백산 육괴(판 구조론에서 단층이나 습곡으로 구분되어 있는 암체를 말한다. 주로 선캄브리아기의 지층으로 이루어져 있으며, 대체로 고생대 이후에 육지에 노출된 곳이다) 지역에는 신라 때부터 라삼(羅蔘)이라 하여 우수한 산삼이 다량 산출되어 중국의 당나라와 활발한 교역이 이루어졌다. 소위 신라방이라고 하는 특별한 무역지구를 설치하여 자유로이 한중무역이 성행하였는데 그중에서도 신라삼을 특히 선호하여 최고의 거래품목이 되었다. 교역상대국을 더욱 넓혀 아라비아 주변국가 까지 거래한 것으로 기록되고 있다. 1541년 주세붕이 풍기군수로 부임해오면서 소백산에서 자생하는 산삼의 품질이 우수한 것을 알고 일반농가에 집중적으로 재배를 권장하여 우리나라에서 최고품질의 인삼이 대량으로 산출되었으며 궁중에서도 애용할 정도로 품질이 우수하였다.

문헌을 통한 산삼

산삼이 약용으로 문헌에 가장 오래된 기록은 약 2천 년 전 전한 후기 원제시대(BC 48~33)에 사유(史游)가 저술한 급취장(急就章)에서 볼 수 있는데 삼자(參字) 또는 인삼(人蔘)의 문자가 기재된 바 있어, 이 전에 이미 약용으로 사용되었음을 알 수 있다. 중국 문헌으로, BC100년경에 양나라 도홍경(陶弘景, 중국 남북조 시대의 도사이자 의학자)이 지은 의학서적 '신농본초경집주[新農本草經集注, 현존하는 중국 가장 오래된 전문 본초학서다. 본초란 근간이 된 풀이란 뜻이니 약초를 말한다. 신농(新農)이란 말이 들어간 것은 저자가 신농으로 설정되었기 때문이다]'에서는 인삼의 효능을 구체적으로 기술하고 있다. AD107~124년 후한 안제시대 허진(許愼)의 저서인 설문해학(設文解學)에서 인삼이라는 말이 처음 나타난다. 중국 최고의 임상서로 오늘날까지도 활용되고 있는 후한시대의 장중경(張仲景)이 저술한 '상한잡병론(傷寒雜病論)' 속의 총 처방 113방 중에서 인삼 배합 처방이 21방이나 기재되어 있어 인삼이 자양강장약일 뿐만 아니라 치료약으로 활용되었음을 알 수 있다. '명의별록(名醫別錄, 도홍경이 저술한 책으로 서문에 '명의부품'이라 보이는데 명의들이 추가로 기록한 약품이란 뜻으로, 실제로 도홍경은 명의별록이라는 말을 사용하지 않았다)'에 한반도 3국의 산삼을 언급하였다. 무제(중국 전한의 무제) 때 백제 무령왕이 산삼을 조공으로 바쳤다는 기록이 '양서'[梁書, 당나라 요사렴(姚思廉)이 편찬했으며 중국 정사 가운데 하나이다] 본기(本紀)에 나오며 고구려 및 백제가 자주 인삼을 조공하였다는 기록이 있다. 수나라의 한원(翰苑) 중의 고려기(高麗記)에 마다산(馬多山)에 인삼이 많이 산출된다는 기록이 있으며, 진나라의 사문(沙門) 관정(灌頂)이 편찬한 '국정백록(國定百錄)'에서 고구려가 미역과 산삼을 보냈다는 기록을 볼 수 있다. 1123년(인종 1년) 송나라 서긍(徐兢)의 '선화봉사고려도경(宣和奉使高麗圖經, 송나라 사절의 한 사람으로 고려에 왔던 서긍이 저술한 견문록)에도 "고려인삼은 고려 전역에서 나온다."라고 언급이 되어 있으며, 주목할 만한 사실은 당시에 이미 홍삼이 있었다는 것을 시사하는 대목이 나온다. 즉, 백삼이 좋기는 좋은데 여름을 지내면 좀이 먹기 때문에 솥에 쪄야 보존성이 있다는 것이다. 이때의 인삼은 사람이 키운 것이 아닌 산삼이었음을 알 수 있다. 당나라 '책부원구[册府元龜, 중국 북송 때 왕흠약(王欽若), 양억(楊億)이 진종의 칙명으로 1005년부터 1013년까지 1000권이라는 어마어마한 분량을 31부, 1104문으로 분류하여 편찬한 책]'에는 627년 신라 진평왕이 중국 고조에게 산삼을 바쳤다는 기록이 가장 오래된 것이다. 한국이 삼국 시대 때 자국에서 채취한 산삼을 중국에 수출하였다는 대목이 명나라 이시진(李時珍)이 1578년 쓴 '본초강목(本草綱目)'에 기록되어 있다.

한반도산 삼의 명성은 이미 삼국시대에 당나라에까지 널리 알려질 정도였는데, 이 당시에는 고려삼, 백제삼, 신라삼(나삼)으로 구분했다고 한다. 우리나라 문헌으로 가장 먼저 산삼이 등장하는 기록은 김부식의 '삼국사기'로, 신라 소성왕 1년 길이가 9척이나 되는 산삼을 당나라에 진상하였으나 덕종이 보고 산삼이 아니라며 받기를 거절했다는 기록이 있다. 또한 동대사 정창원 창고에서 발견된 일본 귀족들이 신라에서 사 올 물품들의 목록을 적어 놓은 문서인 "매신라물해(買新羅物解)" 등의 문서에도 기록되었다. 신라의 문인 최치원은 생일에 조국의 약재인 인삼을 상관에게 바치는 '헌생일물장(獻生日物狀)'을 썼고 최치원(崔致遠)의 계월필경(桂苑筆耕)에 실려 있다. 한국에는 남아있는 신라 인삼이 없지만 일본 나라시의 정창원에는 정창원 신라 인삼이 현존하고 있다. 당나라 숙종 때에 이순(李珣)이 저술한 '해약본초(海藥本草)' 가운데 인삼을 붉은 실로 묶어 포장하였다는 기록이 있어 그 당시에도 외국에 보내는 인삼의 상품 가치를 높이기 위해 가공 기술을 가지고 있음을 알 수 있다. 이순은 페르샤 상인 이소사(李蘇沙)의 아들이며, 향약방을 경영하며 해외 수입 향약을 매매하였다. 고려 고종 때의 '향약구급방'(鄕藥救急方, 고려 고종 때 대장도감에서 향약으로 질병을 치료하는 방법과 처방을 모아 간행한 의서로 민간 활용 구급방으로 저자 미상이다) 중 '방중향약목'[方中鄕藥目, 고려 중기의 본초학 및 약용식물 연구에 귀중한 문헌으로 이두문으로 수록되었으며, 식물(약재) 170여종이 수록되어 있다]에 산삼을 한국 고유의 약재로 기록했다. 중국이나 일본에서는 인삼을 한자로 '人參'이라 쓴다. 그런데 한반도(한국)의 인삼 한자는 이와 약간 다르다. 즉 우리나라에서는 인삼을 한자로 '人蔘'으로 쓴다. 그 이유는 조선왕조 이후의 문헌에 '參'자 대신 '蔘'자를 썼으며, 조선왕조실록 등에서 입참(入參), 참알(參謁), 참치(參差) 등의 용어에 '參'자를 사용하고 있어 인삼과 혼동될 우려가 있기 때문이었을 것으로 여겨지고 있다. 고려 고종 때에 간행한 '향약구급방'의 방중향약목편에도 인삼의 '삼'자가 '參'이 아니고 '蔘'으로 돼 있다. 662년 문무왕 때 나당연합군 편성을 기리는 차원에서 산삼 200근을 당나라에 바쳤다는 기록이 있다. 1009년 현종 원년 아랍 상인들과 고려인들이 산삼을 거래하였다는 기록이 남아있다. '세종실록지리지(1454년 완성된 '세종장헌대왕실록'에 부록으로 수록된 지리서)'에는 전국 328개의 군현 중 113개소가 산삼을 공납물로 바쳤다고 기록되어 있다. 이후 중국 및 고려 조정에서 요구하는 산삼의 양은 점차 많아졌고, 수량을 맞추기 위해 백성들은 고되게 산삼을 찾아나서야 했으며, 할당량을 채우지 못한 백성들은 공납의 고통을 피하기 위해 도망치는 사태까지 생겼고, 이런 와중에 산삼 채집의 수고를 덜고자 일부 주민들이 인위적으로 산삼 씨앗을 파종, 인삼 재배를 시작한 것으로 보인다. 이시진이 저술한 '본초강목'에는 14세기 말부터 개성에서 인삼을 재배했다고 기록하였는데, 이 시기를 기준으로 산삼이라는 개념이 인위적이라는 의미를 담고 있는 인삼으로부터 분리되어 나온 것으로 볼 수 있다. 그러나 인위적으로 기른 인삼과 산삼은 뚜렷한 구별 없이 조선시대에도 공납 물품으로 취급되었다. 최남선의 '조선상식문답'에는 조선이 자연삼을 연간 수만 근 채취하여 일본과 중국 사이의 중개무역 물품으로 사용, 상인들이 막대한 부를 쌓게 만든 원동력이 되었다고 해설하고 있다. 인삼의 한국 고유 이름은 '심'이지만 어원 및 시작된 연대는 아직 모른다. '동의보감'이나 '제중신편', '방약합편'에 인삼의 향명이 '심'이라고 적혀 있는 것을 보면, 근세까지도 '심'을 사용하였음을 알 수 있다.

일본의 문헌으로 서기 739년 쇼무 천황(聖武天皇, 45대 일본 천황) 11년, 발해 문왕이 국서와 산삼 30근을 도다이사(동대사, 東大寺)에 보냈다는 기록이 있다. 인삼을 서구 사회에 소개한 사람은 헨드리크 하멜(Hendrick Hamel, 1630~1692)인데, 하멜은 제주도 근해에서 배가 난파되어 1653년 8월 16일부터 1666년 9월 14일까지 13년 동안 조선에 억류돼 지낸 경험을 흔히 '하멜표류기'로 불리는

'하멜보고서'(1668)로 써서 남기는 가운데, 제2권인 '조선왕국기(Description du Royaume de Corée)'에서 "인삼은 조선에서 자생하는 식물"로 기록하였으며, 유럽 측의 기록에 처음으로 산삼이 언급되는 곳은 1692년 네덜란드 사람 니콜라스 위트슨(Nicolas Witson)이 쓴 '동북부 달탄인(Noor en Oosst Tartaryen)'이다. 명나라에서는 북원이 멸망해 몽골 부족연맹으로 분리되자 몽골은 원래 호칭인 몽고 대신에 달단(타타르, Tatary, 조선의 국경에서 약 2 km 가량 떨어진 만주지역)이라 부른다. 중국 동북부의 달탄 지역의 지도 작성을 도와주기 위해 중국에서 지낸 적이 있는 프랑스 선교사 피에르 자르투(Pierre Jartoux) 신부가 1714년 런던왕립학회(Royal Society of London)에 보낸 편지에서 광대한 중국 대륙을 여행하는 동안 체험한 인삼의 효능에 대해 "작은 인삼 조각을 씹어 먹었더니 피로가 곧 가셨다"는 내용과 함께 그 모습을 자세히 그려 보냈다. 이 달단인삼을 '당시 조선국에서 40리(16km) 밖에 떨어지지 않은 부락에서 받은 것'이라고 서술했다. 그는 본인이 산삼 뿌리를 직접 먹어 보았으며 그 효능을 몸으로 확인했다고 기록했다. 캐나다 퀘백주에서 선교활동을 하던 프랑스 선교사 라피토(Joseph François Lafiteau) 신부는 1716년 런던왕립학회에서 발행한 '철학논고(The Philosophical Transactions)'에 "달탄 인삼에 대한 기록(The Description of Tartarian Ginseng)으로 소개된 이 내용을 접하고 모호크 인디언(Mohawk Indian)에게 보여주었더니, 그 식물을 알아본 원주민의 인도로 몬트리얼 근교의 산에서 마침내 찾아냈는데, 이것이 식물학의 아버지 린네(Carl von Linné, 1707~1778)를 통해 파낙스 퀸퀘폴리움(*Panax quinquefolium* L)이란 학명을 얻게 된 북미산 인삼이다. 이로부터 얼마 지나지 않아 북미산 인삼이 중국으로 수출되면서 중국의 인삼 거래상들이 캐나다로 몰려와 본격적인 인삼 캐기 사업을 벌였는데, 벼락부자를 노린 사냥꾼과 인디언들이 산으로 대거 나서면서 미국 뉴잉글랜드 지역과 중국 간에도 인삼 교역이 활발해져 엄청난 양의 산삼뿌리가 동양시장으로 실려 나가다가 10세기 말에 들어 점차 자취를 감추게 되자 미국 정부는 대안으로 인삼 재배를 권장하게 되었다.

사포닌에 대해

사포닌은 트리테르펜(triterpen) 또는 스테로이드 아글리콘(steroid aglycon)과 하나 이상의 당 사슬을 포함하는 구조를 특징으로 하는 식물계에 널리 분포된 다양한 화합물 그룹이다. 물리화학적(계면활성제) 특성 및 생물학적 활성(항암 및 항콜레스테롤 활성과 같은)에 대한 증거들이 속속 밝혀지면서 인삼 천연 제품에 대한 소비자 요구로 인해 식품, 화장품 및 제약 분야에서 응용이 확대되면서 상업적으로 중요한 화합물로 사포닌이 많이 사용되고 있다(Güçlü-Ustündağ O와 Mazza G, 2007). 인삼은 4,000년 이상 동안 중국에서 강장제 및 회복제로 사용되어 건강을 증진하고 출혈, 발기 부전, 식욕 부진 및 감염을 치료하는데 사용되었다. 현대의 임상 연구는 인삼에 대한 다양한 약리학적 효과를 입증해 준다. 예를 들어, 인삼의 최음 및 강장 효과는 시상하부-뇌하수체-부신 축에 대한 영향으로 인해 보고되었으며, 이는 혈장 내 코르티코트로핀(corticotrophin) 및 코르티코스테로이드(corticosteroid) 수준의 상승을 초래한다(Nocerino E 등, 2000). 또한, 면역 강화 활성은 수지상 세포, 대식세포, 자연 살해 세포, B 세포 및 T 세포와 같은 다양한 유형의 면역 세포를 조절하는 능력과 상관관계가 있다(Kang S 등, 2012). 고려 홍삼의 항암 활성에 대한 기전은 세포 증식 억제 및 면역 감시 외에도 세포 사멸 유도, 암세포의 혈관 신생 억제가 보고되어 있다(Shin HR 등, 2000). 생체외 및 생체내 결과에 따르면 인삼은 항산화 특성, 혈소판 부착 감소, 혈관 운동 조절, 지질 프로필 향상 및 여러 이온 채널에 영향을 주어 심혈관 질환을 치료할 수 있다(Lee CH와 Kim JH, 2014). 또한 인삼은 파킨슨병, 알츠하이머병, 우울증, 뇌허혈 등의 중추신경계 장애와 기타 여러 신경발달 장애에 치료 효과를 나타냈다. 인삼은 신경 보호, 시냅스 가소성 조절(synaptic placiticity), 신경 염증 과정 감소 및 신경 전달 물질 방출 조절과 같은 다양한 경로를 통해 이러한 활성을 발휘할 수 있다(Kim HJ 등, 2013). 인삼은 전 세계 여러 국가에서 건강 보조 식품으로 사용되고 있다. 예를 들어, 2003년에 미국에서 판매되는 허브 식이 보조제 상위 10위 안에 들었다. 고려홍삼(*P. ginseng*)은 초콜릿, 과립차, 꿀로 절인 뿌리, 젤리, 사탕 등의 형태로 식품으로 이용되어 왔다(Chung HS, 등, 2011). 또한 2012년에는 5년 미만 인삼이 중국에서 식품 원료로 승인되면서 생산량과 활용도가 높아졌다(Simoons F, 2014). 흑삼의 항암 예방효과(Kim A-J 등, 2010), 항혈관생성 효과(antiangiogenic effect, Song GY 등, 2011), 항유방암 활성(Kim S-J 등, 2015), 항암 효과(Wu K 등, 2015; Shinkai K 등, 1996)등이 보고되었다. 그냥 인삼이라고 하면 재배된 인삼을 가리키는 경우가 많으며, 깊은 산에서 자라는 자연산은 특별히 산삼이라고 부른다. 그러나 본래는 재배가 이루어지지 않았던 작물로, 한의학의 고전인 상한론에 나오는 '인삼'은 전부 산삼을 가리킨다. 상한론(傷寒論)은 후한 시대 장사 태수로 재직했던 장중경(張仲景)이 썼다고 하는 고대 한의학 의서이다. 일반적으로 감기 등으로 대변되는, 통칭 한사(寒邪)에 의해 변화하는 인체의 생리와 병리 그리고 치료방법을 서술하였다. 상한론이란 이름 자체가 "한"사, 즉 차가운 기운(감기, 바이러스성 질병)에 몸이 "상"해서 생긴 병과 그 치료에 대해 "논"한 책이란 뜻이다. 드라마 대장금에서도 지나가듯이 등장했다. 중종의 정체불명의 질환이 상한과 비슷하다 하여 상한론을 들여다봤지만 결국 비슷한 병을 알아내는 데는 실패하고 장중경이 쓴 다른 잡병에 대한 책을 들여다보고서야 질환의 정체를 알게 된다는 스토리이다. 그냥 인삼이라고 하면 재배된 인삼을 가리키는 경우가 많으며, 깊은 산에서 자라는 자연산은 특별히 산삼이라고 부른다. 그러나 본래는 재배가 이루어지지 않았던 작물로, 한의학의 고전인 상한론에 나오는 '인삼'은 전부 산삼을 가리킨다.

도라지, 더덕, 삼의 공통점은 사포닌이 다량 함유되었다는 것이다. 사포닌이란 희랍어 sapona(σαπονα)에서 유래 되었는데, 비누라는 뜻을 가지며, 물의 표면 장력을 낮추어 쉽게 거품을 나게 하는 것이 특징이다. 콩, 양파, 영지버섯, 은행, 칡 등 750여 종의 식물에도 사포닌이 들어 있다. 이러한 사포닌이 함유된 식물들은 쌉싸름한 맛이 나고, 혈중 콜레스테롤 레벨을 저하시키며, 면역기능을 강화한다. 특히 도라지, 더덕, 삼의 생김새가 유사하고 성분과 효능이 비슷하지만, 조금씩 차이가 있다. 도라지(*Platycodi radix*)는 지표성분이 로베티올린(Lobetyolin)이고 한약명은 길경(桔梗)이다. 길경은 폐에 작용하며 기침과 가래가 많고 호흡이 불편한 증상을 치료한다. 더덕(*Denophora triphylla*) 역시 지표성분은 로베티올린, 한약명은 양유근(羊乳根)이다. 더덕은 평소 마른기침이 심하거나 폐가 약할 때 사용하며, 유즙 분비를 촉진하는 효능으로 인해 수유 중인 아기 엄마에게 좋다. 이와는 달리 인삼의 지표성분은 진세노사이드(ginsenoside)이며, 수삼, 홍삼, 태극삼을 포함한다. 태극삼은 양질의 수삼을 증숙(쪄서 숙성 시킨 것)하여 60℃ 이하로 건조 처리하여 장기간 보관하며 사용할 수 있도록 제조한 것이다. 산삼이나 산양삼 역시 지표성분이 진세노사이드이며, 심혈관, 소화기, 호흡기 건강에 도움이 된다.

더덕, 도라지, 인삼의 공통 유효성분은 사포닌, 이눌린(inulin), 피토스테롤(phytosterol)이다. 사포닌에는 진통과 항염증 효과가 있으며, 점액 단백질인 뮤신을 생성하고, 가래를 배출시키며, 면역력을 증진하고, 활성산소 형성을 억제한다. 이눌린은 다당류로 장내 유익세균을 증가시키는 프리바이오틱스이다. 또한 이눌린은 칼슘과 마그네슘과 같은 미네랄의 흡수를 촉진한다. 피토스테롤(콜레스테롤과 유사한 피토스테로이드로 식물에서 생성되며, 탄소 곁사슬 또는 이중결합의 유무만 다르다)은 장의 콜레스테롤 흡수를 감소시키며, 콜레스테롤 저항성을 갖는다.

산삼 자생 지역

우리나라에서 산삼을 먹으면 장수하고 몸도 튼튼해진다고 믿는다. 그렇기 때문에 한국에서 산삼을 가장 귀중한 식물로 여긴다. 그러면 산삼은 우리나라에만 자라는 식물일까? 당연히 이웃 중국에도 존재하고 미국에도 산삼은 있다. 그럼에도 불구하고 진시황제 등은 우리나라의 산삼을 불로초로 여겨 구하려고 한 이유가 무엇일까? 왜 중국산 산삼이나 미국산 산삼은 인기가 없을까? 아무래도 효능이 많이 떨어지기 때문이라 생각된다. 이것은 아마도 기후와 토양의 문제가 있기 때문이다. 우리나라에서도 중부지방의 산삼이 제일 좋다고 여겨진다. 적정한 온도와 습도, 토양에 의해 그 생약의 특성이 정해지기 때문이라 생각할 수 있다.

산삼은 3,000만 년 전부터 북위 30~40도 근처 북반구에서 자생하기 시작하였다. 그 학명은 *Panax ginseng* CA Meyer이며, 그리스어로 만병통치약이란 뜻이다. 산삼의 자생지는 한반도와 만주, 시베리아 및 북미 대륙 일부 지역에서 자란다. 그 중에서도 우리나라에서 자란 산삼의 효능이 월등하다. 일본에서도 산삼이 나오지만 학명이 *Panax japoanicus* CA Meyer이며, 일명 죽절삼이라 하여 뿌리 마디가 대나무 마디처럼 되어 있으며, 약용으로 사용하지 않는다. 중국에서 나는 산삼은 여러 종이 있지만, 고려 산삼과 같은 품종을 재배하여 생긴 삼도 있고, *Panax notoginseng* Burkill로 잎이 7엽으로 삼칠삼이라 한다. 북미에는 2종의 산삼이 있는데 잎의 모양에서 약간 차이가 난다. 학명은 *Panax quinquefolius* L(화기삼)과 *Panax trifolius* L이다. 이 밖에도 히말라야 인삼(*Panax pseudoginseng*, 네팔, 동부 히말라야), 주자삼(*Panax pseudoginseng* var Major Burk, 중국 남부지방), 강상칠삼(*Panax pseudoginseng* var zingiberensis, 중국 남부지방) 등이 있다.

일반적으로 산삼의 경우 같은 햇수의 삼이라 하여도 자생지별, 함량별 차이가 있으며, 오래된 삼일수록 그 성분 차이는 엄청나다. 오늘날 홍콩에서 유입된 미국산 화기삼의 경우 우리나라 산삼과 DNA 자체가 다르며, 유효 사포닌 성분도 현저하게 떨어진다. 자연 산삼은 오래될수록 종족 번식을 위해 고유성분을 외부로 배출하지 않고 자체 내에 저장하기 때문에 진한 노란색으로 변한다.

산삼이 자라는 토양

산삼이 자라기 위해서는 적당한 일조량과 적당한 수분을 포함한 토양이 동시에 갖추어져야 한다. 산삼은 직사광선을 받으면 잎이 금방 시들어 버린다. 이처럼 까다로운 생육 조건 때문에 산삼이 자랄 수 있는 장소는 극히 한정되어 있으며, 산삼 자체도 군집하여 자라지 않고 독립적으로 떨어져 한 개체씩 자라난다. 심마니들의 기준으로 산삼이 살 수 있는 입지 조건의 기본은 '경사가 완만한 산 동쪽 방향에, 활엽수와 침엽수가 섞여 자라는 혼효림 지대에, 유기물질이 풍부한 토양'이다. 여기서 혼효림을 꼽는 이유는, 침엽수만 있는 곳은 햇빛을 제대로 받지 못하고, 활엽수만 있는 곳은 겨울에 잎이 다 떨어진 경우 햇빛을 지나치게 받아 살 수 없기 때문이다. 이 둘이 섞여 있어야 햇빛의 과다함이나 부족함 없이 안정적으로 성장할 수 있다. 산삼의 특이점 중 하나가 휴면 상태이다. 휴면은 산삼이 생존에 위협을 가할 수 있는 외부 요인이 발생할 때 자기 보호 수단으로 발동하는 것으로 추측하기도 하나, 정확한 원인 및 검증된 휴면 기간 연구 결과는 아직 없다. 예를 들어 벌목으로 빛을 가리던 나무들이 사라져 일사량이 증가할 때, 또는 나무가 지나치게 무성해져 빛이 약해질 때, 토양의 수분이 과다하게 늘어날 때, 또는 그 반대로 물기가 지나치게 줄어들 때, 땅의 얼음이 덜 녹아 뿌리를 뻗기에 지나치게 차가울 때, 병충해로 지상부에 상처를 입었을 때, 역시 지상부를 동물에게 뜯어 먹혀 상처를 입었을 때, 산불로 잎과 줄기가 타 버렸을 때 등이 산삼이 휴면 상태로 자신을 보호하게 되는 원인이라 생각한다. 휴면 상태가 되면 산삼의 뿌리 부분은 딱딱해지면서 색은 검은 갈색으로 되고 무게는 가벼워진다. 지근(땅위 줄기에서 갈라져 나간 막뿌리)은 떨어져 나간다. 러시아 학자의 연구에 따르면, 산삼은 6년에서 최대 24년 동안이나 휴면 상태를 유지하며 그동안 성장하지 않는다고 한다. 저서에 따라서는 2~3년으로 기록한 경우도 있다.

산삼이 잘 자라는 토양 세균

1997년 서울대학교 최영길 교수는 식생 토양에 따른 토양 미생물 군집을 대상으로 비교 연구하였다. 국내의 대표적인 낙엽활엽수인 신갈나무 삼림 토양과, 소나무가 많이 차지하는 침엽수림 토양, 경작지 토양, 초지 토양 그리고 식생이 없는 나지 토양으로 나누어 실험하였다. 식생 토양 간 세균 군집의 대사적 유사도가 60% 이하에서 5종의 식생토양에 따른 미생물 군집은 2개의 집괴(cluster, 무엇이 뭉쳐서 이루어진 덩이)로 분석되었다. 집괴 1은 신갈, 소나무 삼림토양, 경작지 토양의 세균 군집이며, 집괴 2는 나지 토양 세균 군집으로 나뉘어졌다. 유사도 70% 이상에서 3개의 집괴로 분석되어 삼림토양의 세균 군집, 식생의 피복이 덜한 토양 세균 집괴, 비생식 토양의 세균 군집으로 나뉘었다. 초지 토양과 경작지 토양의 세균 군집이 80% 이상 가장 높은 유사도를 보였으며, 비생식 토양인 나지 토양의 세균 군집은 60% 이하의 유사도로 보였다. 이처럼 토양에 따라 서식하는 세균이 달라짐을 볼 수 있다.

이러한 세균은 오늘날 우리가 많이 접하는 산삼만을 위한 유익세균(프로바이오틱스)로 생각할 수 있다. 이러한 각 식물에 맞는 프로바이오틱스는 토양마다 다를 것이다. 산삼이 잘 자라기 위해서는 산삼 자신이 필요한 물질을 대사하여 제공할 수 있지만, 산삼에 필요한 모든 물질을 전부 산삼 자체 내에서 생합성하지는 못할 것이다. 그렇기 때문에 토양으로부터 직접 필요 물질을 흡수할 수도 있지만, 일부는 토양에 존재하는 산삼에 꼭 필요한 대사산물을 제공하는 유익 세균과 공생함으로써, 산삼 자체가 가지고 있지 않은 필요 산물을 산삼이 얻을 수 있을 것이다. 그렇기 때문에 산삼에 꼭 필요한 대사산물을 제공하는 세균이 널리 존재하는 세균이 아니고 특정 토양과 기후 물 등이 완벽하게 맞아떨어지는 곳에서만 성장 가능하다면, 이 대사산물을 필요로 하는 산삼은 그 대사산물을 제공하는 세균이 존재하는 토양에서만 자랄 수 있으리라 생각한다. 그러므로 산삼은 아무 토양에서 자라지 못하는 것으로 보아 산삼이 자라는 토양에는 산삼이 꼭 필요로 하는 세균 즉, 산삼만을 위한 유익세균이 공존할 경우에만 자랄 수 있고, 그곳에서 심마니들은 어렵게 산삼을 만날 수 있을 것이다. 특히 우리나라 산삼의 경우 진세노사이드 종류가 다른 지역 삼에 비해 더 다양하고 종류가 많은 것은 우리나라 토양에서 산삼에 꼭 필요한 다양한 세균이 존재하기 때문이라 생각한다. 그렇지만 다양한 연구논문에서 이러한 가설을 증명할 수 있는 데이터를 아직 찾아보지 못했으며, 앞으로 연구가 진행되어야 할 것이다. 2019년 인삼연구저널(J Ginseng Research)에 건국대학교 백현동 교수 연구팀은 홍삼 추출물을 프로바이틱스인 락토바실러스 플라타룸(*Lactobacillus plantarum* KCCM11613P, *L. platarum*)으로 발효할 경우 진세노사이드 Rb_2는 감소하고, 진세노사이드 Rb_3는 증가하였으며, 진세노사이드 Rd가 새롭게 형성된다고 보고하였다. 즉 세균에 의해서 삼 자체의 진세노사이드 성분이 달라질 수 있음을 보여준다. 같은 해 무사비(Zeinab Mousavi) 연구팀은 LWT-Food Science and Technology에서 감초를 *L. plantarum*으로 발효 경우 주요 발효 최종산물이 현저하게 생성되며, 항산화 효과도 더 좋아짐을 보고하였다.

인삼의 약효

인삼(人蔘)은 두릅나무과에 속하는 약용식물로, 약용하는 뿌리가 꼭 사람처럼 생겼기 때문에 이런 이름이 붙었다. 한국 법령은 "오갈피나무과(科, 또는 두릅나무과) 인삼속(人蔘屬) 식물"로 정의한다(인삼산업법 제2조 제1호). 영어로는 ginseng, 학명으로는 Panax ginseng, 표준 중국어로는 人参(런선, renshen), 일본어로는 高麗人参(고라이닌진, ゴーライにんじん), 혹은 朝鮮人参(조센닌진, ジョッセンにんじん)이라 한다. 학명인 "Panax ginseng" 기준으로 화석상의 기록은 백악기 초기 중국 남부지방에서 퇴직된 지층에서 발견된 것이 최초이다(Zhao Lizi와 Xu Yonghua, 2021).

인삼의 약효를 과학적으로 실험한 것은 미국이다. 1854년 미국의 갤릭(Garrique S) 박사가 Ann Chem Pharm에 보고한 내용에 미국 화기삼에서 배당체(글리코사이드, glycoside)를 분리해 '파나키론(panaquilon)'이라 명명한 것이 그 시초가 된다. 산삼의 중요한 약효 성분은 우리가 잘 알고 있는 사포닌이다. 더 자세한 이름은 진세노사이드(ginsenoside)라고 알려져 있다. 진세노사이드의 종류는 밝혀진 것만 30여 종이 있고, 이렇게 다양한 진세노사이드를 총칭해서 우리가 쉽게 알고 있는 사포닌으로 부르고 있는 성분이다. 이러한 진세노사이드 성분은 산삼에 가장 많이 포함되어 있고, 그래서 삼 중에서도 으뜸으로 치고 있다. 이 다양한 진세노사이드는 백삼(4개), 홍삼(9개), 산삼(18개) 순으로 더 많이 포함되어 있다. 즉, 홍삼이 백삼보다 약 2배, 산삼은 홍삼의 2배의 진세노사이드 성분이 있는 것을 알 수 있다. 그래서 보통 산삼은 홍삼보다 5~10배 정도의 효능이 더 좋다고 하는 이유 중의 하나가 바로 이 진세노사이드 성분의 종류와 다양한 숫자에서 기인한다고 봐도 좋겠다.

보통 약성을 띤 식물에는 알칼로이드(식물성 염기) 성분과 사포닌이라는 성분이 들어 있는 경우가 많은데, 알칼로이드에는 독성이 있어 신경계통에 작용을 하는 담배의 니코틴, 마약성분의 모르핀, 코카인, 커피에 들어 있는 카페인 같은 것들이다. 그러나 인삼에는 이런 성분이 거의 들어 있지 않다. 일본의 시바타(Shibata S) 연구진에 의해 1966년 'Chem Pharm Bull'에 인삼 사포닌의 화학구조가 명확히 밝혀지면서 인삼에 대한 연구가 가속화 되었다. 인삼에 들어있는 사포닌은 일반 스테로이드 사포닌, 올레아산(oleanolic acid) 계통 사포닌과는 다른 화학구조를 가진 담마란(dammarane) 계통 사포닌이 인삼에서 처음으로 발견된 계통이다. 특히 우리나라 인삼인 고려인삼에는 수산기가 2개인 프로토파낙사디올(protopanaxadiol, PD)계 사포닌이 23종, 수산기가 3개인 프로토파낙사트리올(protopanaxatriol, PT)계 사포닌이 12종, 올레아난(oleananane)계 사포닌과 G-Ro이라는 화학구조(총 37종)가 다른 사포닌임이 밝혀지고 있다. 특히 진세노사이드 Ra, Rf, Rg3, Rh2 등은 미국 화기삼에는 없고, 고려 인삼에만 유일하게 들어 있다. 이들 약효가 각각 인체에 어떻게 반응하여 효과를 나타내고 있는지는 아직 밝혀지지 않고 있으며 앞으로의 연구 과제이다. 미국산 화기삼은 위스콘신주나 버지니아주에서 나며 14종의 사포닌을 갖는다. 중국의 삼칠삼은 중국 윈난성과 광시성 중심으로 나며, 15종의 사포닌을 갖는다. 일본 전 지역에서 자생하는 죽절인삼은 8종의 사포닌을 함유한다.

다음은 2008년 11월 21일 충청일보에 연재된 인삼에 대한 박성일의 글에서 많은 부분을 그대로 인용하였다. 구 소련의 생약학자로서 모든 병의 원인을 제공하는 각종 스트레스를 물리칠 수 있는 물질을 자연 속에서 찾아내기 위해 45년이라는 긴 세월 동안 시베리아 밀림 속에서 각종 식물을 탐색하고 연구한 브레크만(Brekhman II) 박사는 1957년 'Mediz Leningrad'에 *Panax ginseng*에 대해 투고하였는데 "인삼의 약물학적 문제"라는 논문에서 "강장이란 생체가 질병, 각종 스트레스 등으로 유해한 환경에 처했을 때 생체의 방어 능력을 비특이적으로 증가시켜주는 작용"이라고 정의하였다. 이러한 '생체의 비특이적 저항력을 증대시키는 신물질을 '어댑토겐[adaptogen, 독일어로 '적응'이라는 뜻의 'adapto'와 '물질'이라는 'gen'이 합성된 말로서 '적응소', 다시 말해서 '적응물질'이라는 뜻이라고 명명하면서 인삼의 유효 성분인 사포닌(saponin)이 어댑토겐 효과를 가져다준다고 주장하는 한편, 신체 내부에는 항상 일정한 평행을 유지하게 하는 생체 항상성을 갖고 있으며, 어댑토겐은 이와 같은 항상성을 유지하도록 하는 능력]을 가진 물질이라면서 '정상화 작용'을 제창하였다. 그의 연구 결과는 지금까지 수천 년 동안 구전돼온 인삼의 약효를 과학적으로 확인시켜주는 것이었지만, 아쉽게도 인삼 사포닌에 중추 흥분작용과 항 피로작용이 있음을 인정하면서도 진정작용은 인정하지 않았으나, 그 후 1972년 일본의 다

카기(Keijiro Takaki) 연구팀이 발표한 내용에 인삼 사포닌에는 중추신경 진정작용과 흥분작용을 발휘하는 상반된 두 성분이 공존하며, 인삼의 만병통치적 성분은 바로 인삼 사포닌의 트리올(triol)계와 디올(diol)계의 상반되는 성분의 조화에 있다는 획기적인 사실이 밝혀졌다. 이러한 사실은 인삼의 진화 과정에서도 그대로 드러나는데, 같은 오가피과에 속하는 오가피가 지금으로부터 약 1억 3천만 년 전~6천5백만 년 전에 해당하는 백악기의 퇴적층 화석에서 발견된 것으로 보아 비슷한 시기에 발생했을 것으로 추정되며, 따라서 지구상에 생존하는 현화식물 중 가장 오래된 식물로서 여러 차례의 빙하시대를 거치면서도 끈질기게 살아남은 인삼 또한 첫째 극심한 기후이변에 대항하여 버틸 수 있는 저항력을 몸체의 요소에 응집시키거나, 둘째 생체 내에 형성된 저항 능력으로도 버티기 힘든 경우에는 땅 속 깊숙이 숨어서 휴면하고, 셋째로는 모든 식물들이 한창 성장하기 바쁜 7월의 성하 속에서도 조용히 잎의 초록 색깔을 엷게 바꾸면서 겨울 준비를 조기에 마치는 등의 대처 방법으로 이런 외부 환경적 스트레스에 대하여 방어 능력을 키워온 결과가 바로 항상성을 유지하는 능력을 갖게 된 것이다. 인삼의 사포닌 성분을 별도로 구별하기 위해 인삼 배당체(ginseng glycoside)란 의미에서 '진세노사이드(ginsenoside)'라 부르고 있다. 일반적인 사포닌 성분은 표면장력을 낮추므로 수용액 중에서 지속적으로 기포를 생성하고, 용혈작용(적혈구 파괴작용이라 할 수 있는 적혈구 안의 헤모글로빈이 혈구 밖으로 탈출하는 현상임) 같은 독성을 유발하는데 반해, 진세노사이드는 혈액 중의 콜레스테롤과 결합하여 복합체를 형성하는 극성이 비교적 큰 고분자 화합물로서 용혈작용이 거의 없으면서도 약성이 온화하며, 또한 일반 사포닌에 비해 그 약리작용이 매우 뚜렷하고 다양한 생물 활성을 가지고 있다.

2019년 메트왈리(Metwaly A) 연구팀은 흑삼에 대해 종설 논문을 발표하였다.

흑삼은 백삼이나 홍삼을 여러 번 쪄서 건조시킨 가공인삼의 일종이다. 이 과정은 2차 대사산물의 유형과 양에 광범위한 변화를 일으킨다. 인삼의 주요 2차 대사산물은 진세노사이드(담마란형 트리테르펜 사포닌)로 흑삼의 증기에 의해 극성이 덜한 진세노사이드로 변한다. 또한, 유리아미노산 및 총 다당류의 농도 감소 외에 페놀성 화합물, 환원당 및 산성 다당류의 함량 증가와 같은 다른 2차 대사산물에 명백한 변화가 발생한다. 또한 말톨(maltol)과 같은 일부 Maillard 반응 생성물의 존재도 관련된다. 이러한 명백한 화학적 변화는 대부분의 비교 생물학적 연구에서 흑삼이 백삼 및 홍삼보다 눈에 띄게 우수하다는 것과 관련이 있다.

고려인삼, 화기삼, 삼칠삼, 전칠삼, 죽절삼

인삼은 우리나라의 '고려인삼[학명은 *Panax ginseng* CA Meyer로서 1843년 소련 식물학자 마이어(Carl Anton Meyer)가 명명하였음]'과 미국, 캐나다 쪽에서 생산되는 '화기삼(花旗蔘 : *Panax quinquefolium* L.)', 중국의 윈난성(운남성, 雲南省)과 광시성(광서성, 廣西省)에서 생산되는 중국 고유 품종인 '삼칠삼[三七蔘 또는 전칠삼(田七蔘, *Panax notoginseng* F. H. Chen)이라고도 함]', 일본에서 생산되는 '죽절삼(竹節蔘 : *Panax japonicus* C. A. Meyer)' 등으로 나뉘는데, 화기삼, 삼칠삼, 죽절삼 모두 고려인삼과는 다른 식물 종이다. 고려인삼은 만병통치약을 뜻하는 파낙스(Panax)란 속명에 부끄럽지 않을 정도로 항암 효능뿐만 아니라, 강장, 강정, 보혈작용에서도 탁월한 효능을 보이고 있어 전통적으로 최고품으로 평가받아 왔는데, 그리하여 가격 또한 삼칠삼의 10배, 화기삼의 3~4배에 달하고 있다(바른 먹거리 건강협동조합 박성일의 인삼과 산삼에서 인용).

인삼의 기타 유효 성분

1983년과 1986년 이대 약대 김춘미 연구팀은 대한약학회지에 인삼단백질분획에 대한 전기영동 실험을 하였으며, 산삼에 포함된 단백질은 특이한 성질의 단백질을 포함하고 있다. 보통 단백질은 열을 가하면 파괴되어 기능을 상실하는 특성을 가지는데 산삼의 단백질 성분은 물에 끓여도 파괴되지 않아 기능을 유지하는 열안정성 단백질로 알려져 있다. 이러한 성질로 항암치료에 사용되는 방사선이나 엑스선 치료에 견디는 저항능력을 키워주는 작용을 한다. 그래서 항암치료를 하는 환자들에게도 힘이 되는 것이다.

인터페론 유사물질, 인슐린 유사물질, 아르기닌 성분, 인터페론은 항암치료물질의 대표격으로 알려져 있는 성분이다. 이런 항암물질이 산삼에 포함되어서 항암치료에 효과라는 기능이 있고, 인슐린은 많이들 알고 있듯이 당뇨병환자에게 사용하는 혈당조절 물질이다. 이 역시 인슐린 유사물질이 당뇨병 치료에서도 효과를 보이는 물질이다. 아르기닌 성분은 강장제, 정력 강화, 간 기능 개선을 보이는 성분으로 한약재로 사용되는 당귀, 천궁, 마늘, 목단피 등에도 함유된 성분이다.

티아민, 리보플라빈, 비타민 C(아스코르브산), 니아신, 비타민 B_{12}, 비오틴, 판토텐산, 엽산 등의 수용성 비타민이 있으며 티아민은 에너지 대사와 핵산 합성에 관여하고 신경과 근육 활동에 필요한 물질이다. 리보플라빈은 각종 대사에 중요한 역할을 하는 조효소 구성 성분으로 리보플라빈의 결핍 시 구각염, 구순염, 설염, 지루성 피부염, 안구건조증 등이 생길 수 있다. 비타민 B_{12}는 다른 식물에는 거의 없는 성분으로 악성빈혈에 탁월한 효과가 있다고 알려져 있다. 적혈구의 세포분열을 돕고 적혈구의 수와 크기를 증가시켜서 피를 만들고 보하고 혈액순환을 돕는 역할을 왕성하게 한다.

산삼에서는 다음과 같이 다른 식물과 달리 다양하고 특출한 미네랄 성분을 많이 함유하고 있다. 질소, 인, 칼륨, 칼슘, 마그네슘과 같은 기본적인 원소는 물로 소듐, 철, 망간, 아연, 알루미늄, 구리, 몰리브덴, 붕소, 셀렌, 스트론듐, 세륨, 크롬, 세슘, 란탄, 납, 스칸듐, 토륨, 티탄, 코발트, 바나듐, 게르마늄의 특수한 미량 원소들도 포함되어 있다. 이 중에서 잘 알려진 게르마늄의 성분은 마늘, 버섯의 5배 이상의 함유량(마늘, 버섯 등이 100 g 당 약 800 ppm에 불과한 수준인데 비해 인삼에는 무려 5배나 높은 4,189 ppm이 함유되어 있다) 을 가질 정도로 특출하며, 보통 식물에서 보여주는 칼슘과 마그네슘의 비율과 달리 특이하게 마그네슘의 함량이 몇 배 더 많다. 또한 포타슘(칼륨)의 구성비율도 높은 지구상에서는 상당히 특이한 식물이 바로 산삼인 것이다. 이런 풍부한 마그네슘과 포타슘(칼륨)이 체내의 뼈와 근육을 구성하는데 중요한 효소의 보조인자로 작용하고, 이 성분이 부족하게 되면 바로 인체 내의 신진대사에 장애를 일으키는 중요한 물질이다.

다당체 성분은 면역력 강화, 항암 면역 증강 작용, 위암 대장암, 혈당 강화, 궤양 작용에 도움을 주는 성분으로 산삼의 항암과 궤양치료에 효과를 나타나게 하는 물질이다. 리그난은 5가지 맛이 난다는 오미자에 있어서도 잘 알려진 성분으로 간을 보호하고 간 기능에 도움을 주는 성분으로 알려져 있다. 당연히 간장 기능 개선에 큰 도움을 준다.

인삼의 칠효설

예로부터 고려 인삼은 약효를 유형화하여 크게 7가지 효능으로 간추린 내용을 일컬어 칠효설(七效說)이라 하는데, 원기를 보하여 탈기된 상태를 회복시키는 작용을 보기구탈(補氣救脫)이라하며, 혈액을 보충시키고 맥절을 회복시키는 작용인 익혈부맥(益血復脈), 심장의 기능을 향상시키고 정신을 안정시키는 작용인 양심안신(養心安神), 인체의 정상적인 체액을 총칭하는 진액을 생성하고 갈증을 멈추게 하는 작용인 생진지갈(生津止渴), 음식물의 정기를 전화하여 전신에 운반하는 장기인 비방의 기능을 항진시키고 튼튼하게 하여 설사를 멈추게 하는 작용인 건비지사(健脾止瀉), 폐의 기능을 보강하여 호흡을 안정시키는 작용인 보폐정천(補肺定喘), 체내의 독을 제거하고 종기를 삭이는 작용인 탁독합창(托毒合瘡)을 말한다.

인삼에 대한 전통적인 지식과 여러 연구 결과를 종합해 보면 간 기능 활성화와 간세포작용, 인슐린을 분비하는 작용이 있으며, 인슐린 유사물질을 가지고 있어 혈당 강하작용이 있으며, 화학적 발암물질에 의한 종양생성과정에서 종양의 생성을 억제하고 증식을 억제하는 항암작용이 있으며, 인삼에는 혈압을 내리거나 저혈압 환자의 혈압을 올리는 혈압 조절 작용이 있고, 인삼의 다당체 성분에 의해 면역 활동이 증가하며, 적혈구 생성을 촉진시켜 빈혈을 예방하며, 세포 내 각종 단백질 생성을 도와 신진대사를 촉진하고, 각종 피부질환을 치료하며, 중추신경계에 대한 자극과 진정효과를 동시에 가지고 있는데, 진세노사이드 Rg1 등은 학습기능을 증진시키며, 건망증 개선에도 효과를 보인다. 또한 알츠하이머성 치매에 대한 방어효과와 치매의 원인이 되는 베타-아밀로이드 물질을 감소시켜 방어하는 효과를 가지고 있다. 인삼은 운동 후 피로도와 관련한 생리적 지표로서 글리코겐의 함량감소가 정상수준으로 회복되는 것을 촉진하며, 특히 정신, 신체적 수행 능력의 개선, 정서, 적응성을 회복하는 데 효과가 있다. 각종 오부 자극에 대한 신체 조절 기능의 항상성을 유지시키는 효과도 있다. 그럼에도 불구하고 인삼의 과도한 섭취에 의해 배탈, 수면부족, 두통, 알레르기와 같은 부작용을 일으킬 수 있다. 이외에도 홍조와 두통이 발생하며, 피부 반진과 구강건조가 나타나기도 한다. 우리나라는 아이들에 대한 인삼, 홍삼 제품에 대한 규제가 없는 데, 중국에서는 만 14세 이하 아이들에게는 복용을 추천하지 않는다. 그래서 우리나라 홍삼 제품이 중국에 수출되면 제품 포장지에 "아동의 복용은 적합하지 않다"는 경고 문구가 표기돼 있지만, 우리나라에서 유통될 때에는 경고 문구가 없다.

인삼의 약효와 부작용

미국의 국립보완통합의학센터(National Center for Complementary and integrative Health, NCCIH)에서 종합한 내용을 정리한 것이다. 아시아 인삼은 중국, 한국, 극동 시베리아를 포함한 극동 지역이 원산지입니다. 수천 년 동안 중국 전통 의학에서 건강 관련 목적으로 사용되었다. 아시아 인삼은 여러 종류의 인삼 중 하나입니다. 홍삼과 백삼이라는 용어는 두 가지 다른 방법으로 준비된 아시아 인삼 뿌리를 나타냅니다. 식물에서 건강 목적으로 가장 많이 사용되는 부분은 뿌리이다. 복용하는 아시아 인삼은 환경 스트레스에 대한 저항력을 높이고 웰빙을 향상시키는 일반적인 강장제로 홍보된다. 아시아 인삼은 또한 체력, 집중력 및 기억력을 향상시키기 위해 다양한 다른 이유로 건강 보조 식품으로 홍보되고 있다. 면역 기능을 자극한다. 노화 과정을 늦추며, 호흡기 및 심혈관 질환, 우울증, 불안 및 갱년기 안면 홍조와 같은 다양한 기타 건강 문제를 완화한다. 조루를 위해 복합 성분 제제의 일부로 아시아 인삼의 국소 사용(피부에 적용)을 권장한다. 그럼에도 불구하고 아직 현대의학에선 확실한 의학적 효과를 인정받고 있지는 못하고, 대신 몇 가지 가능성이 발견되어 연구 중이라고 보면 된다. 독일 작가가 쓴 '상식의 오류사전'에도 인삼의 효능은 입증된 바 없다는 이야기가 나온다. ① 인삼의 효능에 대해 많은 연구가 있지만, 수준이 높은 것은 거의 없으며, ② 인삼이 건강에 도움을 준다는 확실한 증거는 없으며, ③ 적정량을 복용할 경우, 단기적으로는 안전하지만, 장기적인 복용이 안전한지는 아직 의문이 있다. ④ 또한 일부 전문가들은 영유아, 어린이, 산모, 수유중인 여성은 복용하지 말기를 권장하며, ⑤ 장기 복용 시 두통, 불면증, 소화불량의 가능성이 제기되고 있으며, ⑥ 인삼이 혈압이나 혈당에 영향을 미칠 가능성이 있다는 증거들이 있어서 당뇨병이나 고혈압 환자는 복용 전 전문가와상담할 것을 권장하며, ⑦ 대체로 다른 약과 복용 시의 위험성은 자다고 믿어지지만, 항응고제를 포함한 일부 약품에 대해서는 부작용 가능성이 있다고 하였다. 2013년 65건의 무작위 대조 시험에 대한 검토 결과에 따르면 아시아 인삼은 포도당 대사를 개선하고 혈당을 낮추는 데 도움이 될 수 있다. 그러나 종설논문을 발표한 과학자들은 그들이 조사한 연구에서 몇 가지 문제점을 지적했다. 많은 경우 고품질이 아니며 인삼 제제가 동일하지 않고 다양하다는 것이다. 아시아 인삼은 임신 중 경구 복용 시 안전하지 않을 수 있다. 그 안에 들어 있는 화학 물질 중 하나가 동물의 선천적 기형을 유발하는 것으로 밝혀졌다. 모유 수유 중에 아시아 인삼을 사용하는 것이 안전한지에 대해서는 알려진 바가 거의 없다. 2015년 한국인삼연구소의 장일무 연구팀(Kim Y-S 등 2015)이 2005~2014년 사이에 이뤄진 44개 연구에 대한 체계적 문헌고찰 결과, 긍정적인 결과를 낸 29개 연구들은 근거가 약하고, 나머지 15개 연구들에선 효과가 없었다. 즉, 플라시보 효과와 별다른 차이를 내는데 실패했다는 것이다. 물론 아직 연구 초기 단계라는 점은 감안해야 한다. 인삼 속 사포닌, 이른바 진세노사이드라는 스테로이드 배당체의 효과는 아직 세포배양이나 동물실험 단계이기 때문에, 인체에 대한 효능을 말할 단계는 아니다. 그래도 굳이 언급해보자면, 일부 항증식성 효과나 설치류에 대한 실험에서 심혈관계, 중추신경계, 면역체계에 대한 효과 및 항암효과, 항산화 효과, 몇몇 퇴행성 질환에 대한 효과 등이 보고되었다. 정확히 어떤 원리인지는 아직 불명이지만, 스테로이드 호르몬과의 유사함을 기반으로 세포막에 작용해서 변화시키거나 스테로이드 호르몬 수용체와 작용하는 등의 기전이 제기되고 있다. 물론 그런 기전과 보고된 효과들 사이의 상관관계는 아직 불명이다. 신경계에 작용해서 아세틸콜린의 증가로 인슐린 분비를 강화한다는 연구(Su C-F 등, 2007), 홍삼이 인간면역결핍 바이러스에 의한 CD4+림프구 감소 속도를 느리게 해준다는 연구(Sung H 등, 2005) 등이 있다.

참고문헌

1. Jieun Jung, Hye Ji Jang, Su Jin Eom, Nam Soon Choi, Na-Kyoung Lee, Hyun-Dong Paik : Fermentation of red ginseng extract by the probiotic Lactobacillus plantarum KCCM 11613P: ginsenoside conversion and antioxidant effects. J Ginseng Res. 2019 Jan;43(1):20-26. doi: 10.1016/j.jgr.2017.07.004. Epub 2017 Jul 25.
2. Zeinab E. Mousavi, Mohammad Mousavi : The effect of fermentation by Lactobacillus plantarum on the physicochemical and functional properties of liquorice root extract. LWT-Food Science and Technology 2019 105:164-168
3. Garriques S. : Ueber das Panaquilon, einen neuen Pfanzenstoff(영어번역 On panaquilon, a new vegetable substance). Ann Chem Pharm 1854, 90:231-234 https://doi.org/10.1002/jlac.18540900216
4. Tanaka O, Nagai M, Shibata S : Chemical studies on the oriental plant drugs. XVI. The stereochemistry of protopanaxadiol, a genuine sapogenin of ginseng. Chem Pharm Bull (Tokyo). 1966 Oct;14(10):1150-6. doi: 10.1248/cpb.14.1150.
5. Shibata S, Ando T, Tanaka O : Chemical studies on the oriental plant drugs. XVII. The prosapogenin of the ginseng saponins (ginsenosides-Rb1, -Rb2, and -Rc). Chem Pharm Bull (Tokyo). 1966 Oct;14(10):1157-61. doi: 10.1248/cpb.14.1157.
6. Shibata S, Tanaka O, Ando T, Sado M, Tsushima S, Ohsawa T : Chemical studies on oriental plant drugs. XIV. Protopanaxadiol, a genuine sapogenin of ginseng saponins. Chem Pharm Bull (Tokyo). 1966 Jun;14(6):595-600. doi: 10.1248/cpb.14.595.
7. Brekhman II : Panax ginseng. Mediz Leningrad 1957,182:55-58.

8. Keijiro Takagi, Hiroshi Saito, Hiroyuki Nabata : Pharmacological Studies of Panax Ginseng Root: Estimation of Pharmacological Actions of Panax Ginseng Root. Japanese J Parmacol 1972, 22(2):245-259
9. 김춘미 : 인삼단백질분획에 대한 SDS-폴리아크릴아미드 전기영동. 약학회지 1983, 27(4):315-320.
10. 김춘미, 한규선 : 인삼단백질의 방사선 방어작용. 약학회지 1985, 29(5):246-252.
11. 김춘미, 황정주 : 인삼 단백질분획에 대한 폴리아크릴아미드 전기영동. 약학회지 1986 30(6):343-347.
12. 송인근, 안영범, 신규철, 조홍범, 최영길 : 토양 세균 군집의 유일탄소원 이용에 의한 지문분석 Kor J Microbiol 1999, 35(1):65-71.
13. 유태종 : 우리 몸에 좋은 인삼과 건강. 아카데미북. 2000
14. http://www.munhwa.com/news/view.html?no=2012082101032230025002
15. Güçlü-Ustünda O, Mazza G : Saponins: properties, applications and processing. Crit Rev Food Sci Nutr. 2007;47(3):231-58. doi: 10.1080/10408390600698197.
16. Nocerino E., Amato M., Izzo A.A. The aphrodisiac and adaptogenic properties of ginseng. Fitoterapia. 2000;71:S1-S5. doi: 10.1016/S0367-326X(00)00170-2.
17. Kang S., Min H. Ginseng, the'immunity boost': The effects of Panax ginseng on immune system. J. Ginseng Res. 2012;36:354. doi: 10.5142/jgr.2012.36.4.354
18. Shin H.R., Kim J.Y., Yun T.K., Morgan G., Vainio H. The cancer-preventive potential of Panax ginseng: A review of human and experimental evidence. Cancer Causes Control. 2000;11:565-576. doi: 10.1023/A:1008980200583.
19. Kim H.J., Kim P., Shin C.Y. A comprehensive review of the therapeutic and pharmacological effects of ginseng and ginsenosides in central nervous system. J. Ginseng Res. 2013;37:8. doi: 10.5142/jgr.2013.37.8
20. Chung H.S., Lee Y.C., Kyung Rhee Y., Lee S.Y. Consumer acceptance of ginseng food products. J. Food Sci. 2011;76:S516-S522. doi: 10.1111/j.1750-3841.2011.02399.x
21. Simoons F.J. Food in China: A Cultural and Historical Inquiry. CRC Press; Boca Raton, FL, USA: 2014.
22. Kim A.-J., Kang S.-J., Lee K.-H., Lee M., Ha S.-D., Cha Y.-S., Kim S.Y. The chemopreventive potential and anti-inflammatory activities of Korean black ginseng in colon26-M3. 1 carcinoma cells and macrophages. J. Korean Soc. Appl. Biol. Chem. 2010;53:101-105. doi: 10.3839/jksabc.2010.017.
23. Song G.Y., Chung K.J., Shin Y.J., Lee G.W., Lee S.Y., Seo Y.B. Study on Antiangiogenic Effect of Black Ginseng Radix. Kor. J. Herbol. 2011;26:83-90.
24. Kim S.-J., Kim A.K. Anti-breast cancer activity of Fine Black ginseng (Panax ginseng Meyer) and ginsenoside Rg5. J. Ginseng Res. 2015;39:125-134. doi: 10.1016/j.jgr.2014.09.003.
25. Kang S.-J., Han J.-S., Kim A.-J. Ameliorate Effect of Black Ginseng on HepG2 Cell transplanted in BALB/c Nude Mice. Korean J. Food Nutr. 2015;28:241-246. doi: 10.9799/ksfan.2015.28.2.241.
26. Wu K., Li N., Sun H., Xu T., Jin F., Nie J. Endoplasmic reticulum stress activation mediates Ginseng Rg3-induced anti-gallbladder cancer cell activity. Biochem. Biophys. Res. Commun. 2015;466:369-375. doi: 10.1016/j.bbrc.2015.09.030.
27. Shinkai K., Akedo H., Mukai M., Imamura F., Isoai A., Kobayashi M., Kitagawa I. Inhibition of in vitro tumor cell invasion by ginsenoside Rg3. Jpn J. Cancer Res. 1996;87:357-362. doi: 10.1111/j.1349-7006.1996.tb00230.x.
28. Zhao Lizi, Xu Younghua : Chapter 1. Introduction of Panax Ginseng(Origin, Distribution, Germplasm, Cultication and Economic Importance. In The Ginseng Genome. pp.1-13. 2021,
29. Kim Y-S, Woo J-Y, Han C-K, Chang I-M : Safety Analysis of Panax Ginseng in Randomized Clinical Trials: A Systematic Review. Medicines 2015, 2(2):106-126. doi.org/10.3390/medicines2020106.
30. Su C-F, Cheng J-T, Liu I-M : Increase of acetylcholine release by Panax ginseng root enhances insulin secretion in Wistar rats. Neurosci Lett. 2007 Jan 29;412(2):101-4. doi: 10.1016/j.neulet.2006.10.044.
31. Sung H, Kang S-M, Lee M-S, Kim TG, Cho Y-K : Korean Red Ginseng Slows Depletion of CD4 T Cells in Human Immunodeficiency Virus Type 1-Infected Patients. Clin Diagn Lab Immunol. 2005 Apr; 12(4):497-501. doi: 10.1128/CDLI.12.4.497-501.2005
29. https://namu.wiki/w/%EC%9D%B8%EC%82%BC 나무위키 인삼 2022.09.03.
30. https://www.nccih.nih.gov/health/asian-ginseng Health Information, Asian Ginseng

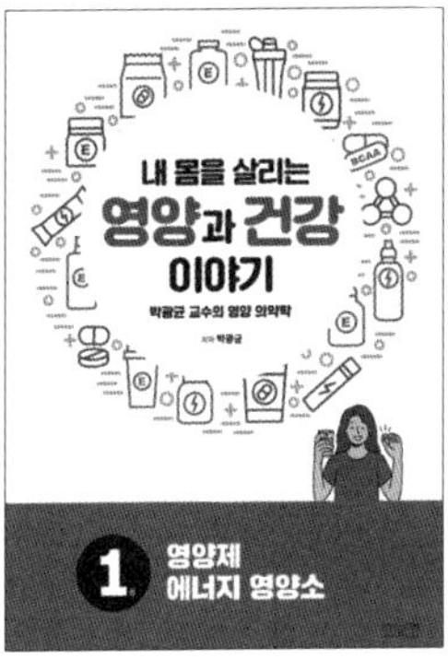

CHAPTER 01

영양제(nutrient)에 대한 이해를 돕기 위해

CHAPTER 02 에너지 영양소

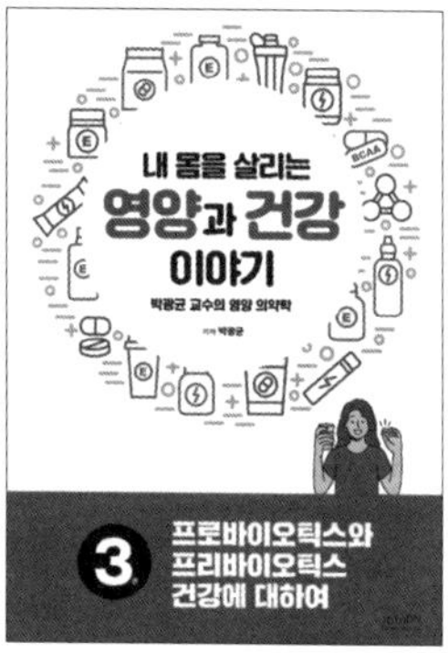

내 몸을 살리는
영양과 건강
이야기
3
프로바이오틱스와
프리바이오틱스
건강에 대하여